普通高等教育“十一五”国家级规划教材
全国高等医学院校教材

卫生事业管理学

（第 2 版）

主　编　王明旭

副主编　李　伟　董协良　王小合　张　翔

主　审　胡浩波

编　委　（按姓氏拼音为序）

董协良　西安协同医院　　郭洪伟　潍坊医学院
姜润生　昆明医学院　　李　伟　潍坊医学院
宋　彬　西安交通大学　　汤金洲　西安医学院
王明旭　西安交通大学　　王小合　杭州师范大学
于　青　泰山医学院　　张美丽　温州医学院
张　翔　华中科技大学　　张新昀　西安市第八医院

北京大学医学出版社

WEISHENG SHIYE GUANLIXUE

图书在版编目（CIP）数据

卫生事业管理学/王明旭主编．—2版．—北京：
北京大学医学出版社，2011.7
ISBN 978-7-5659-0201-7

Ⅰ．①卫…　Ⅱ．①王…　Ⅲ．①卫生管理学
Ⅳ．①R19

中国版本图书馆CIP数据核字（2011）第117374号

卫生事业管理学（第2版）

主　　编：王明旭
出版发行：北京大学医学出版社（电话：010-82802230）
地　　址：（100191）北京市海淀区学院路38号 北京大学医学部院内
网　　址：http：//www.pumpress.com.cn
E - mail：booksale@bjmu.edu.cn
印　　刷：莱芜市圣龙印务有限责任公司
经　　销：新华书店
责任编辑：许　立　　**责任校对**：金彤文　　**责任印制**：张京生
开　　本：787mm×1092mm　1/16　　**印张**：17　　**字数**：432千字
版　　次：2011年7月第2版　2011年7月第1次印刷　　**印数**：1－3000册
书　　号：ISBN 978-7-5659-0201-7
定　　价：32.60元

前　言

在经济全球化及文化多元化的21世纪，随着医学模式的转变、全球医学教育最低标准的逐步推行以及培养五星级医生的要求，对于未来医学人才的卫生管理知识、能力及素质提出了新的更高的要求。正是在上述背景下，为了遵循医学教育的规律和适应卫生事业发展对于医学人才的客观要求，我们组织编写了这本《卫生事业管理学》教材。

本书的阅读对象为医学各专业的本科生、从事卫生管理的在职人员以及全科医学工作者；也可以作为预防医学、社会医学与卫生事业管理专业本科生的教材；还可以作为相关研究生以及各种卫生管理培训的参考教材。

本书的编写既注重体现卫生事业管理的基本理论、基本方法和基本功能，同时又注重体现其思想性、科学性、先进性、启发性、适用性。文字撰写本着“少而精”的原则，力求通俗凝练，在每一章设立“提要”以及“思考题”，把培养学生的分析问题和解决问题的能力作为教学重点。

本书是在胡浩波教授主编的《卫生事业管理》第一版的基础上，对其结构和内容作了一定的调整与更新，特别是增加了健康管理、突发公共卫生事件应急管理以及外国卫生事业管理等章节。本书内容分为四个部分，共十七章。第一部分为管理的基本理论、基本方法以及常用技术等，包括绪论、管理的基本理论与方法、卫生方针政策、卫生保健制度、卫生规划、卫生组织等1～6章的内容；第二部分为业务管理系统，包括健康管理、卫生服务管理、基层卫生管理、突发公共卫生事件应急管理、医学教育与科研管理、卫生服务质量管理等7～12章的内容；第三部分为资源管理与管理手段，包括卫生人力资源管理、卫生经济管理、卫生法制管理、卫生信息管理等13～16章的内容；第四部分为外国卫生事业管理，即第17章的内容。

本书的编写，既是一项基础性工作，又是一项探索性和创新性的艰巨工作，凝结着每一位编者的心血和智慧。西安交通大学胡浩波教授审阅了全文并给予悉心的指导和帮助。北京大学医学出版社给予了充分的信任和大力支持。在此，一并表示最衷心的感谢！

由于编者水平所限，难免存在疏漏和不足，敬请各位同道和广大读者批评指正！

王明旭

目　录

第一章 绪 论

内容提要

卫生事业管理学的基本概念、研究对象和研究内容，卫生事业的性质、特点以及影响其发展的因素。卫生事业的发展受多种因素的制约，主要包括社会制度、经济基础、人口状况、文化背景、科技发展、管理水平等。卫生事业管理学的研究方法主要有文献研究方法、调查研究方法、试验研究方法和比较研究方法等。卫生事业管理学与其他学科的关系。

第一节 卫生事业概述

一、基本概念

（一）事业的概念

事业（cause）这个词有两种不同的含义。一是指人们所从事的，有一定目标和规模的对社会发展有影响的系统活动；二是指不以营利为目的，在其运行中由国家提供经费补助的社会公共事务。

（二）事业单位的概念

事业单位，是指国家为了社会公益目的，由国家机关举办或者其他组织利用国有资产承办的，从事教育、科技、文化、卫生等活动的社会服务组织。

（三）卫生事业的概念

卫生事业（health service）是国家和社会在防治疾病、保护和增进居民健康方面所采取措施的综合，是一切为人民健康服务或与人民健康有着密切关系的政策和措施的总称。可见，卫生事业包含的内容非常广泛，诸如医疗、预防、保健、康复、健康教育与健康促进、医学教育与科研、健康保障等服务中所涉及的政策与措施等。

二、卫生事业的性质

我国关于卫生事业性质的论述经过了几次变化。新中国成立初期，我国把卫生事业的性质确定为社会主义的福利事业。改革开放以来，我国的社会经济体制发生了深刻的变化，卫生事业也随之进行了相应的变革，对卫生事业的性质展开了广泛的讨论。1990 年，在全国卫生厅（局）长会议上把我国卫生事业的性质确定为公益性的福利事业。多年的卫生改革与发展的实践证明这种定性不够准确。

1997《中共中央、国务院关于卫生改革与发展的决定》中明确指出，我国卫生事业是政府实行一定福利政策的社会公益事业。2009 年 4 月 6 日出台的《中共中央 国务院关于深化医药卫生体制改革的意见》，重申了医疗卫生事业的公益性质。这一卫生事业性质的界定，对我国卫生事业的发展策略、价值取向以及卫生改革等均产生了重要的影响。

这一性质的表述，首先明确了卫生事业是社会公益事业。卫生事业的公益性表明了卫生事业涉及的是公共利益，其服务有公共产品的属性。卫生事业不再是社会福利事业，其发展不再完全由政府承担一切责任，而应该由政府、社会、市场共同发挥作用。其次，在卫生事业中，政府要实行一定的福利政策，这是由公益性事业的属性所决定的，作为公益事业，政府有责任保障所有人群都能有公平的机会从中受益，为此政府要实行一定的福利政策，以保证公平性的实现，如为贫困弱势群体提供医疗救助，保障其基本卫生服务需要的满足。因此，卫生事业发展必须与我国国民经济和社会发展相协调，人民健康保障水平必须与经济发展水平相适应。

三、卫生事业的特点

（一）以增进居民健康、促进人的全面发展为目的

卫生事业是造福人民的事业，是我国社会主义事业的重要组成部分，承担着保证卫生安全、预防控制疾病、促进人民身心健康的使命。其根本目的是维护和增进全民健康，促进人的全面发展，不是以获取经济利益为目的，而保障和促进人民的健康不仅是社会发展的必要条件，更是社会发展的根本目的。

（二）服务对象是整个人群

卫生事业的服务对象包括健康人群、亚健康人群和患病人群，既包括具有支付能力的人，也包括具有卫生服务需要但无支付能力的人。对卫生事业的理解不能单纯地看成治病救人，它的服务对象绝大部分是没有临床症状的亚健康人群或健康人群，而且随着社会的发展，这部分人的需求会越来越多，尤其是预防保健机构、妇幼保健机构和社区卫生服务机构贯彻预防为主的卫生工作方针，主要是针对健康人群的预防保健服务，在以医疗服务为主的医疗机构中，预防、保健、康复、健康教育等服务内容将会不断扩大。

（三）卫生政策体现了社会和政府的责任

健康是基本的人权，保障居民健康权力的实现，是各级政府必须履行的责任。当人们无力去满足健康这个基本需要时，国家应进行干预，以保证居民的基本医疗卫生保健，国家干预主要体现有关卫生政策方面，如城镇职工医疗保险制度和新型农村合作医疗制度的实施就是为了保证居民有同样的机会享受到基本医疗保健，还有以农村为重点的卫生工作方针，也是为了资源分配的公平性，使得广大的农村居民也能享受到了最基本的卫生保健服务。

（四）卫生服务具有垄断性

卫生服务业是知识密集型和人才密集型服务行业，其产品提供必须建立在专业技术理论之上，因此，只有受过专门的医学专业教育且获得执业资格的人，才能从事医疗卫生服务，其他行业的任何人，均不能取而代之从事医疗卫生服务，这就使卫生服务业具有垄断性。在医疗服务的过程中，由于接受服务的人群对卫生服务缺乏知识，供需双方的信息不对等，所以，接受服务者一旦进入医疗卫生系统，医疗服务的提供者（如医生）将决定诊断治疗的种类以及进一步服务的内容，而接受服务者对于提供的服务不能够进行有效选择，由于行业垄断性使卫生服务的提供者具有一定的特权，利用这种垄断来提供对自己有利的服务，因此，市场机制对卫生服务业的作用就会失灵，这是卫生事业一个显著的特点。

四、影响卫生事业发展的因素

卫生事业的发展不仅受卫生事业内部各种因素的影响，而且还会受卫生事业系统以外诸多因素的制约。研究这些因素对卫生事业的影响程度及作用机制，有利于进一步适应、利用和改变其影响，从而促进卫生事业的科学发展。

（一）社会制度

在不同的社会制度下，国家体制与运行机制等均存在着明显的差异，卫生事业发展的重点、方针、政策及管理方法都有不同。我国是社会主义国家，卫生事业是政府实行一定福利政策的社会公益事业。因此，我国卫生事业的宗旨是为人民健康服务，为社会主义现代化建设服务。新中国成立以来，在国家卫生工作方针的正确指导下，各项卫生工作取得了巨大的成就，我国人民健康水平有了较大提高，目前已经达到了发展中国家的较高水平。

（二）经济基础

经济基础从来都是各项社会事业发展的前提，卫生事业也不例外，其发展的速度和规模直接受到经济基础的制约，卫生规划和发展只能从当时当地的社会经济发展的实际情况出发，随着我国社会经济的进一步发展，国家、社会以及居民个人用于卫生事业的投入将会不断增加，这就为提高居民健康水平提供了经济与物质保障。

（三）人口状况

人口状况指人口数量、人口增长情况、人口年龄结构及人口分布等，它是与卫生事业发展关系最为密切的因素。我国人口众多，人口数量决定着卫生资源平均占有量，如千人口床位数、千人口医师数、千人口护士数，我国与发达国家相比就有一定差距，其中人口数量大在一定程度上抵消了资源绝对数的增长。人口年龄结构改变必然会对卫生服务提出新的不同要求。如育龄期人口比重增加，必将引起新的人口出生高峰；老年人口增加，会带来一系列社会、家庭问题，也会给卫生管理带来新的课题。

（四）文化背景

文化是一定国家和地区居民价值观、伦理观和健康观的综合反映。文化背景主要从三个方面影响卫生事业的发展：一是卫生人力资源，即所培养的卫生技术和管理人员的质量和素质；二是健康教育水平，人们实施或接受的健康教育，形成良好的行为和生活方式都与文化背景有关；三是卫生保健的可接受性，卫生保健措施在文化程度高的国家和地区，其普及程度更高，推广效益更大。

（五）科技发展

卫生事业发展受科技发展水平影响。医学科学水平直接制约着卫生事业的发展。而人文社会科学、经济学、管理学等学科的发展也与卫生事业发展有着密切联系。当前，高技术医疗设备的研制、生产和应用，在相当程度上促进了医疗卫生事业为人民健康事业服务手段的更新。医学科技的发展为卫生事业发展创造了条件，卫生事业的发展又为医学科技发展提出了新的研究课题和广阔的研究领域。

（六）管理水平

管理的目的是要在有限的资源条件下创造出最大的效益，同样的资源条件，管理水平的高低、管理质量的好坏，直接影响到预期结果。卫生事业的发展很大程度上取决于卫生管理水平。卫生管理体制改革的目的就是通过科学管理，改革卫生事业发展过程中不适应的体制以及运行机制，使之能够更好地为改善人群健康状况服务。

第二节 卫生事业管理学概述

一、基本概念

(一) 管理的概念

管理 (management) 活动自古有之，它是从人类社会生产活动出现分工和协作之时开始的。马克思说过“一切规模较大的直接社会劳动或共同劳动，都较多较少的需要指挥，以协调各人的活动，一个单独的提琴手是自己指挥自己，一个乐队就需要一个指挥”。这就是说，只要有多数人在一起为着共同的目标和利益劳动就需要有人来组织和指挥，亦就是从事管理。因此，管理是人类共同劳动的产物。

所谓管理是指一定组织中的管理者，通过实施计划、组织、领导、控制等职能来协调他人的活动，使别人同自己一起来实现组织既定目标的活动过程。

(二) 管理学的概念

管理学是研究管理活动及其基本规律和一般方法的科学。随着社会协作的不断扩大，分工的日益细化、复杂化、系统化，组织管理也相应地按“层次”规律从简到繁，由低级向高级发展，管理理论逐渐形成了一门独立的科学体系，即管理学。因此，管理学是适应现代化大生产的需要产生的，它的目的是研究在现有的条件下，如何通过合理地组织和配置人、财、物、信息等因素，提高生产力水平。

(三) 卫生事业管理的概念

卫生事业管理是指政府、卫生行政部门及有关行政部门根据卫生事业的规律和特点，将卫生资源进行优化配置，及时合理地提供给全体人民，并对维护和增进人民健康的组织体系、系统活动和社会措施进行科学管理。

卫生事业管理的目的就是要在有限的医疗卫生资源条件下创造出最大的健康效益。通过科学管理，在有限的医疗卫生资源条件下探索最适宜的卫生服务方式，合理配置卫生资源，最大限度地保障和提高人民的健康水平。

(四) 卫生事业管理学的概念

卫生事业管理学 (health service administration) 是研究卫生事业发展规律及其影响因素，用管理科学的理论和方法来探索如何通过最佳的卫生服务，最大限度地保障和提高人民健康的一门应用学科。因此，卫生事业管理学是研究卫生事业发展规律的学科，是管理科学在卫生事业中的应用。它既不同于管理学基础，又区别于部门管理学，前者是从微观的角度研究管理学的基础理论，后者则是研究具体部门的管理发展与运动规律，如医院管理学等。因此，卫生事业管理学属于宏观管理学的范畴，按中国现行的学科划分，卫生事业管理学属于管理学门类的公共管理学学科分支。

中国卫生事业管理学的任务是研究卫生事业管理的理论与方法，研究与中国国情相适应的卫生政策，研究与正确的政策相适应的组织管理和工作方法，研究中国及世界各国卫生事业管理的经验等。

二、卫生事业管理学的研究对象

卫生事业管理学有着特定的研究对象，它是研究国家对整个社会卫生活动管理规律的科学，包括卫生生产力，卫生生产关系，卫生上层建筑各自内部和相互之间结合关系的规律，以及卫生经济社会活动与全社会经济社会活动相互作用的关系，使卫生事业按社会主义基本经济规律、有计划按比例规律、市场经济规律和价值规律的要求协调发展。

卫生事业管理学的研究对象，由社会主义经济政治制度所决定，由社会主义卫生事业的组织运行结构所决定，更由社会主义卫生工作的根本宗旨所决定。卫生事业管理学是在医疗保健服务系统长足发展的基础上逐步形成的，卫生事业管理学的研究对象也受医疗保健服务和公共卫生事业发展的影响，现在学科的研究对象应包括以下几个方面：

（一）卫生人力、物力、财力资源与卫生事业发展需要之间的关系

卫生资源是卫生事业管理的基础，卫生事业管理应将传统的“资源导向”转变为“社会需求导向”，但任何时候资源都应是考虑问题的基础。因此，研究卫生人力、物力、财力资源与卫生事业发展需要之间的关系，卫生资源对卫生事业发展的影响及制约作用，卫生资源管理内容及运行机制等就成为卫生事业管理学主要的研究对象。

（二）卫生服务体制和运行机制

研究卫生服务中各类内容之间的相互关系，其中最为重要的是卫生服务体制以及与之相适应的运行机制，进一步分析评价服务效果及影响服务效果的因素。服务与需求关系密切，服务研究的重要内容是供求关系。

（三）医疗保健制度与医疗卫生机构关系的研究

医疗保健制度改革涉及整个人群，也影响医疗卫生运行机制和运行模式，卫生事业管理学重点不是研究保健制度本身，而是保健制度改革对卫生事业发展运行的“挑战”和带来的机遇，以医疗保健制度改革为契机，促进卫生事业改革的深入发展。

（四）卫生服务质量管理的理论、方法以及对卫生事业的影响

质量是卫生事业管理的核心，卫生系统质量管理体系及保证体系对卫生事业的建设和发展意义重大，需要研究和创立具有中国特色的卫生事业质量管理理论和方法体系。

（五）卫生组织系统的建设，卫生领导工作的科学化，卫生经营管理的现代化和高效化

这既是卫生管理要解决的问题，也是卫生事业管理学要研究的对象，其中包括卫生系统整体宏观性研究和卫生事业单位微观管理研究。

（六）行政的、经济的、法制的、教育的和咨询的各种管理手段在卫生管理中的应用及效果评价

当前，信息手段的应用具有特别重要的意义，信息既是管理的内容，也是重要的管理手段。在知识经济时代，知识是重要资源，也是资本，知识创新的意义巨大，而信息及信息网络化是知识经济的表现形式之一。

二、卫生事业管理学的研究内容和研究范围

（一）卫生事业管理学的研究内容

1. 研究和建立卫生事业管理的理论体系、管理原则及其在卫生管理实际中的应用。

2. 研究与中国国情相适应的卫生方针政策，为建立具有中国特色的卫生事业管理学创造条件。

3. 按照管理学的组织理论，研究卫生服务的组织管理体制、模式和运行方法。

4. 依据系统理论，研究卫生系统本身的经营运行机制和自我发展机制。

5. 研究卫生供求关系，研究医疗保健制度改革与医疗机构改革的关系，以及满足不同

地区、不同人群、不同时间的医疗保健需求的途径。

6. 研究国外卫生管理体制和方法，总结中国卫生事业管理经验，并应用比较管理学的方法，吸取外国先进管理知识和技术，提高我国卫生管理水平。

（二）卫生事业管理学的研究范围

卫生事业管理学的研究范围可以分为三个方面：

1. 卫生事业管理的理论和思想体系　理论和思想体系，主要是由宏观卫生事业管理本身及其相关的管理理论、管理观念和思想观点组成的体系。卫生事业管理理论系统，包括系统论、控制论、信息论、行为科学、决策理论和辩证唯物主义方法论等，它是建立卫生事业管理理论的基础，是实现卫生事业现代管理的理论保证。

卫生事业管理观念系统，包括系统观念、权变观念、时间观念、满足需要的观念、正确的管理观念、实事求是、一切从实际出发的观念和服务观念等。卫生事业管理应破除家长式管理、封闭式管理、供给—服务式管理和平均主义管理观念。正确管理观念的建立，是卫生事业现代管理的前提。

卫生事业管理的思想观点，包括价值观点、效益观点、激励观点、创新观点、改革开放观点、面向未来和面向世界的观点等。卫生事业现代管理需要破除那些不适应卫生事业社会化和卫生事业现代化要求的、守旧的管理观点，如：排斥横向联系，排斥协作联合自成体系的封闭观点，排斥知识和信息，排斥竞争，排斥价值规律的观点等。正确管理观点的形成是正确行动的前提条件。

2. 卫生事业的管理体系　管理体系指卫生事业管理的基本内容、基本项目、基本环节及其相互构成的有机结构体系。其总体框架由卫生事业计划管理、卫生行政管理和卫生业务管理三个系统组成。

卫生事业计划管理是卫生事业管理活动的基础，它规定管理活动的方向、目标及实现目标的途径和措施。计划系统研究的主要内容是制定卫生发展的全面计划、专业计划；主计划、派生计划；长、中、短期计划以及对卫生资源实行计划调节和市场调节下达指令性和指导性指标等。

卫生行政管理的主要职能：①制定卫生方针、政策和发展战略；②制定资源开发、技术改革和智力开发方案并组织实施；③协调地区、部门和单位之间的关系，汇集和发布卫生信息；④制定和监督执行卫生法规；⑤按规定范围任免干部；⑥组织对外卫生技术交流与合作等。卫生行政管理应向科学化、高效化和现代化发展，从行政型管理向服务型管理转变。

卫生业务管理系统是满足社会需要、提供多种医疗卫生服务产品的系统，它包括预防工作管理系统、妇幼保健管理系统、医政管理系统、药政管理系统、医学教育管理系统、医学科研管理系统等。卫生业务管理系统既是计划管理的基础，又是计划管理的终点，它包括宏观、中观、微观三个层次的衔接与管理，学科多、专业性强、流程复杂、管理有一定难度。

3. 卫生事业管理方法论体系　方法论体系包括现代管理科学的一般方法，它属于卫生事业现代管理方法学说的理论基础，如决策方法、控制方法、系统分析方法、统计学方法、运筹学方法、逻辑方法、电子计算机技术等，也包括卫生事业管理的一般方法。这类方法可以从系统组织结构的决策层、管理层和执行层分别研究。不论整个卫生系统还是一个卫生单位，都有这三层管理的问题。一般来说，决策层采取的主要方法有：预测、目标与计划决策、确定重大比例关系、综合平衡、制定政策与策略、计划调节与市场调节、总体规划、可行性研究等；管理层采取的主要方法是行政的、经济的、法律的、教育的方法等；而执行层采取的主要方法是目标管理、全面质量管理方法、标准化、程序化、制度化方法，权、责、利相结合的方法，各种责任方法和技术经济方法等。正确的方法对实现计划、目标有决定性意义。

四、中国卫生事业管理学的发展

解放初期，我国参照前苏联模式设置卫生机构，建立公费医疗和劳保医疗保健制度，并引进前苏联组织学课程，建立了卫生干部进修学院，在医学院校中开展卫生事业管理的教学和研究工作。20 世纪 50 年代末期，由于受到干扰，我国的卫生事业管理学科基本处于停顿状况。

改革开放以来，我国的卫生事业管理学得到了快速的发展，卫生部开始组织《中国医学百科全书》（社会医学与卫生管理学）分卷的编写工作，有条件的高等医学院校设立了社会医学与卫生事业管理学教研室，逐步开展有关的教研工作。1981—1985 年，卫生部在全国创办了 7 个卫生管理干部培训中心，一些高等医学校陆续开设了卫生管理专业，开展学历教育和各级卫生管理干部的在岗培训。1985—1986 年，卫生部对全国卫生厅（局）长、医院院长、防疫站长及县级卫生机构等各级卫生行政部门和医疗卫生机构的领导进行培训并组织对其进行统考，有力地推动了卫生事业管理学科的发展，提高了卫生管理队伍的业务素质和管理水平。近年来，为了更好地发展卫生事业学科教育，各大高校医学院校举办了各类相关的学术论坛，比如像中国医药卫生管理学院（系）院长（主任）论坛，卫生事业管理改革教育与发展研讨会等，所有这些论坛会议旨在围绕卫生管理专业学科建设、人才培养、专业课程设置等，进一步促进了卫生事业管理学科的发展。

与此同时，卫生管理软科学研究也迅速开展起来，在各级自然科学基金、卫生科研基金中先后设有软科学研究项目。为了更好组织卫生管理学术活动，1988 年，成立了中华预防医学会卫生事业管理分会，以后又逐渐成立了卫生经济学、医院管理学、社会医学、卫生法学等学会。作为学术交流阵地，《中华医院管理》、《中国医院管理》、《中国卫生经济》、《中国医学伦理学》、《医学与社会》、《中国社会医学》、《中国初级卫生保健》、《中国卫生事业管理》、《中国农村卫生事业管理》等大批卫生管理类杂志应运而生。许多卫生事业管理学术著作和教材也相继问世。

近 40 年来，我国通过各种形式对各级各类卫生管理干部培训达数十余万人次，许多研究成果成为国家制定政策的科学依据，学历教育已经形成了包括大专、本科、硕士、博士四个层次的教育体系。这些都标志着我国卫生事业管理学科正在不断发展，逐渐形成具有中国特色的卫生事业管理学科体系。

第三节 卫生事业管理学的研究方法

卫生事业管理学研究方法是指卫生管理者以科学的态度，运用科学的思维，借助于社会学、管理学、经济学、流行病学和卫生统计学等学科的研究手段，研究和解决卫生管理实践中所面临的问题。卫生事业管理学的主要研究方法有文献研究方法、调查研究方法、试验研究方法、比较研究方法等。

一、文献研究

文献研究是卫生事业管理常用的研究方法之一。文献研究是利用已有的文献资料，通过整理、综合、分析等手段，最终达到研究目的的一种研究方法。通过文献研究了解目前在某个领域内的研究动态，掌握研究的现状，站在该领域的研究前沿，可以有效地避免重复前人的研究，保证研究的领先性。通过文献研究，还可以总结前人研究的成功经验和失败教训，从而找到研究的正确方法和途径。文献研究还可以为选择合适的选题提供有用的信息。文献研究中可以利用的文献多种多样，查阅文献资料时需要区别第一手资料和第二手资料。第一手资料是由曾经经历过某一事件的人撰写的。第二手资料是由未经过某一事件，而是通过访问或阅读第一手资料的人撰写的。国内外官方的人口普查、疾病统计、卫生服务调查等卫生事业基线资料，有关卫生管理和研究机构的各种统计年报、调查报告、记录、案卷等卫生资料，卫生相关期刊、杂志、报纸、通讯、专著等资料，都是文献研究获得资料的重要途径。文献研究的应用范围广泛，从广义上讲，任何研究都离不开文献，只是使用文献资料的程度和范围不同而已，对于一些因各种原因而无法直接接触到观察对象的研究，或研究的时间跨度很大，比如从古到今的纵向研究，文献研究是唯一可行的方法。

卫生事业管理文献研究首先要充分地占有资料，同时要保证数据的真实可靠，以便掌握卫生事业的科研动态、前沿进展，了解前人研究的现状和已取得的成果等。从卫生事业管理科学研究的全过程来看，文献法在研究的准备阶段和进行过程中，经常被使用。

二、调查研究

调查研究是卫生事业管理学研究中最重要的方法。即使在信息化高度发展的今天，通过实际调查，掌握第一手资料，对于了解事物发展规律，从中研究并提出解决问题的方法仍具有重要作用。调查研究是直接从自然存在的社会现象中，或从人们的认识和行为中搜集资料，记录事实，即通过不同的方式获取有关客观存在事实的资料，通过分析以找出其规律或发现问题的方法。在卫生事业管理研究中，主要通过收集有关卫生政策、卫生组织、卫生服务、卫生资源等方面的资料，系统地描述卫生事业管理的概况，了解卫生事业的发展规律以及影响因素，研究制定解决卫生问题的策略和措施。调查研究的方法有多种，按照对调查结果的分析，可以分为定性调查和定量调查两种；按调查事件的时间序列，可以分为回顾性调查和前瞻性调查；按收集资料的具体方法，可以分为观察法、访谈法、信访法等；按调查对象的范围，可以分为普查、抽样调查和典型调查。常用的有典型调查和抽样调查。典型调查可以获得最具代表性的第一手资料，以便总结经验，找出解决问题的办法。作好典型调查的关键是选好典型。抽样调查可以花较少人力物力而获取各种类型资料，其成功的关键是样本要有代表性、样本量恰当及数据的可靠。

调查研究要有科学的指标体系，使获得的数据、资料能够较为准确地反映问题的本质。

三、试验研究

试验研究是卫生事业管理学研究的重要方法。试验研究是创设一定环境，严格控制条件，观察某项管理决策方案实施情况，从而得出研究结果的一切方法。卫生事业管理实验研究是卫生管理的决策、立案和管理现场具体实施、前后比较、得出研究结果的一种方法，分为单项试验研究和综合性试验研究。

（一）单项试验研究

单项试验研究是对卫生管理方案或管理过程的某一项或几项进行社会实验研究，以验证其可行性的一种方法。例如农村医疗保险制度改革试点研究、农村合作医疗试点研究等。此类研究范围小，涉及人口少，主题明确，研究问题单一，或影响因素较少。目的在于通过典型研究试验，再在较大范围推广，带有一定探索性。这种试验研究，在选择地区、范围、人口结构、卫生事业单位构成及社会大环境等方面都有一定的要求。

（二）综合性试验研究

综合性试验研究是要结合一定的社会经济和一定的人口社区，多因素参与的综合性研究。其规模、范围、涉及的人口及卫生管理相关因素等，要比单项试验研究广阔得多，甚至在组织领导工作上，需要政府出面、卫生各行业共同行动，需持续较长时间，才能得出综合性结论。综合性试验研究可以是公共卫生事业多项项目的综合试验，也可以是公共卫生事业的某些项目与社会经济的某些项目的综合试验，如我国初级卫生保健示范县的研究、城市初级卫生保健的研究等。

试验研究成功的关键是选的点要有代表性，信息系统要健全，所得出的结果才会对面上有指导意义。

四、比较研究

比较研究也是卫生事业管理中常用的研究方法。比较研究是有计划地收集国内外各种信息资料以及调查研究或试验研究得到的资料，进行比较分析研究。它包括把中国卫生事业的发展与外国卫生事业的发展进行比较，把不同发展中国家的卫生事业进行比较，把国内不同地区、不同经济水平、不同文化水平、不同民族的卫生事业进行比较，从中探寻带有客观规律性的东西。比较分析研究的关键是资料丰富、可靠且具有可比性，同时选用先进的比较研究手段，才能达到研究的目的。

第四节　卫生事业管理学与其他学科的关系

卫生事业管理学作为一门新兴学科，它综合运用多学科的理论与方法研究卫生事业发展规律，具有特定的研究对象与内容，在公共管理学和公共卫生学的课程体系中占有重要的地位。它作为一门具有综合性、交叉性和应用性特点的管理学科，又与许多学科有着紧密的联系，主要相关学科如下：

一、管理学

管理学是系统地研究管理过程的普遍规律、基本原理和一般方法的科学。管理学有很多分支学科，卫生事业管理学就是其中之一。卫生事业管理的原理、原则和方法，大都源于管理学，如现代卫生事业管理的系统原理、能级原理、反馈原理、效益原理等，都对卫生事业的科学管理产生重大影响，已成为卫生事业管理学理论体系的重要基础和内容。管理学的决策、计划、组织、指挥、控制、协调职能，对卫生事业管理有直接意义，已成为卫生事业管理职能的基本组成部分。

在系统掌握了管理学的基本原理、基本职能和方法的基础上，结合中国卫生国情，会更有利于理解卫生事业管理的基本规律。

二、公共管理学

公共管理学是系统研究公共组织运用公共权力，有效实现公共利益，对社会公共事务进行管理的科学。公共管理促使公共组织尤其是政府组织更有效地提供公共产品和公共服务，卫生事业管理是公共管理学的分支学科。公共管理学中强调的公共利益，社会公平、政府责任、服务意识等理念也是卫生事业管理的基本准则。

三、领导科学

领导学有两个分支学科，即领导科学和领导艺术。领导科学更偏重于理性和定量管理，对卫生事业管理至关重要。计划、目标确定之后，领导实施就是关键；而计划、目标的确定，直接与领导者的素质、工作方法有着十分密切的关系。领导科学需要研究政治路线、组织路线和思想路线之间的关系；挑选、识别、考察干部；研究改进领导方法等。领导行为、领导作风，对卫生事业管理的成败往往起决定性的作用。因此，卫生事业管理学与领导科学的关系十分密切。

四、社会学

社会学是从社会整体功能出发，通过社会关系和社会行为来研究社会的结构、功能、发生、发展规律的社会学科。它的研究领域涉及社会生活的各个方面，也包括对社会组织、社会功能、社会变迁等研究。社会学发展了一套比较严格的经验研究方法，强调社会调查和经验证明，重视数量分析。卫生事业作为社会环境中的一个子系统，其发展必然受到各种社会因素的影响，如人口问题、居住问题、社会组织及制度等。了解社会学的基本理论可以解释社会因素如何影响卫生事业发展，从而更好地控制和利用社会因素促进卫生事业的发展。另外，社会学的研究方法也是卫生事业管理常用的方法之一。

五、社会医学

社会医学是从社会的角度研究医学和卫生问题，研究社会因素与个体及群体健康、疾病之间的相互作用及其规律，以制定相应的社会卫生策略和措施的科学。而卫生事业管理则是主要研究卫生管理活动的方针政策、组织结构、保障制度、运行机制及发展规律。社会医学与卫生事业管理的学科关系密切，基本任务相同，即根据人群的健康需求，合理配置和利用卫生资源，组织卫生服务，提高卫生事业的社会效益与经济效益。这两门学科的研究内容相互联系、互为补充。

六、卫生经济学

卫生经济学是经济学的一门分支学科，是卫生服务领域中的经济学。主要研究卫生服务过程中的经济活动和经济关系，以达到最优地筹集、开发、分配和使用卫生资源，提高卫生服务的社会效益和经济效益。卫生事业管理学中的卫生政策研究、卫生组织、卫生规划与计划评价、卫生保健制度以及卫生人力资源管理等内容都涉及卫生经济学的理论和方法，而且卫生事业管理的最终目的是使有限的卫生资源满足人民日益增长的卫生服务需求，如何以最小的投入产生最大的效益，这些都要运用卫生经济学的原理与方法进行深入的研究。可见，卫生事业管理学与卫生经济学密不可分。

七、卫生法学

卫生法是与卫生保健以及卫生保健直接有关的一般民事法、行政法及刑法等法律的总体。卫生立法、卫生执法和卫生执法监督，是卫生法制管理的主要过程。法制管理是卫生事业管理的手段之一。卫生法大体有三个方面，即卫生保健、环境管理和生活方式。卫生法制管理可能对个人自由有所影响，但为了社会利益、他人利益，经常会限制一些个人自由。在促进健康、改善生活和工作环境、提高生命质量过程中，法制管理十分重要。卫生事业管理学要研究卫生法，并借助法律手段，为保护和增进人民健康服务，同时做好立法工作，为医学的不断进步和健康发展服务。

八、卫生统计学

卫生统计学是研究居民健康状况以及卫生服务领域中数据收集、整理和分析的一门工具性学科，是一项从不确定性的现象中做出概率判断的技术。如应用于研究社会因素、环境因素和生物因素对人群健康的影响，应用于医疗服务医疗质量和效果评价，应用于管理部门措施的评价等。卫生事业管理中的许多问题或现象是通过大量的数据表现的，通过对大量繁杂的数据进行合理的统计分析，可以从中发现事物的规律和特征，提高管理的效率和效果。此外，计算机技术的发展，使得各种信息的储存和分析自动化，为资料收集、保存、整理和分析提供了有利条件。因此，掌握统计学技术和统计软件的应用，是卫生事业管理最基本的知识基础。

九、流行病学

流行病学是研究人群中疾病与健康状况的分布及其影响因素，并研究防制疾病及促进健康的策略和措施的科学。流行病学既是预防医学的一门基本课程，也是现代医学中的一门具有应用性的方法学科。卫生事业管理学经常运用流行病学方法评价、分析卫生事业领域中某些问题和现象，从而制定相应的对策与建议。如社区卫生诊断，传染病、慢性病的防治，突发公共卫生事件的处理等都要运用流行病学方法，流行病学是卫生事业管理学常用的调查研究方法之一。

此外，与卫生事业管理学密切相关的还有公共政策学、组织行为学、公共关系学、社会保障学、医学伦理学、卫生行政管理学等学科。

思考题

1. 卫生事业的特点是什么？
2. 简述卫生事业管理的概念。
3. 影响卫生事业发展的主要因素有哪些？
4. 卫生事业管理学常用的研究方法有哪些？

（王明旭）

第二章 卫生事业管理的理论与方法

内容提要

系统原理、整分合原理、能级原理、弹性原理等是卫生事业管理常用的基本原理。行政手段、经济手段、法律手段是卫生事业管理常用的手段。计划、组织、控制以及创新是管理的基本职能。卫生事业管理常用的方法和技术。

第一节 管理的基本原理

原理是指某种客观事物的实质及其运动的基本规律。管理原理是对管理工作的实质内容进行科学分析总结而形成的基本原理，它是现实管理现象的抽象，是对各项管理制度和管理方法的高度综合与概括。卫生事业管理活动要遵循管理的基本原理。

一、系统原理

（一）系统的概念及特征

1. 系统的概念　所谓系统是指由相互作用和相互依存的若干要素，按照一定的层次和秩序所组合而成的并处于一定环境之中具有特定功能的有机集合体。

2. 系统的分类　系统分类方法很多，按照是否可驾驭，分为人工系统和自然系统；按照是否有能量、物质和信息交换，分为开放系统和封闭系统；按照系统结构是否随时间变化，分为动态系统和静态系统，等等。医疗卫生系统是一个开放系统、动态系统，也基本上是一个人工系统。

3. 系统的特征　一个人工系统具有以下五个特征：①集合性：系统是由两个或两个以上的要素组成的；②相关性：组成系统的要素是相互联系、相互作用的；③目的性：任何人造系统都是为了一定的目的而建立起来的；④整体性：有独立功能的系统要素逻辑地协调和统一于系统的整体之中，对某一个要素的研究，不能得出关于系统整体的结论；⑤环境适应性：任何一个系统都是存在于一定物质环境（更大的系统）之中的，必须适应外部环境的变化，不适应环境变化的系统是没有生命力的。

（二）系统原理要点及其应用

1. 系统整体性　整体性是指系统要素之间相互关系及要素与系统之间的关系以整体为主进行协调，实际上就是从整体着眼，部分着手，统筹考虑，各方协调，达到整体的最优化。

从系统目的的整体性来说，局部与整体存在着复杂的联系和交叉效应。大多数情况下，局部与整体是一致的，但有时局部和整体会发生矛盾，在此情况下，局部利益必须服从整体利益。

从系统功能的整体性来说，系统的功能不等于要素功能的简单相加，管理得当，整体功能大于各个孤立部分的总和，管理不当，就会小于各构成要素功能之和，这就叫系统性能、功效不守恒定律。

卫生系统是由医疗、预防、药政、教育、科研等多个子系统构成的具有集合性的系统，这些子系统之间密切相关，服务于卫生系统保护和增进人群健康的总目标。卫生系统的整体功能既取决于卫生系统的分系统、子系统的功能，又取决于这些构成要素（子系统）的搭配方式，实质上是取决于科学管理思想，技术方法在卫生系统中的应用。

2. 系统动态性　任何系统都是处在不断的发展变化之中的，其发展变化都具有基本规律和一般运动形式。研究系统的动态规律可以使我们预见系统的发展趋势，树立超前意识，减少偏差，掌握主动，使系统向着期望的目标发展。

3. 系统开放性　任何有机系统都是耗散结构系统，系统与外界不断交流物质、能量和信息，才能维持其生命，只有当系统从外部获得的能量大于系统内部消耗的能量时，系统才能克服熵增而不断发展壮大。所以，对外开放是系统的生命，明智的卫生管理者应当树立大卫生观念，充分估计到系统外部的种种影响，努力从开放中扩大本系统，从外部吸收的物质、能量和信息。

4. 系统的环境适应性　系统不是孤立存在的，它要与周围事物发生各种联系，如果系统与环境进行物质、能量和信息的交流，能够保持最佳适应状态，则说明这是一个有活力的系统，否则，一个不能适应环境的系统则是无生命力的。

系统对环境的适应并不都是被动的，也有能动的，那就是改善环境。作为管理者既要有勇气看到能动地改变环境的可能，又要冷静地看到自己的局限，才能实事求是地作出科学的决策。

5. 系统综合性　所谓综合就是把系统的各部分和各种因素联系起来，考察其中的共同性和规律性，任何一个系统都可以看作是由许多要素为特定的目的而组成的综合体，如世界、社会、国家、企业、学校、医院以及大型工程项目几乎都是非常复杂的综合体。

系统综合性包括的含义，一方面是系统目标的多样性与综合性，另一方面是系统实施方案选择的多样性与综合性。系统综合性会带来创造性和创新性，这是知识经济时代系统面临的新任务。

二、整分合原理

（一）整分合原理的要领及基本内容

整分合原理是指高效率的管理必须在整体规划下明确分工，在分工基础上有效地综合。

整分合原理的基本内容，表现为管理过程的三个环节，即整体把握、科学分解、组织综合。整体把握包括两方面的含义：一是要对管理对象的整体情况有深入的了解；二是在管理工作中坚持整体观点，关键是处理好整体和局部的关系。科学分解是指将系统的目标、任务等运用系统分析的方法进行分解，以便落实任务，明确职责，制定规范。组织综合指任何管理系统的正常运转，都必须靠组织管理所产生的合力，而这种合力的形成，必须在分工的基础上进行协作，进行强有力的组织综合。

（二）整分合原理的应用

1. 在管理的全过程和管理的各个环节中，都会遇到整分合的问题，可用整分合原理进行解决。在卫生事业管理中，整体规划就是制定区域卫生规划或区域医疗规划，明确分工就是对各级卫生机构的功能、任务和职责作出规定，有效综合指不同卫生机构纵向和横向之间的合作与协调等。

2. 整分合原理的核心是科学分解。管理目标、管理任务可以分解，但是，管理的职能是不能分解的，任何一个卫生管理单位，必须具备进行管理的计划、组织、领导和控制的完整职能，以实现对人、财、物、时间、信息等要素的有效管理。目前，应扩大医疗机构的自主权，使其拥有管理的全部职能，以便实现有效的管理。

三、能级原理

（一）能级原理的概念

不同的管理层级具有不同的能量，根据不同的能级，建立层次分明的组织机构，安排与能级相适应的人去担负管理任务，实现管理者不同层级的权、责、利相统一，这就是管理的能级原理。

（二）能级原理的基本内容

1. 管理的能级要有稳定的组织形态　任何复杂的管理系统，必须按能级层次形成稳定的组织形态，稳定的管理系统一般是封闭的正三角形或金字塔形的结构，一般的管理三角，可分为四个层次：最高层是经营层，它确定系统大政方针；第二层是管理层，用各种管理技术实现上层制定的方针；第三层是执行层，贯彻执行管理指令，直接调动和组织人、财、物等管理内容；第四层是操作层，从事具体操作和完成具体任务。

2. 能级和权益的相对应　现代管理的职务链理论要求，一个健全的管理职务，应该是职务、职责、职权和职酬相对应的权力，形态就是正方形，就是说，担任一定的职务，就应担负一定的责任，就应给予行使职责所应有的权力，就应给予应得的报偿，包括物质和精神荣誉。在这个职务链中，职务（即职位）和职责是能级的标志；职权和职酬是能级的外在表现，是执行职务、履行职责的条件和保证。

3. 能级和人才动态对应　现代管理要求，根据不同管理能级和各种不同管理岗位的要求，配备相适应的人才，做到管理岗位能级与人才的能级相对应，人的才能有高低之分，配备干部就应当知人善任，量才使用，在人才使用上，既不要大材小用，造成浪费，也不要小材大用，勉为其难，同时要按照人才的特长合理使用，真正做到发挥所长，人尽其才。

（三）能级原理的应用

1. 在卫生事业管理中，应运用能级原理，建立不同能级、层次的管理机构，实行分级管理，要确定适当的管理宽度，即“管理场”确保管理工作的有效性。

2. 卫生事业管理单位，应当根据不同的管理层次，拥有相应的管理职权，必须拥有对人、财、物等管理资源的管理权，才能实现有效的管理。

3. 在卫生管理人员的配备中，应按照岗位能级的不同，配备相应才能的管理人员，并对在岗的管理人员定期地进行工作实绩的考核，随时进行必要的调整，使管理岗位的能级和管理人员的才能在动态中对应。

四、弹性原理

（一）弹性原理的概念

管理必须保持适当的弹性，以及时适应客观事物的各种可能变化，才能实现有效的动态管理，称为管理的弹性原理。

管理弹性有局部弹性和整体弹性之分，在某些管理环节上保持可调节的弹性称为局部弹性；对一个系统来说，在整体上具有适应内外环境变化的可调节性称为整体弹性。管理弹性还有积极弹性和消极弹性之分，根据管理的需要，保持适应可调节性，这就是积极弹性；否则超过了管理的需要，宽打窄用，或压低任务指标，就属消极弹性。

（二）弹性原理的应用

1. 卫生事业管理中，要在管理工作的各个环节上，特别是一些关键环节上，诸如事业发展规划，人、财、物的使用，时间的安排等方面，留有可调节的余地，保持适应的弹性，以确保既定目标的实现，同时，要提高卫生单位中卫生技术人员和管理人员的知识、能力素质，提高他们对客观环境的适应性，从而保持整个组织的整体弹性。

2. 卫生事业管理中，要保持和加强积极弹性，如对管理目标的实现，应多一种方案，多一项措施，多一种方法，同时，要防止和避免消极弹性。

第二节　管理的基本职能

管理的职能是指管理的职责和功能，是管理者为了有效地管理必须具备的功能。管理最一般的职能是计划、组织、领导、控制。由于知识经济时代创新是知识经济的灵魂，所以在计划、组织、领导、控制职能之外增加创新职能。

一、计划工作

计划是管理的首要工作，在整个管理活动中起着“龙头”的作用，管理的计划职能，包括计划工作、目标、预测和决策等四个组成部分，这里仅就计划工作进行简要论述。

（一）计划工作的概念

计划工作有广义和狭义之分，广义的计划工作是指制订计划、执行计划和检查评估计划三个阶段的工作过程，狭义的计划工作则仅指制订计划的过程。

计划工作立足于现在，面向未来，它起着连接现在和未来的桥梁作用，因此，一切管理活动都离不开计划工作。在卫生工作中，卫生事业的进行离不开卫生规划，其对于改善、提高卫生工作的社会经济效益，保持卫生事业协调、稳步、可持续发展有重要的意义。

（二）计划工作的特性

1. 普遍性　计划工作的普遍性有两层含义，一是计划工作贯穿整个管理活动的始终；二是任何单位，任何层次的管理人员都要对自己管理范围内的工作进行计划，卫生部门的管理活动也不例外。

2. 目标性　计划工作是以确定目标为起点，然后制定出政策、策略以及内部工作的详细规划、方案，以求目标的实现，所以，计划工作始终使组织中的管理人员以及员工的行动对准管理目标。卫生规划中将目标分成了总目标、具体目标、指标和标准。

3. 效益性　制订计划、实施计划以及实现计划，都需要一定量的投入，即成本。计划工作的效益性就在于它对实现目标所作出的贡献，由此而带来的效益要大于或远远大于这个成本，也即有效地实现目标。

（三）计划的分类

按计划的作用时间，可将其分为长期计划、中期计划和短期计划；按计划的作用范围，可将其分为全面计划和专项计划；按计划的约束程度，可将其分为指令性计划和指导性计划。

（四）计划工作的基本要求

1. 遵循客观规律，坚持实事求是　计划的制订，就其实质来说，是客观规律的要求同人们对客观规律的主观认识和运用的统一。对于我国的卫生计划工作来说，从实际出发就是从我国的基本国情出发，从国民经济的现状出发，从本系统本组织发展的切实可行性出发，使卫生计划实事求是地反映组织在今后一段时期内的发展方向、规模和速度等情况。

2. 搞好综合平衡　综合平衡是计划工作的原则，又是计划工作的方法。综合平衡的要求是：计划工作要量力而行，不留缺口；计划的指标要先进合理，积极可靠；计划工作要留有余地，不满打满算，这样即使遇到意外情况，只要经过努力，也能比较主动地实现计划目标。

（五）计划工作的程序

1. 调查、掌握资料的预测阶段　包括对计划对象的历史及现状的调查，对获取的资料进行科学的整理分析，以及在此基础上，对计划对象未来趋势的科学预测。

2. 提出设想、征求意见的目标确定阶段　在分析调查资料结果和科学预测的基础上，初步提出计划工作的目标、任务、指标等，并就其科学性和可行性广泛征求各方面的意见，然后确定计划目标。

3. 拟订方案，论证修正的决策阶段　对计划目标的实施，计划人员应拟定两个或两个以上的不同方案，并组织专家和群众就方案的科学性、可行性、效益性进行论证修正，在比较的基础上，最后选择一个比较满意的方案，作为最终计划方案。

4. 计划的审批、执行及结果评估的控制阶段　计划方案按一定的程序报经上级主管部门审批，使之正式生效，然后付诸实施。计划实施过程中应进行必要的反馈控制，以便及时发现问题，纠正偏差；对计划执行的结果，应进行评估，总结经验，吸取教训，为下一个计划工作打下基础。

二、组织工作

管理的组织职能，主要包括组织工作、组织结构、人员配备、领导指挥以及激励等重要组成部分，这里仅就组织工作进行简要介绍。

（一）组织工作的基本概念

1. 组织　组织是指为了实现既定目标，按一定规划和程序而设置的多层次岗位及具有相应人员隶属关系的权责角色结构。一所学校、一所医院、一个商店都可以称为一个组织。

按照组织的性质，可以把组织分为经济组织、政治组织、文化组织、群众组织和宗教组织五类；按组织是否自发形成，可以将组织分为正式组织和非正式组织两种。

2. 组织结构　组织结构是指表现组织各组成部分排列顺序、空间位置、聚集状态、联系方式以及各要素之间相互关系的一种形式。

3. 组织工作　组织工作是指设立合理的组织结构，并使组织结构有效运转，为实现既定目标而采取行动的活动过程。

（二）组织结构的设计

1. 管理宽度　亦称控制跨度，指的是管理人员有效地管辖监督其直接下属人数的限度，当管理宽度按算术级数增加时，其人际关系的数量则按几何级数增加。

2. 管理层次　又叫组织层次，是指从组织最高管理者到最低管理者之间所形成的具有相对独立功能的有序系列。一般来说，组织中管理层次分为三层，即高层、中层和基层。如医学院校的院、系、教研室等。而在医疗卫生单位中多为两级制如院、科或站、科等。

3. 部门形成　部门是指在组织中，管理人员为实现规定任务而有权管辖的一个特殊的领域、部分或分支。

部门形成的实质是为了促使组织目标的实现而对任务进行某种方式的安排。部门形成的方式有多种多样，卫生系统中常采用按地区、职能、产品、服务对象及设备服务方式等来形成部门。

4. 职权划分　职权是指管理职位范围内的权力，组织中存在着三种类型的职权，即直线职权、参谋职权和职能职权。

直线职权是组织中直线人员所拥有的领导、监督、指挥下属的管理权限。如医院的院长、科主任所拥有的职权就是直线职权。参谋职权是参谋人员所拥有的为直线人员出谋划策、提供建议或咨询的权力。而职能职权是参谋人员拥有的原属直线人员的那部分权力。如医院的医疗科长、人事科长所拥有的职权就是职能职权。

5. 授权　授权是指上级把自己的一部分权力授给下属，使其在一定的监督下行使这些权力、完成任务的过程，通过授权能减轻上级管理人员的负担，同时也能激励、培养下属更好地完成任务。

（三）组织工作的基本原则

1. 目标明确原则　组织为了完成任务，实现目标，需要把每一个组织成员集中起来形成整体，明确总目标和各自的目标，使工作始终围绕总目标运转。

2. 分工协作原则　分工协作是指按照提高管理专业化程度和工作效率的要求，把单位的目标任务分成各级部门和个人的目标任务，然后明确各部门和各成员间的关系及配合方法。

3. 权责一致原则　既要明确规定每一管理层次应负的管理责任，又要给予完成这一职责所不可少的权限，职责与权限必须协调一致。

4. 集中统一原则　集中统一原则是指每个下级人员或被管理者只能服从一个上级的领导，不能同时接受来自两个以上上级的指令。

5. 最少层次原则　最少层次原则是指组织为了有效地运转，其管理层次应尽可能少，它同管理宽度有关。

6. 精干高效原则　组织办事效率高低是衡量组织是否合理的重要标准之一。无论哪种管理组织，都应将效率原则放在首位，要提高组织效率，组织机构必须精干。

（四）组织工作的程序

1. 确定组织目标，分解和拟定分目标。

2. 确认和分类各级管理工作任务。

3. 合理配置各种资源，做到以最少的投入获得最佳的效益。

4. 授予相应职责和权力。

5. 协调与沟通各种关系，把组织的各部门上下左右联成一体。

三、领导工作

（一）领导工作的基本概念

我们把领导定义为指挥、带领、引导和鼓励部下为实现目标而努力的过程。领导的本质是一种影响力，即对一个组织为确立目标和实现目标所进行的活动施加影响的过程。

（二）领导的本质

领导就是使组织成员的追随与服从。领导并非孤立地存在，一般情况下，人们不能强逼他人实行某种行为。因此，领导意味着追随者愿意接受引导或影响，在接受某人为领导者时，组织成员为了实现某一目标，自愿放弃某些决策自由。正是这些下属的追随与服从，才使领导者在组织中的地位得以确认，并使领导过程成为可能。因此，可以说领导的本质在于影响或引导而非指挥或命令。

（三）领导和管理的区别和联系

管理是建立在合法的、有报酬的和强制性的权力基础上的对下属命令和指挥的行为。领导则是可能建立在合法的、有报酬的和强制性权力基础上。也可能更多建立在个人影响权和专长权以及模范作用的基础上。这两者的主要区别包括：

1. 从目的和结果上看，领导引起变革；而管理则主要是维持秩序，使系统高效运转；

2. 从对象上看，领导的对象只能是人；而管理的对象尽管主要是人，但也包括物等其他因素；

3. 从逻辑上看，领导是一个归纳的过程；管理则是一个演绎的推理的过程；

4. 从基础上看，领导的基础是职位权力和个人权力；而管理的基础只能是职位权力。

虽然领导和管理在某些方面具有一定的差异，但同时还是有一定的联系：

1. 管理中存在着领导活动，领导贯穿了管理的全过程；

2. 对于组织发展来说二者缺一不可；

3. 管理与领导经常是互相结合的；

4. 管理与领导的不同组合，可以产生不同的效果。

（四）领导的作用

1. 指挥作用　指在组织活动中，需要有头脑清醒、胸怀全局，能高瞻远瞩、运筹帷幄的领导者帮助组织成员认清环境和形势，指明活动的目标和达到目标的路径。

2. 协调作用　指组织在内外因素的干扰下，需要领导者来协调组织成员之间的关系和活动，朝着共同的目标前进。

3. 激励作用　指领导者为组织成员主动创造能力发展空间和职业生涯发展的行为。

四、控制工作

管理的控制职能，主要包括信息沟通、协调和控制工作等重要组成部分，这里仅就控制工作进行简要介绍。

（一）控制工作的基本概念

为了确保组织目标和计划的实现，管理人员按照计划的标准衡量计划的执行和完成情况，及时纠正偏差，以防止偏差继续发展或今后再度发生，这个活动过程称为控制工作。在卫生行业中的卫生监督机构所进行的工作主要是控制工作。

（二）控制工作的目的

1. 维持现状　在变化着的内外环境中，通过控制工作，随时将计划执行情况同计划标准进行比较，以及时纠正偏差，确保组织既定目标的实现，在卫生事业管理控制工作中，大量的工作是维持现状。

2. 打破现状　在某些情况下，变化的内外环境会对组织提出新的要求，管理人员可通过控制工作，修改已定的计划，确定新的目标和先进合理的控制标准，以改变现状。如为了适应社会经济发展和提高人民健康水平的需要，必须改革和完善城乡居民的健康保障制度。

3. 防止问题发生　在管理活动中，管理人员应面向未来，通过控制工作，及时预见可能出现的问题，采取防范措施。

（三）控制工作的原则

1. 控制关键点原则　控制工作应着眼于那些对于计划任务的完成、目标的实现有举足轻重的关键问题上，即把计划工作程序中的关键点作为控制对象。

2. 例外情况原则　控制工作要着重于一些例外情况的控制，即对超越控制标准以外情况的处置。例外情况原则要和控制关键点原则相结合，要着重控制关键问题上的例外情况。

3. 直接控制原则　根据优秀的管理人员在管理中犯错误少这一事实，控制工作的根本原则是培养更好的管理人员，以便能事先觉察出计划的偏离，及时采取措施，防止偏差的发生。

（四）控制工作的基本过程

1. 确立标准　标准是衡量工作成果的尺度，控制工作标准是在一个完整的计划中所选出的对管理工作成果进行衡量的关键点。在医疗工作中，其标准常见的主要是医疗质量方面的，比如院内感染率、治愈率、床位周转率等。

2. 衡量成效　在计划的执行过程中，管理人员要经常以确立的标准和计划执行结果进行比较，以衡量计划目标的实现程度，衡量成效需建立各种信息渠道，收集信息，并从大量的信息中，选出与问题有关的并反映问题本质的信息，加以利用。

3. 纠正偏差　这是控制工作的关键，体现了控制职能的目的。纠正偏差，首先通过对信息进行分析，找出偏差和偏差的原因，然后拟出纠正偏差的措施，并付诸实施，对偏差进行纠正。

（五）控制工作的类型

1. 前馈控制　前馈控制是指在计划执行之前，管理人员就进行认真的分析，科学的预测，对可能出现的偏差采取防范措施，以确保计划目标的实现的过程，它使控制工作具有主动性，对形成质量要素的控制就是前馈控制。

2. 现场控制　在计划实施过程中所进行的实时检查监督和纠正偏差，属于现场控制。这种控制工作主要由基层管理人员承担，例如乡镇卫生院负责计划免疫工作的医务人员要亲自检查、监督、指导村医接种疫苗的情况等。

3. 反馈控制　反馈控制是指将计划实施过程中的结果与计划标准进行比较，将信息反馈到指令部门，以纠正偏差，达到预期目的的过程，在卫生管理中，反馈控制广泛应用于资金流动、成本核算、质量评价等控制以及工作人员的绩效考核方面。

五、创新

组织与控制是保证计划目标实现所不可缺少的，从某种意义上来说，它们同属于管理的“维持职能”，其任务是保证系统按预定的方向和规则运行。但是，管理在动态环境中生存的社会经济系统，仅靠维持是不够的，还必须不断调整系统活动的内容和目标，以适应环境变化的要求，这就是经常被人们忽视的管理的“创新职能”。创新管理应成为卫生事业管理的一项重要内容。

（一）创新的含义

就一般意义上来说，创新是淘汰旧的东西，创造新东西，它是一切事物向前发展的根本动力，是事物内部新的进步因素通过矛盾战胜旧的落后因素，最终发展成为新事物的过程。

更具体来说，创新是创造与革新的合称。创造是指新构想、新观念的产生；革新是指新观念、新构想的运用。创新首先是一种思想以及在这种思想指导下的实践，是一种原则以及在这种原则指导下的具体活动，是管理的一种基本职能。

（二）创新的特征

创新的成果与一般劳动成果相比，具有以下一些特征：

1. 新颖性（即首创性） 创新即解决前人所没有解决的问题。

2. 未来性 创新所要解决的课题，都是前人所没有解决的，因而创新始终是面向未来，把目光注视着未来。

3. 变革性 从创新的实质来看，都带有变革性，往往是变革旧事物的产物。

4. 价值性 从创新成果的社会效果看，都具有普遍的社会价值，或经济价值，或学术价值，或艺术价值，或使用价值。

5. 先进性 它是与旧事物相比较而言的。创新的成果如果只有新颖性、价值性，而无先进性，就不能战胜旧事物。

6. 时间性 对创新成果的确认，与时间有着密切的关系。相同或相似的成果是否被确认，以时间的先后为准。

（三）创新职能的基本内容

1. 观念创新 观念创新是每个管理者都应具备的。人们的行动都受着一定思想观念的支配。思想解放是社会变革的前提，观念创新是一切创新的先导，也是企事业单位实现现代化的基础。

2. 经营创新 经营创新是指通过观念创新、管理创新而形成新的生产力，从而转变为社会、市场、消费者所接受的新产品、新服务和新的信誉。这种转变的实现，标志着企事业单位总体创新的成功。

3. 管理创新 美国管理学家彼得·德鲁克指出："如果管理人员只限于做已经做过的事情，那么，即使外部环境和条件资源都得到充分利用，他的组织充其量不过是一个墨守成规的组织。这样下去，很有可能会造成衰退，而不仅仅是停滞不前的问题，在竞争的情况下，尤其是这样。""企业管理不是一种官僚的行政工作，它必须是创新性的，而不是适应性的工作。"这就是说，企业管理要根据企业内部条件和外部环境的变化，不断地创造出新的管理制度、新的管理方法、新的工艺方式，以实现管理要素更加合理的组合运行，从而创造出新的生产力，取得更高的劳动效率。

第三节 管理手段

为了实现预定的管理目标，还必须正确地选择和恰当地运用各种管理手段。这些手段主要有行政手段、经济手段、法律手段等。只有正确地运用这些管理手段，才能保证卫生事业管理活动向预定目标发展。

一、行政手段

（一）行政手段的实质及特征

行政手段是指依靠行政组织的权威，运用命令、指示、规定、下达指令性计划任务等措施，按照行政系统、行政层次，直接指挥下属的活动。而卫生行政手段主要是指卫生系统由上级逐层下达的指示、规定、条例、命令等进行卫生行政管理的活动。它反映的是一种纵向的上下级之间的服从和被服从的关系。它的实质和核心是依靠强制性的组织权威来直接指挥下属单位的活动。行政手段的本质特征主要表现在以下几个方面：

1. 权威性　运用行政手段管理，起主要作用的是权威性。它依靠上级组织和领导人的权力和威信，以及下级组织的绝对服从，来左右被管理者的行动。

2. 强制性　行政手段的强制性是对管理过程的强制。行政方法通过国家权力机构发出命令、指示、规定、指令性计划等，对管理对象具有强制性。这种强制性要求管理对象在行动上、纪律上要服从统一意志，要无条件地全面执行上级发布的命令、指示、规定。

3. 无偿性　行政手段是从政策需要、行政利益出发，上下级单位之间在人、财、物、技术等的调动和使用方面是无偿支付。一切根据行政管理的需要，不考虑价值补偿问题。

（二）行政手段在管理中的运用

1. 要合理划分行政手段的使用范围　运用行政手段进行管理，既要从全局出发，保持必要的行政干预权力，又要合理划分行政手段的使用范围，不能滥用行政手段。

2. 要使行政手段与其他管理手段合理的结合　行政手段有一定的局限性，因此必须与经济手段、法律手段等综合运用，使其相辅相成、取长补短。比如卫生部出台相关的法律法规，其下属行政机构必须严格按照相关内容执行。

3. 要积极稳妥地改革行政管理机构　进行管理机构的的改革，就是要改变多头领导，政出多门的现象，简化庞大的机构和重叠的管理层次，不断提高行政管理的效率。我国2008年的“大部制改革”中将国家食品药品监督管理局改由卫生部管理正是基于此目的。

4. 建立行政法规和必要的责任制，努力做到依法行政　行政管理要逐步建立一套科学的行政法规，并严格按这些法规办事。同时，要建立必要的行政管理机构的责任制，使管理工作职责明确，赏罚分明，增强各级行政人员尤其是干部的责任心。

二、经济手段

（一）经济手段的实质及特点

经济手段，一般指的是价格、成本、利润、税收、贷款、工资、奖金、补贴等这些经济杠杆在宏观管理和微观管理活动中的运用。经济杠杆能调节各方面的物质利益关系，通过对经济利益关系的调整能调动各方面的积极性和创造性，对社会主义建设事业的发展起着促进作用。经济手段的本质特征主要表现在以下几个方面：

1. 利益性　人们对物质利益的追求是生产发展的主要动力。经济手段是通过利益机制引导被管理者追求某种利益，间接影响被管理者行为的一种管理方法。因此，利益性是其最根本的特点。

2. 多样性　经济活动是十分复杂的，作为经济活动的经济手段也是多种多样的。对不同的部门、不同的单位，甚至对不同的专业、不同的工种，在不同的时间，都要采取不同的经济手段。

3. 有偿性　各个企业或单位之间的所有经济往来都应根据等价交换的原则，实行有偿交换、互相计价。

（二）常用的经济管理手段

1. 工资　工资是劳动报酬的一种形式，也是劳动力消耗的一种补偿。工资要能真正成为有效的管理手段，必须与劳动者的劳动绩效挂钩，真正做到按劳分配。

2. 奖金　奖金是对超额劳动的报酬，是工资这种基本报酬形式的必要补充，它是贯彻按劳分配原则，奖励超额劳动，鼓励先进，调动职工积极性的有效经济手段。发放奖金要注意既不能搞平均主义，也不能差距过于悬殊，更不能以劳动成果为依据而乱发奖金，同时，还要注意贯彻公平原则，才能使奖金起到激励作用。

3. 罚款　罚款是对由于各种原因所发生的失误、给工作造成损失的行为所实行的经济惩罚措施。

4. 津贴　津贴是劳动报酬的一种辅助形式。它是为了补偿特殊、繁重、艰苦、复杂和有损健康的劳动而支付的报酬。

（三）经济手段在管理中的运用

1. 经济手段的运用必须符合客观规律　在管理中运用经济手段，是社会发展客观规律的要求。因此，制定和实施经济手段，必须符合社会经济发展的客观规律。

2. 经济手段必须与行政手段以及教育手段等相结合　经济手段是以价值规律为基础，带有一定的自发性和局限性，因此，必须与行政手段以及教育手段等结合使用，使之能够相互补充，相得益彰。由卫生部提出的国家基本药物目录就是经济和行政手段的很好相结合。

3. 要注意经济手段的综合运用和不断完善　既要发挥多种经济手段各自的作用，更要重视整体上的协调配合，这样才能收到预期的效果。此外，随着改革开放的深入，要不断完善各种经济手段，使之趋于合理，以适应经济发展的需要。

三、法律手段

（一）法律手段的涵义和特点

法律手段也就是人们常说的“法治”。具体来说，就是运用法律规范及类似法律规范性质的各种行为规则进行管理，使管理有一种自动调节的功能，减少了许多人为的调整或控制工作，使管理过程有法必依、执法必严、违法必究。在卫生行业中，同样要依靠相关的法律比如《医疗事故处理条例》等来规范卫生行业。法律手段的本质特征主要表现在以下几个方面：

1. 规范性　法律手段运用法律这种社会行为规范来进行管理。社会规范是社会所有有关组织和个人行动的统一准则。它用严格、准确、简洁的语言，明确规定了各级组织和个人在一定情况下应该做什么，不应该做什么，什么是违法，什么是守法等行为准则，并以这种规范来作为评价人们行为的标准，要求人人必须遵守。

2. 强制性　各项法律和法规是凭借国家政权的力量，由国家强制实施的，它具有强制性，运用法律手段来进行管理，实际上就是运用这种强制性来进行管理。

3. 稳定性　因为法律的对象是抽象的、一般的人，它可在同样情况下重复应用，而不是针对个别具体的人或某个具体事物。法律一经制定，就具有自身的稳定性。在任何时间，对任何一个公民都是适用的。

（二）法律手段在管理中的运用

1. 建立完备的法律体系　这是运用法律手段进行管理的前提。应该根据我国社会主义建设和改革开放的实际需要，制定完备的法律，形成一整套完备的法律体系，供人们在行动中遵循。

2. 加强法制宣传教育工作　这是运用法律手段进行管理的关键。通过法律宣传使人们知法、懂法、会用法、能自觉依法办事。

3. 建立健全司法机构和制度，严格依法办事　这是行使法律手段的重要保证，是实现社会主义国家管理职能，用法律手段管理社会主义事业的一项重要措施。

第四节　常用的管理方法和技术

广义的管理方法，应该包括管理技术。所谓管理技术，主要是指管理方法中正在逐渐定量化的部分。所谓管理方法，是指能够实现管理职能、完成管理目标、保证管理活动顺利进行的专门方式、手段、措施等。它是管理活动的主体作用于管理活动客体的桥梁。在管理活动中，有了目标任务，没有解决方法，任务就无法实现。下面介绍的是卫生管理中最常用和重要的方法和技术。

一、定性的管理方法技术

（一）畅谈会议法（头脑风暴法）

畅谈会议法作为一个创造性的思维方法在预测中广为应用。这是通过专家之间直接的信息交流，相互启发，充分发挥专家的创造性思维，在较短的时间里产生尽可能多的设想或方案。

会议的组织者通常邀请 10～15 名专家，须特别注意的是，如果参加者相互认识，则最好是选相同职级；如果相互不认识，则可从不同职级中选请。为了保证创造性思维活动得以充分发挥，会议应遵循以下原则：①会议议题必须明确，问题的边界必须清楚；②会议主持者要创造一个和谐宽松的环境，以利于激发创造性思维；③为鼓励自由地提出设想而不受干扰，会议要求对所提出的设想和方案不进行评议；④鼓励与会者对已提出的设想和方案进行综合或改进，形成新的设想和方案；⑤任何意见都可发表，一般不允许反批评。

会后由工作小组对会议中产生的设想和方案进行整理归纳，总结出几个可行方案，供决策部门选择。

（二）特尔菲法

特尔菲法是指在专家互不见面的情况下，用信函的方式征求专家意见的一种预测调查方法，又称专家意见征询法。其原理是利用众多专家的知识和经验，在一个可控的调查征询过程中进行有效而充分地交流，最后以专家的集体意见来表达对某个事物的估计或推测。

特尔菲法预测通常由预测者个人或预测小组负责实施。先按照预测的目的和要求，编制第一轮预测调查表，然后根据预测主题的复杂程度来选定专家，这些专家，既要有名望的学科带头人，也要有从事该领域工作多年的技术干部，既可选择本学科的专家，又可选择相关学科的专家，人数以 10～50 人为宜，重大主题的课题可增加到 100 人以上。然后再把调查表寄发给各位专家，在规定的日期内收回，并对结果进行统计处理。在第一轮调查结果的基础上，制定第二轮调查表，做第二轮调查，如此反复 2～4 轮。最后，以一个集中的专家意见代表预测问题的结果。

特尔菲法适用卫生管理中的任何问题，特别是医学科技未来发展的预测，其方法简单易行，预测结果可进行统计处理，用定量表示，可靠性大。但此法的运用较费时间，且在调查过程中，表格的回收不易保证。

二、定量的管理方法技术

（一）算术移动平均法

这是一种预测方法技术，是利用与预测关系密切的近期资料计算的平均值预测未来数据的方法。随着时间的推移，计算平均值所用的历史时期资料也相应向后移动。其计算公式如下：

$$\hat{X}_{t+1}=\frac{X_t+X_{t-1}+X_{t-2}+\cdots\cdots+X_{t-(n-1)}}{N}$$

式中：$\hat{X}_{t+1}$表示$_{t+1}$时期的预测值

X 表示实际值

N 表示数据项数

t 表示时间序列数

下面以表 2－1 为例，说明其计算方法。

表 2－1 中第三栏的数据分别是以前三个月的实际销售数求出的，第 4 栏分别是以前五个月的实际销售求出的。

表 2－1　用算术移动平均法预测注射器的需求量　（单位：支）

月份（1）	实际销售情况（2）	3 个月的移动平均值（3）	5 个月的移动平均值（4）
1998 年 1 月	2000		
2 月	1350		
3 月	1950		
4 月	1975	1767	
5 月	3100	1758	
6 月	1750	2342	2075
7 月	1550	2275	2025
8 月	1300	2133	2065
9 月		1533	1955

（二）最大可能准则法

这是一种决策方法技术。由概率可知，一个事件的概率越大，其发生的可能性就越大。于是在风险型决策问题上，选择一个概率最大的自然状况进行决策，其他的自然状况置之不理，从而把风险型的问题变成确定性的问题，称为最大可能准则法。

下面以表 2－2 药品批量生产决策表来说明其方法。这是一个面临三种自然状况（销路）和三种选择方案的决策问题。

表 2－2　药品批量生产决策表　（单位：千元）

自然状态 / 自然状态概率 / 效益值 / 行动方案	产品销售		
	O_1（好）	O_2（中）	O_3（差）
	$P(O_1)=0.3$	$P(O_2)=0.5$	$P(O_3)=0.2$
A_1（大批量生产）	20	12	8
A_2（中批量生产）	16	16	10
A_3（小批量生产）	12	12	12

三、管理循环

（一）管理循环的概念

管理循环，即PDCA循环，该循环是由美国著名的质量管理专家戴明（W. E. Deming）于20世纪50年代初提出来的，故又称“戴明环”，即PDCA循环是指在一切管理活动中，提高管理质量和效益所进行计划、实施、检查和处理等工作的循环过程。这一循环包括四个阶段：P（Plan）是计划，D（Do）是实施，C（Check）是检查，A（Action）是处理，如图2-1所示，管理体制循环被广泛用于卫生事业管理的各个方面，尤其常用于全面质量管理之中。

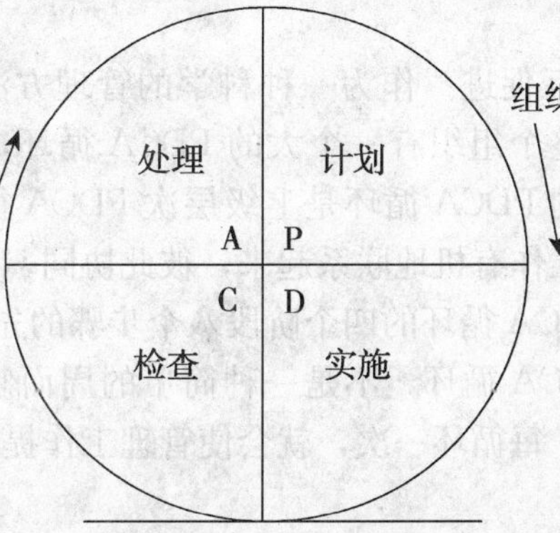

图2-1 管理循环示意图

（二）管理循环的四个阶段

管理循环分为四个阶段，八个步骤，如图2-2所示。

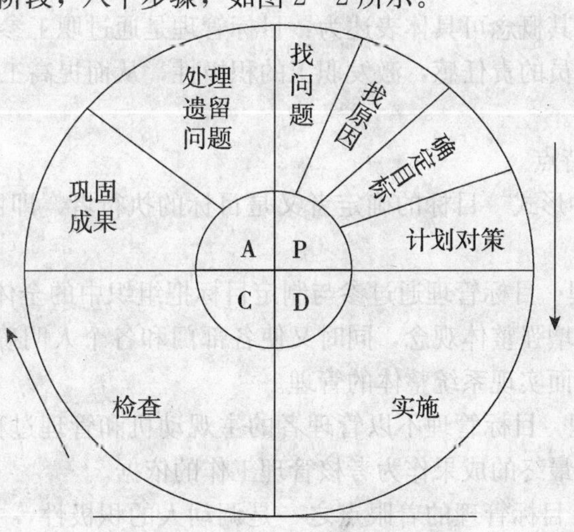

图2-2 管理循环八个步骤示意图

1. 计划阶段（P）包括四个步骤，即第一至四步：

①提出问题，收集资料，为此要进行调查和预测；

②分析问题产生的原因，并找出主要原因；

③根据收集的资料和分析问题的结果，确定管理目标；

④根据管理目标提出计划对策和实施方案。

2. 实施阶段（D）只有一个步骤，即第五步，按计划对策进行组织实施，并提出时间、数量、质量等要求，落实到各个部门和人员。

3. 检查阶段（C）也只有一个步骤，即第六步，检查计划实施情况，根据原始记录和统计资料，分析进展情况，纠正出现的偏差。

4. 处理阶段（A）包括两个步骤即第七至第八步

①巩固已取得的成果，制定的有关制度，采取相应措施，防止类似问题的发生；

②于这一循环尚未解决的遗留问题，移给下一个循环去解决。

以上四个阶段必须环环相扣，不得中断，而且每一个循环也是紧密连接、周而复始。

（三）管理循环的特点

1. 大循环套小循环，相互促进　作为一种科学的管理方法，PDCA 循环适用于各项管理工作和管理的各个环节。整个组织有一个大的 PDCA 循环，各个环节，各个层次也有小的和更小的循环，下级层次的 PDCA 循环是上级层次 PDCA 循环的组成和实现保证，通过这样的循环，把部门的各项工作有机地联系起来，彼此协同，互相促进。

2. 必须按程序办事　PDCA 循环的四个阶段八个步骤的先后顺序不允许颠倒。

3. 螺旋上升的循环　PDCA 循环，不是一种简单的周而复始，不是同一个水平上的循环，而是螺旋式上升的循环，每循环一次，就会使管理工作提高一步，这种螺旋式的逐步提高，使管理工作不断前进。

四、目标管理

（一）目标管理的概念

目标管理是美国管理学家彼德．德鲁克（Peter F. Drucker）于 1954 年在其《管理实践》一书中首先提出来的，其概念可具体表述为：目标管理是通过职工参与和实施总体的及具体的目标、以提高管理人员的责任感，激发职工的积极性，从而提高工作效率和效果的一种民主的、科学的管理方法。

（二）目标管理的特点

1. 参与管理的一种形式　目标的确定者又是目标的执行者，即由上级与下级共同确定组织的目标。

2. 系统整体的管理　目标管理通过参与制定目标把组织中的全体成员纳入目标体系中，使之明确共同的目标，增强整体观念，同时又使各部门和各个人明确在为实现共同目标中，各自所承担的责任，从而实现系统整体的管理。

3. 重视成果的管理　目标管理不以管理者的主观动机和管理过程中的工作状况评价管理工作的成效，而是以最终的成果作为考核管理工作的依据。

4. 重视人的管理　目标管理的着眼点之一是调动人的积极性，主要通过职工广泛的参与、明确的目标、预知的成果等来激励人们实现目标的积极性。

（三）目标管理的基本过程

1. 目标确定　这是目标管理的第一项工作，包括明确上级的方针、政策、任务，调查研究，预测未来，分析论证，在此基础上确定目标。

2. 目标展开

（1）目标分解：将已经确定的目标按职责分工，经上下级充分协商和横向协调后，逐级分解目标，形成目标网络。

（2）定责授权：确定各部门和各成员应承担的目标责任，以及实施过程中所需要的权力，解决好权责相应的问题。

3. 目标实施

（1）咨询指导：主管人员对目标实施过程中出现的问题想办法，并提供人、财、物、技术、信息等方面的支持，帮助和指导下级把问题解决好。

（2）反馈控制：收集和分析目标实施过程中的反馈信息，及时纠正偏差，以保证目标的实现。

（3）调节平衡：对目标的进度和人、财、物等资源进行协调，提高计划的均衡性。

4. 目标考评

（1）考评成果：按照目标计划的要求，对目标实施的结果进行考核。

（2）实施奖惩：根据考核结果和奖惩条件，对各目标责任者进行奖罚。

（3）总结经验：总结目标实施全过程中的经验和问题，为制订下一时期目标计划和指导今后工作积累经验。

（四）目标管理有效性的四个关键环节

1. “跳起来摘桃子”　目标定高了，使人望而生畏，失去信心；目标定低了，又唾手可得，失去了目标的意义。只有把目标定在高低适度的位置，具有“跳起来摘桃子”的挑战性，才能激发人们为之奋斗的信心和决心。

2. “撒网捕鱼”　目标制订后，如不分解落实，目标管理只能是一句空话，分解目标要做到纵向到底，横向到边，撒下一张范围广大的管理目标网络，即横向分解到各主管部门，纵向分解到各管理层次，对事关全局的重大目标，应采取层层签订责任状、明确责任人的办法，为落实管理目标提供组织保证。

3. “常念紧箍咒”　为了确保管理目标实施，必须加强对目标的跟踪分析，一旦发现实际执行与原定目标发生偏差或背离，应及时“念咒”，发出调节和控制的指令，监控目标运行动态。

4. “赏银子，打板子”　目标管理必须有总结考评，给评选出的先进单位“赏银子”，给后进单位“打板子”坚持做到奖罚兑现。

思考题

1. 试述系统原理、能级原理、整分合原理的内容及其应用。

2. 试述计划、组织、控制、创新职能的概念及其主要内容。

3. 简述常用管理手段的特点及其在卫生事业管理中的正确应用。

4. 简述常用的管理方法技术的主要内容及其在卫生事业管理中的应用。

（王明旭　董协良）

第三章　卫生方针政策

内容提要

公共政策的含义及其职能。卫生政策属于公共政策的一个具体范畴，其形成过程非常复杂。我国新时期的卫生工作方针及内容。世界各国卫生体制改革的动因、目标及趋势。我国深化医疗卫生体制改革的背景、原则、目标与实施重点。

第一节　卫生政策

一、公共政策概述

（一）公共政策的含义

公共政策作为一门学科，是在20世纪50年代形成并发展起来的，是人类文明发展到一定阶段的产物，已成为宏观调控和社会管理中不可缺少的一种重要手段。公共政策涉及的范围非常广泛，包括社会治安、外交政策、经济发展、医疗卫生、社会保障、公共设施等一系列重要问题。

在西方国家，“政策”（policy）一词由“政治”（politics）中派生而来。在中国，大多数情况是将“政策”与“公共政策”通用，“政策”一般就是指“公共政策”。20世纪80年代以来，国外公共政策传入我国，并与正在进行的改革开放和现代化建设实践结合起来，“公共政策”开始被政府部门和学术界所接受。

目前，人们对公共政策概念的认识不尽相同，从不同的视角出发，对公共政策的含义做出了各种不同的解释，至今众说纷纭，莫衷一是。其中比较具有代表性的定义大概有如下几种：

美国学者伍罗德·威尔逊认为，公共政策是由政治家，即具有立法权者制定的并由行政人员执行的法律和法规。

现代政策科学的创始人哈罗德·D·拉斯韦尔和另一位学者亚伯拉罕·卡普兰认为，公共政策是一种具有目标、价值和策略的大型计划。

美国著名政治学家托马斯·R·戴伊认为，公共政策就是政府选择要做的或者不要做的事情。

国内学者陈振明认为，公共政策是国家机关、政党以及其他政治团体在特定时期内，为实现或服务于一定的社会政治、经济、文化目标而采取的政治行为或规定的行为准则，它是一系列谋略、法令、措施、方法、方针、条例等的总称。

虽然中外的学者对于公共政策概念的理解莫衷一是，但我们仍然可以从中归纳出关于公共政策的基本含义。公共政策至少包含三个要素：欲达到的目标或目的、为达到目标而做的宣示或拟采取的行动及由政策声明所引发的权威者的实际的政策行动。因此，可以说公共政策就是政府等社会公共权威在特定时期内，为实现社会目标、解决社会问题而制定的公共行动计划、方案和准则，它具体表现为一系列的法令、策略、条例、措施等。

（二）公共政策的基本特征

1. 政治倾向性　单纯从“公共”与“政策”上来看，公共政策是公共利益的集中体现，不应成为政治统治的工具。但是，任何政党执政的政府都是特定阶级利益的政治集团，其一切行为本质上都要服从阶级利益的需要。尽管从表面上看，政府的政策行为有时并不带有政治色彩，但实质上还是为了巩固其统治的需要，因而带有鲜明的政治倾向。

2. 价值选择性　任何政策，均要涉及目标是什么，采取什么行动，怎样行动，赞成哪些行为，反对哪些行为等，这些问题的回答与政策制定者信奉的价值观紧密相关。影响政策制定者行为的价值观主要有：政治价值观、组织价值观、个人价值观、公众价值观和意识形态价值观等。

3. 强制性　公共政策作为社会公共权威所选择或制定的一种行为规范或行为准则，有其合法性基础并且具有权威性，因而它对于社会成员特别是目标团体具有约束性和强制力。公共政策的强制性主要来源于公众利益的差异性和层次性。公众利益要求是不同的，满足了一部分人的利益，就有可能满足不了另外一部分人的利益，甚至还会损害另一部分人的利益，满足了近期的，可能损害了长远的利益。

4. 相对稳定性　任何公共政策都必须保持一定的稳定性。朝令夕改、变化无常的政策，不仅会丧失政策的权威性和严肃性，而且还会使公共政策的目标团体无法执行，甚至使广大民众无所适从，影响人们对公共政策的信心。同时，公共政策的稳定性是相对的。公共政策是社会权威在一定历史时期根据当时的具体情况制定的，而人类社会无时无刻不在发生着这样或那样的变化，随着社会生活的变迁，经济、政治、文化系统中的具体情况也会发生种种变化。因此，公共政策也必然要相应地做出变化。

（三）公共政策的职能

1. 导向功能　公共政策是针对社会利益关系中的矛盾所引发的社会问题而提出的。为了解决某个政策问题，政府依据特定的目标，通过政策对人们的行为和事物的发展加以引导，使得政策具有导向性。公共政策的导向功能，有两种作用形式：一种是直接引导；另一种是间接引导。从作用结果来看，公共政策的导向功能包括正向引导和负向引导功能。人们既要充分发挥政策的正导向功能，又要清醒地认识到政策的负导向功能，要主动地调整社会的利益关系，克服它们的消极影响，特别要尽量避免那些因错误政策所产生的负导向作用。

2. 调控功能　公共政策的调控职能是指政府运用政策，在对社会公共事务中出现的各种利益矛盾，进行调节和控制的过程中所起的作用。而政策的调控作用，主要体现在调控各种利益关系，尤为重要的是物质利益关系。公共政策的调控功能有直接和间接两种形式，并且常常表现出特有的倾斜性。因为政府目标在不同时期有不同的侧重点，公共政策要围绕着政府目标的侧重点，鲜明地倾向于工作的正向一方。和公共政策的导向功能一样，它的调控功能也有正向和负向之分。

3. 分配功能　公共政策的分配功能是指政策在一定历史时期内新创造出来的价值或体现这部分价值和权利，在不同阶级、社会集团或社会成员之间的分配的能力与作用。分配功能是由政策价值决定的，没有价值的分配，便没有分配的功能；价值的性质怎样，分配功能的性质便怎样。分配功能又反过来影响政策价值，促进或阻碍政策价值的实现。因此，政策的分配功能，实质上是政策对利益分配或价值分割以满足不同政策主、客体需要的能力与作用，是一种权威性的分配功能。

（四）公共政策的类型

从政策层次的角度，将公共政策分为元政策、总政策、基本政策和具体政策。

元政策：制定政策的政策，基本功能是指导人们正确地制定、执行、评估、分析政策。

总政策：是政策体系中处于统帅地位的，对国家的社会经济发展起决定性作用的政策，有时称“总路线”、“基本路线”或“根本路线”。它是一种宏观性的政策，是具有原则性与指导性的政策，是一定时期人们的行为准则和处理一切问题的总方针，是制定其他政策的依据。

基本政策：是党和政府为维护和协调事关国家和整体的利益，而对社会某一领域、某一方面发展所规定的主要目标、任务和行动准则，通常是政府涉及各个部门的政策。

具体政策：具体政策即部门政策或某方面的政策，属于操作层面的政策，主要针对特定而具体的公共政策问题做出的政策规定。具体政策是在基本政策的指导下制定出来的，它是基本政策的具体化，是为解决特定问题规定的行动目标、任务和准则。

二、卫生政策分析

（一）卫生政策的含义

卫生政策是国家或政府为了满足人们的健康需求而采取的行动方案和行为依据，其目的是研究社会如何以合理的方法，在能承担的成本下（一定资源条件）达到高质量和高数量的满意的服务所需的各种方法。

卫生政策体现卫生事业的性质，决定人民享有卫生服务的福利水平，对维护和增进人民健康具有重要意义。卫生政策来自国家总的政策，因为国家的各项政策、战略规划和行动计划是一个整体，不能截然分开。卫生发展已不仅是卫生部门的职责，而是与社会和经济发展的各个部门的密切联系，卫生发展既促进社会和经济的发展，所以卫生政策是整个国家政策体系中的一个重要组成部分，属于公共政策的一个具体范畴。

（二）卫生政策的制定与实施

政策制定是政策过程的第一和首要阶段。制定卫生政策必须有一定的程序，以保证政策的正确性和科学性。卫生政策的制定大致可分为如下过程：

1. 问题界定　制定政策的目的在于解决问题，问题是指实际状态与期望状态之间的差距。问题是客观存在的，任何时代和任何时期，都存在着一些需要重视和解决的问题。如在生产力落后的情况下，人们生活水平低、医学不发达、人均寿命短。随着生产力的发展，科技进步和医疗水平的提高，人均寿命大大延长，又出现了人口老龄化问题。政府作为社会公共事务的管理者，有必要关注并解决某些社会公共问题。但社会上存在的问题为数众多，事实上政府没必要也不可能解决所有的问题，只有政策问题才是政府要解决的问题。例如群众对卫生系统不满，那么对卫生系统进行改革就迫在眉睫，只有在特定的条件下才能成为政策问题。政策问题通常具有如下基本特征：

（1）相关性：不同范围、领域、层次的政策问题之间存在着相互联系、相互制约的关系。如人口增长问题影响到教育、卫生、住房、交通、就业等众多相关问题。

（2）主观性：政策问题的成立，除了必须先有若干社会现实的存在为基本条件外，最重要的还在于人们的主观认定。但是这种人为的确认，又因人们的利益、信仰或价值观的不同而各异。某一问题在一些人看来非常大，需要政府采取行动加以解决；而另一些人则可能不以为然，认为没有兴师动众的必要。

（3）历史性：政策问题往往不是突然产生的，而是逐渐形成的，它的产生有一定的历史原因和社会背景。

（4）动态性：随着社会发展和形式变化，政策问题也必然随之处于动态的变化发展之中。

2. 确定目标　抓住问题的主要矛盾后，就要确定有关政策目标。确立目标是政策制定过程中的一个重要阶段。卫生政策目标，是政策制定者要实现的一种理想状态和衡量目标实现的一系列指标。政策目标与政策问题密切相关。正确的政策目标具有导向和激励作用，能充分调动群众的主观能动性和为实现目标而奋斗的积极性，而如果目标选择错误，就会得不偿失。

为保证政策目标的正确性，确立目标时必须注意以下几个问题：

（1）政策目标具体明确：有助于明确政策目标所需要的各种资源，明确制约目标实现的各种可控和不可控条件。目标明确，各个利益相关集团就会明确表明自己的态度和立场。

（2）政策目标有效协调：一个改革政策往往是多目标的，这些目标有主要的，也有次要的，有近期的，也有远期的，有相互补充的，也有相互对立的。政策目标的协调，就是要尽量强调它们之间的一致性、同向性，克服它们之间的冲突。

（3）政策目标与手段要统一：政策系统往往是多层次的，有总目标和子目标构成。子目标是总目标实现的手段，下一级目标是实现上一级目标的手段。

3. 制订方案　提出方案是实现目标的必然途径，它是制定公共政策的关键步骤。政策制定的过程，就是方案的比较、选择的过程。提出政策方案应注意以下几点：

第一，要进行可行性论证，如政治上是否为政策实施者所接受，经济上是否具备可用的资源，技术上是否具备达到目标的能力；第二，要进行后果预测，是否能达到目标及差距多少，会引起各方什么反应，有什么风险，对可能带来的消极后果是否需要提出补救方案；第三，对于能取值的因素进行定量分析，尽量用数量来表达政策，使之精确化；第四，政策分析至少在两种以上，方案之间最好有较大差别，目的是便于比较并能从中选出最佳方案。

4. 方案的验证　政策方案所涉及的大多是间接的数据和可行性分析，但现实生活要比任何方案所能包含的内容都复杂。因此，有必要进行实际验证，以判断备选方案是否能够达到预期的目标。

一般来说，所谓方案验证是指按照若干最有希望的政策候选方案，选择一两个点，进行模拟试验。为了达到真实的效果，通常可采用“实地验证”的方法，即按照拟议中的政策方案，以小量的对象进行实践，通过观察实践中政策方案的实际作用与问题，不断修正原方案中的不足之处，为大规模推行这种政策方案的可行性提供进一步的依据。

5. 方案的合法采纳　对政策方案做出抉择之后，未必立即付诸实施。它需要依照一定的法律程序予以审定，即合法化，它才能成为真正具有权威性的政策，才能得到有效的执行。让方案获得合法采纳的过程，是利益相关集团之间利益的协商、协调过程，有时候要耗费很长的时间。

6. 卫生政策的实施　卫生政策制定出来以后，就进入了政策实施阶段。政策实施是一个复杂的过程，它包含了一系列相互衔接的基本环节，而要顺利地完成这些环节以促成政策目标的实现，必须依靠一些必要的执行手段，如行政手段、法律手段、经济手段、思想引导手段等。

卫生政策实施的过程主要包括政策宣传、制定实施计划、物质准备、组织准备、政策实验、全面实施、再决策、协调与监控等环节。

(1) 政策宣传：政策宣传是政策实施过程的起始环节和一项重要的功能活动。政策宣传时由执行人员、目标对象、社会公众一起协作完成。在进行政策宣传时，要注意遵循以下原则：一是宣传必须准备全面，切忌模棱两可、断章取义，尤其要防止对政策的故意歪曲；二是形式的多样化，针对不同的宣传对象，应采用多种宣传方式，以使宣传对象能够最快、最准确地理解政策。

(2) 制定政策实施计划：政策实施是一个复杂的动态过程，这个过程要有计划地进行，这是不可缺少的必要步骤，也是保证执行活动有序进行的重要条件。

(3) 物质准备：物质准备是保证政策实施顺利进行的经济基础，是必不可少的环节。物质准备主要是指必需的财力（经费）和必要的物力（设备）两方面的准备。

(4) 组织准备：组织准备工作是政策具体贯彻落实的保障机制，组织功能的发挥程度，直接决定着政策目标的实现程度。

(5) 政策实验：政策实验是政策实施过程中的重要步骤。政策实验是一项新政策在正式推广之前，根据政策目标群体和政策适用范围的实际情况，选择具有代表性的局部地区、范围或群体，使用较少的成本和较短的时间，试行政策的办法。政策实验既可以验证政策，如发现偏差，及时反馈信息，修改和完善政策，又可以从中获得带有普遍指导意义的东西，如实施的办法、步骤、注意事项等，为政策的全面实施取得经验。

(6) 全面实施：政策全面实施是政策实施过程中操作性、程序性最强，涉及面最具体、最广泛的一个环节。全面实施政策要求严格遵循政策实施的基本原则，充分发挥政策实施的功能要素，以保证政策目标的圆满实现。

(7) 政策执行再决策：是指政策执行主体在政策实施过程中以及政策执行任务完成之后，根据信息反馈对原政策方案所作的必要补充或修正。政策执行再决策的作用是使一项政策的执行能始终顺应主客观的实际情况，灵活地朝着一定的政策目标迈进，使一项政策的实施能在不断地调整过程中趋于完善、合理，从而解决所要解决的政策问题。

(8) 协调与监控：政策的协调与监控贯穿于政策实施的全过程。协调做好了，才能使执行人员及其他人员做到思想观念上的认识统一和行动上的一致，才能保证实施活动的同步与和谐。监控是政策实施过程中的保障环节。在实际的政策实施过程中，常常由于政策执行者认识上的差异等原因，造成对政策理解的失当，或者由于政策制定者与执行者之间存在利益差别的影响，往往会使政策实施活动偏离政策目标，因而必须对整个实施过程加强监督和控制，以保证政策的全面贯彻和落实。

第二节 卫生工作方针

中国卫生基本政策即中国的卫生工作方针，是国家为维护居民健康而制定的卫生工作主的要目标、任务和行动准则。

方针是公共政策的一种表现形式，中国卫生工作方针是我国卫生政策的一种表现形式，从政策的类型看属于国家的基本政策。卫生工作方针是在总结卫生工作实践经验并吸收国际先进科学成就的基础上形成的，并随着政治、经济、文化和医学科学技术的发展而充实新的内容，使之不断完善和提高。

一、卫生工作方针的历史沿革

我国卫生工作方针发展的历史可以追溯到新民主主义革命时期，当时中国共产党非常关注卫生事业的发展。毛泽东在《中国红色政权为什么能够存在》一文中，认为“建设较好的红军医院”是巩固根据地所必须做好的大事。“预防为主”的方向、“防治结合”的原则、“中西医两法治疗”的方向、“群众卫生运动”的方法以及乡村卫生机构的有序建立，一系列卫生政策的制定及实施，有力地保障了解放区军民的健康，也为新中国建立后的卫生工作方针及具体政策的制定积累了适合中国国情的丰富经验。

新中国成立后，1949 年 9 月，中央人民政府卫生部和中国人民解放军军事委员会卫生部召开了全国卫生行政会议，初步确立了全国建设的总方针“预防为主、卫生工作的重点应放在保证生产建设和国防建设方面，面向全国农村、工矿、依靠群众，开展保健工作”

1950 年 8 月，中央人民政府卫生部和军委卫生部联合召开的第一届全国卫生会议上，确定了我国卫生工作的三大原则：面向工农兵，预防为主，团结中西医。1950 年 9 月，中央人民政府政务院第 49 次政务会议正式批准了卫生工作三大原则。

1952 年 12 月，在第二届全国卫生会议上认真总结了反对细菌战开展爱国卫生运动的成绩和经验，根据周恩来总理的建议，增加了“卫生工作与群众运动相结合”，这样就形成了新中国卫生工作四大原则：面向工农兵，预防为主，团结中西医，卫生工作与群众运动相结合。这四大原则以后也就被称为卫生工作的四大方针。

20 世纪 80 年代以前中国卫生工作成为发展中国家的楷模乃至世界的典范，我国卫生工作方针的有效执行和实施是卫生事业发展取得成功的重要原因之一。

二、卫生工作方针的演变

由于卫生工作四大方针的贯彻执行，我国的卫生状况在较短的时间内有了明显的改善。在三年经济恢复时期（1949—1952 年），很快废除了娼妓制度，依靠和发动社会力量同性病作斗争，使性病很快得到控制，最后达到了基本消灭。在全国有效范围内禁绝吸食鸦片，也是发动群众在短期内完成的。天花、鼠疫、霍乱等烈性传染病也在全国范围内得到了控制或消灭，其他如血吸虫病、黑热病等地方病的防治都取得了较好的效果。经过几十年的努力，我国卫生工作取得了巨大成就，人民的健康水平已经进入了国际先进行列。

随着社会、经济、文化和科学技术的发展，我国卫生工作发生了巨大的变化。20 世纪 80 年代以后，随着改革开放这一宏观政策的实施和社会主义市场经济体制的确立，卫生工作的主要问题也在不断衍变，20 世纪 50 年代初期形成的卫生工作四大方针，已不能完全适应新时期卫生工作发展的形势。因此，必须对卫生工作方针进行调整，制定新时期的卫生工作方针。

1984 年六届人大《政府工作报告》中提出“预防为主，城乡兼顾，中西医结合”的卫生工作方针，这对当时调整和指导实际工作有一定的针对性。一些高级知识分子从农村调回城市，安排适当的工作；城市卫生机构恢复正常工作。

1990 年 5 月，卫生部与国家中药管理局联合成立《中国卫生发展与改革纲要》起草小组。小组提出了卫生工作的基本方针是：贯彻预防为主，依靠科技进步、动员全社会参与，中西医协调发展，为人民健康服务。此方案经中央同意，列入《中共中央关于制定经济和社会发展十年规划和“八五”计划的建议》的内容。

1991 年 4 月，七届人大四次会议讨论通过了《国民经济和社会发展十年规划和第八个五年计划纲要》，将卫生工作基本方针修改为：贯彻预防为主，依靠科技进步，动员全社会参与，中西医并重，为人民健康服务。从而确定了我国卫生工作方针的基本框架。此后，在卫生管理学界和卫生行政主管部门中，对我国卫生工作方针及与之相关的我国卫生事业的性质以及卫生工作在国家社会经济发展中的地位和作用，仍进行着讨论。特别是为准备全国卫生工作会议所进行的一系列座谈讨论，对制定卫生工作方针起到了集思广益的作用。

三、新时期的卫生工作方针

中共中央国务院 1996 年 12 月召开了全国卫生工作会议，会议讨论通过的《中共中央、国务院关于卫生改革与发展的决定》中明确指出，我国新时期卫生工作方针是：以农村为重点，预防为主，中西医并重，依靠科技与教育，动员全社会参与，为人民健康服务，为社会主义现代化建设服务。

新时期卫生工作方针可以划分为三个组成部分：第一部分是卫生工作的战略重点，包括以农村为重点、预防为主、中西医并重；第二部分是卫生工作的基本策略，包括依靠科技与教育、动员全社会参与；第三部分是卫生工作的根本宗旨，包括为人民健康服务、为社会主义现代化建设服务。

新时期卫生工作方针的基本内容如下：

（一）以农村为重点

农村卫生工作是我国卫生工作三大战略重点的第一个重点。从全国情况来看，农村卫生工作依然是个薄弱环节，面临着许多困难和问题，因病致贫、因病返贫是制约农村经济和社会发展的重要因素。另外，城乡之间及不同地区卫生资源配置、医疗卫生条件和人民健康水平差距有进一步扩大的趋势。因此，必须大力加强农村卫生工作。

（二）预防为主

预防保健是我国卫生工作三大战略重点的第二个重点。预防为主是建国初期所制定的卫生工作四大方针之一；新时期的卫生工作方针继续把预防为主确定为主要内容，不仅是新中国成立以来卫生工作宝贵经验的总结，也是世界卫生工作发展的潮流。

20 世纪 50 年代以来，我国以急性传染病、寄生虫病和地方病为主要防治对象的第一次卫生革命，取得了举世瞩目的成就。但是，由于影响疾病流行的社会环境因素依然存在，特别是新的经济体制带来的人口和物资大量流动，造成部分疾病的播散。如 2009 年甲型 H1N1 流感的爆发流行不仅极大地消耗了卫生资源，而且给社会经济的发展带来了极大的负面影响。第一次卫生革命的任务尚未完成，同时，以慢性非传染性疾病和退行性疾病为主要防治对象的第二次卫生革命也已经来临，我国卫生工作的任务非常艰巨。但是，目前我国的防治力量尚不能适应防治慢性非传染性疾病的需要，更缺乏群体性防治的系统经验。两次卫生革命的艰巨任务，要求卫生工作必须坚持预防为主的方针。

（三）中西医并重

中西医并重是我国卫生工作三大战略重点的第三个重点。党和政府历来十分重视中医药事业，毛泽东同志在新中国成立初期就指出“中国医药学是一个伟大的宝库，应当努力发掘，加以提高”。新中国成立以来，在党的团结中西医方针的指导下，中医药事业的发展取得了伟大成就。新时期提出中西医并重的方针，是以往团结中西医方针的继承与发扬，是振兴中医药和中医药走向世界的政策保证。

（四）依靠科技和教育

医疗卫生是科技密集型、知识分子比较集中的行业，防治各种疾病，提高医疗卫生服务质量，都离不开医学科技的发展和医学人才的培养，发展科学技术和培养医学人才是发展卫生事业必不可少的基本条件，必须将其提高到卫生工作方针的高度予以重视。

（五）动员全社会参与

动员全社会参与是新中国建立初期卫生工作四大原则中“卫生工作与群众运动相结合”的发展和完善，是卫生工作的又一项基本策略。全社会广泛参与的最好例证是我国的爱国卫生运动，其在控制和消灭传染病中发挥了重大的作用。从建国初期的除四害、打扫卫生，发展到今天党政军共同创建卫生城镇、卫生村镇，其内容发生了质的飞跃。

（六）为人民健康服务，为社会主义现代化建设服务

为人民健康服务，为社会主义现代化建设服务，是我国卫生工作的根本宗旨，是卫生工作方针的核心，所有一切都是围绕这个目的进行的，反映了社会主义卫生事业的性质，指明了我国卫生工作的方向。“为人民健康服务”的方针与新中国成立初期“面向工农兵”的提法相比，更为全面和精确地阐明卫生事业的宗旨。卫生事业发展与社会经济和社会发展相协调，卫生事业发展既是经济发展的前提和保证，也是经济发展的直接体现。卫生事业只有通过为人民健康服务才能保护好社会生产力，为社会主义现代化建设服务。

第三节 卫生改革与发展政策

一、卫生改革的背景与目标

（一）卫生改革的背景

当今世界各个国家，医疗卫生保健体制已经成为人民日常生活的一个极为重要组成部分。但是经过许多年循序渐进的发展而来的各国卫生体制，如今却被一些显而易见的问题所困扰，一些国家的民众对医疗卫生保健的满意度逐步下降，许多国家仍然有一些群体被排除在医疗卫生保健体制的保护之外，他们在享受医疗卫生服务方面缺乏均等的机会，严峻的资金问题和成本上升问题严重地限制了卫生事业可持续发展。同时，人口老龄化、疾病模式的转变带来的疾病负担日益加重，增加了新的资金压力。如何建立对应人口老龄化、满足多样化需求的医疗卫生体制？在合理的成本和合理的缴费前提下为尽可能多的居民提供足够的医疗保健？如何防止医疗卫生系统资金短缺、过度医疗服务、服务不足、浪费、管理效率低下等问题？针对这些医疗卫生体制的核心问题，无论是工业化国家还是发展中国家，都在过去的二十年间，不遗余力地探索、改革和寻找答案。

（二）卫生改革的目标

世界卫生组织总结世界各国卫生改革和发展的目标，即通过改善医疗卫生服务的可及性、服务质量、服务效率和健康公平性，从而提高人群的健康水平、疾病风险水平和对医疗卫生服务的满意度。

纵观世界各国的卫生改革，可以看到具有共性的、核心的目标是在预算允许的范围内，最大限度地改善公民的健康状况（包括提高平均预期寿命，降低伤病负担，提高生产效率，改进生活质量）。正如世界卫生组织前总干事布伦特兰博士所指出的那样，“对人们健康服务

谨慎而负责的管理是一个有为政府的根本素质。对每一个国家来说它都意味着尽可能利用可用的资源建立起最优秀和最公正的卫生系统。人民的健康始终是一个国家的重点：政府持续地和永久地对其负责。”从公平性角度来看，卫生筹资最重要的功能是建立费用的风险防御体系。主要目标是保护那些因支付不起巨额医疗费而导致家庭生活陷入极度贫困的人群。风险分担机制的建立减少了患者对于卫生服务支付能力的不确定性，也减少了卫生服务提供者面临的卫生服务需求的不确定性。因此，卫生筹资系统可以稳定和增加卫生服务需求和促进资金流动。

除了建立上述共同的核心目标之外，卫生改革还有许多具体目标。包括：通过改革卫生服务的数量、布局、结构和质量，提高卫生系统的运行效率；有效和均等地为卫生服务筹资，包括病人现款支付、税收收入、社会保险、私人盈利性医疗保险等，各种资金来源的比例和用途，在很大程度上影响着卫生服务的公平性，也影响着卫生服务的效率；改进资源配置，将卫生开支重点由特殊医疗服务转向疾病预防和鼓励采取健康的生活方式，确保人们普遍能够享受基本的医疗卫生服务，从而提高整个卫生系统的成本效益；保证享受均等的卫生服务机会，使弱势群体有机会得到基本卫生服务，缩小健康方面的差距；改革卫生服务的付费机制：包括形成新的支付方式，以鼓励提供高效服务；提高卫生系统对社区和人群卫生服务需求的反应性，提高卫生服务的满意度，形成由需求所带动的服务提供体制。

二、卫生改革的步骤

卫生改革是一个循序渐进的过程。其大致的步骤包括：确定问题、分析原因、政策开发、政治抉择、实施改革、评估效果，进一步确定存在的问题，进入下一个循环。之所以如此，是因为卫生改革总是处于变化的环境中，国家经济和社会的发展，需要卫生系统做出回应；成功的改革往往同时提高了人们的期望值，从而导致进一步的改革；或者由于卫生系统本身的复杂性、改革过程的不彻底性，导致难以预料的结果，出现新的问题，需要进行新一轮改革。

（一）确定问题

在卫生改革中最常被忽略而往往也是最重要的一步，便是确定问题。卫生保健系统提供多种有关健康和服务的统计资料，其中哪些是公众关注的焦点？哪些是需要作为改革对象的“问题”呢？

有各种各样的因素影响了我们确定卫生改革的问题。能被确定为改革问题，至少有三个条件：①是真正存在的问题；②主要的政治力量有兴趣处理该问题；③有解决该问题的可能途径或方案。

（二）分析问题产生的原因

卫生改革的问题分析，应当从卫生系统的结果开始，逐步深入地分析其产出、过程和结构以及投入环节的各种因素。在实际工作中，卫生改革的问题分析主要从筹资、支付、组织、法规、社会营销五个方面着手。卫生系统问题产生的原因是多层面的、多部门的，而不仅仅是局限于卫生服务系统本身，还可能涉及环境、经济和其他社会领域。

（三）政策开发

卫生改革政策的开发是一个创新的过程。人们的思考方式和创新能力，受到其教育背景和经验的限制。从国际国内卫生改革政策的形成过程来看，卫生改革的新思想主要来源于以下几个途径：一是进行比较研究，借鉴他国经验。许多国家尝试过不同的卫生改革政策，尽管国家之间的政治文化背景和经济状况不同，卫生体系和制度各异，但仍然有很多成功的经验可供借鉴；二是吸收基层群众的创举和经验；三是移植其他部门的思路。政策开发还要具有前瞻性，事先考虑卫生改革步骤的后几步是否可行。此外，在政策开发中除了政策内容外，还需要考虑政策的具体实施过程和步骤。

（四）作出政治抉择

卫生改革政策是否会被政府所采纳，要经历政治抉择的过程。政治抉择不仅取决于政府的政治目标、意识形态和价值观，而且在很大程度上受到各种利益集团的影响。任何改革都需要付出成本。改革本身也是一种利益再分配的过程。在这个过程中有人受益、有人受损。各种利益相关者的权利或影响力，来源于他们的政治资源和他们在政治体系中的地位，而他们在改革政策中的利益，对改革政策所持的立场和实际承诺，决定了他们在政治抉择过程中将如何使用其权利和影响力，即支持或反对采纳拟议中的卫生改革政策。通过利益相关者分析，政策制定者通过调整政策、开展游说、协商、谈判，促使拟议中的改革政策被决策者所接受和采纳。

（五）实施改革

实施卫生改革必然带来卫生系统的各种变化，而这些变化都最终直接或间接地要求组织、机构和个人改变其行为。但是，人们对行为改变的要求有本能的抵制。对于人们来说没有经历过的、不熟悉的东西常常导致焦虑和抑制；另一个因素是变化需要学习成本，即人们需要学习新的程序、新的技能，并适应新的关系和环境。此外，变化也会使现有的等级、结构和关系被打破，处于体系上层、拥有较大权力和利益的阶层往往会成为改革的最大阻力。

由于存在各种阻力和抵制，仅仅依靠权威部门发布卫生改革政策和新的计划是不够的，不设法克服改革障碍，再好的政策也不会带来任何变化，也不可能付诸实施。有两类工具可以用于引导变化。一是通过激励、报酬、惩罚等手段，改变人们的选择；二是通过领导技巧影响人们的价值观。产生这种影响需要较长的过程，包括个人接触和交流、组成团队、描述有吸引力的前景、制订计划、形成共同目标、分配任务、协调安排以及鼓动和监测。

（六）评价改革效果

卫生改革的效果评价实际上是比较困难的，需要围绕改革的目标进行。由于各国卫生改革的目标各异，一个国家在不同时期的改革目标也不相同。卫生改革首先会导致政策的变化，政策变化的评价内容包括：卫生目标和重点、法律和规则、卫生筹资和资源配置、卫生组织及其结构和卫生管理。

政策变化会引起卫生系统投入和产出的变化，评价内容包括：投入，如服务设施、人员、供应品、资金等；过程，例如督导、培训、后勤、支付机制等；产出，如预防服务量、药品使用量、社会营销、卫生信息、健康教育等。在改革中，我们最终期待的是卫生系统的结果，即人群健康状况的改善。评价内容包括人均期望寿命、婴儿和儿童死亡率、孕产妇死亡率、生育率、传染病和慢性疾病的发病率等。

三、国际卫生改革与发展

卫生改革是一个促进国家卫生政策、规划和实践发生重大变化的过程。这些变化将通过改变卫生的重点、法律、规则和管理结构以及筹资安排而实现。卫生体制改革的核心目标是通过改善卫生服务的可及性、公平性、质量、效率和可持续性，从而提高居民的健康水平、疾病风险分担能力和满意度。

（一）各国卫生体制改革的动因

1. 人们对医疗卫生保健的期望值提高、需求增加　对医疗卫生保健系统期望值不断提高的主要动因包括三个因素：经济因素、社会因素和政治因素。当我们比较各国的卫生支出时，会发现人们对卫生服务和产品的消费需求增长速度，比他们的收入增长要快得多。当一个国家的经济不断增长时，其国民要求将更高比例的产出花费在卫生上，人们对卫生保健的期望值也在不断提高。人们越来越普遍接受的观点是，尽可能长久地保持年轻和健康，尽可能地享受快乐，尽可能多地消费。在许多国家，卫生系统正面临满足这些欲望日益增长的压力。期望值的提高，不仅影响卫生保健的总体需求水平，而且影响到卫生保健的构成。患者不仅要求获得保健，而且要求得到最新最好的保健，最先进的技术和最新型的药品。

2. 卫生保健费用持续增长　人口老龄化是促使卫生保健费用增长的主要力量。老年人口的绝对数量增长在某种程度上，是卫生保健系统的成功所致。现在，更多患有慢性疾病的人能生存到老年期，同时消费卫生资源。老年人口增加对卫生费用增长的作用特别重要。当人们渐入老年时，动脉硬化、肝和肾功能减退、心力疲惫、精神抑郁、关节僵硬，这些变化使我们对卫生保健系统产生了额外的需求。

卫生保健费用上涨一方面由于人们期望值升高，另一方面则因技术、人口学和流行病因素的作用。越是富裕、年老、有远见和理性的人口，越要求更多更好的保健，同时又有越来越多新的药品和器械需要花钱。慢性病的增加，从多方面加剧了卫生费用问题，影响新技术的开发和利用，并破坏保险市场。与此同时，政府似乎可支付的资金却越来越少。

3. 卫生服务体系的官僚化　20世纪初，当医学技术还不太发达的时候，医师和患者的关系比较平等，患者及其亲属有较多的机会参加医疗方案的讨论和选择，大部分诊疗活动在病人的家中进行，医师更像是患者的客人和朋友。随着医学技术的发展，医师越来越专业化、专科化，对疾病的认识则从器官到组织进而到细胞乃至基因和分子水平。卫生服务体系的发展也日益趋向官僚化。当病人进入医院后，仿佛被投入一条生产线，必须服从医院的“生产程序”和指令：挂号、就诊、缴费、各种检查、治疗。他们越来越听不懂医师的专业语言，也难以辨认医师的字迹，同医师交流的机会减少，甚至没有固定的或认识的医生。他们必须在现代医院建筑的迷宫中问路，先交出足够的现金再看病，也无从判断交易是否公平。医师所见更多是“病”而不是“人”。

以上这些微妙、渐进而根本性的变化，已经彻底改变了医患关系。随之而来的不只是诊断水平更高、治疗效果更好、医院“生产率”提高，还伴随着医患之间相容性降低、患者对服务满意度下降、投诉案件增加、病人越来越寻求替代服务。因此，世界卫生组织在关于卫生绩效评估的指标体系中，提出了尊重人权（尊重人类尊严、保密性、患者参与健康选择的自主权）和用户导向（从速办理、优质服务、获得社会支持、对服务人员的选择）等内容。使服务更接近病人，是人们在卫生改革中的诉求之一。

4. 卫生服务的公平和效率问题　有限的服务与不公平的分配，是现有各类医疗保健系统的常见特征。有其在市场主导的体制下和在发展中国家，富人和穷人获得卫生服务的机会差距很大。卫生不公平带来的直接后果，是弱势群体的健康状况下降，对国民经济发展产生负面影响；所导致的政治问题，则更是政治领导人所不可忽视的，卫生系统的效率低下，则更多地表现在福利国家的公共卫生部门，缺乏竞争，收入有保障和管理松懈，使部分职员逐渐丧失了进取意识和增加产出的愿望。公众对越来越长的候诊名单和候诊时间逐渐丧失耐心，对公立部门所耗费资源的合理性心存疑虑。

5. 对行医行为的新认识 卫生改革还受到行医行为新认识的影响。首先，人们日益认识到行医行为的差异，许多研究表明，在不同医院、不同城市或不同地区的医师，其行医行为有较大的差异，而这些不同的行为缺乏充足的科学依据。鉴于医学科学的局限性，医师个人的早期经验和教育，导致了他们日后再行医中相当不同的做法。这些观察推动了“循证医学”运动。这项运动试图说服医师们接受并采用经过仔细评估的最佳行医方式。

与此相关的另一种趋势，是卫生保健的“质量管理”。其主要论点是高额成本与较差的保健效果，主要发端于设计和组织不良的卫生管理安排，以及有缺陷的生产过程。因此，获得更好保健服务的途径，不在于惩罚犯错误的卫生人员，而是重新设计卫生系统。找到赋权于患者的途径，常常是改进质量管理的一部分。

卫生保健领域近年来出现的另一个趋势，是重新强调初级卫生保健和预防工作的重要性，作为改善人群健康状况的具有成本效益的方法。

(二) 世界各国卫生体制改革的趋势

1. 亚洲和太平洋地区的改革方向

在亚洲和太平洋地区，医疗保健的提供机制是多种多样，各国围绕着扩展福利期限和内容开展改革，如韩国扩大本国的大额医疗福利目录；澳大利亚采取改善待遇的措施，延长给付的期限，日本在医疗体系方面的改革尤为突出，用以解决长期护理需求问题的新措施基本上满足了人口老龄化导致的医疗需求的大幅增加。

把贫困人口纳入社会医疗保护的范围，印度政府引入了一种针对贫困人口的医疗保险计划，这种被称为Janarogya Yojana 的计划在实施的第一年就覆盖了400万的年龄在5～70岁之间的人口。

2. 欧洲应对人口发展趋势的医疗待遇调整及在医疗保健领域引入市场机制

欧洲的医疗保健体系引入新的医疗福利政策并实施基础改革。在德国、卢森堡、法国等国家，甚至在一定程度上也包括奥地利，他们的改革主要针对人口的老龄化以及伴随而来的长期护理需求的增加。德国的长期护理保险不仅对在护理机构接受护理者发放津贴，而且也对在家接受护理者发放津贴。

有些国家设法在医疗保健提供领域引入更多的市场机制来应对日益上涨的成本问题，也有一些国家正在大力推行大部分由私有部门来管理的体系，荷兰取消了绝大多数的法定疾病现金福利，转由雇主支付。

3. 美洲大陆扩大医疗卫生体制的覆盖范围，提高效率

美洲大陆改革的总体趋势和侧重点主要表现在两个方面：一是扩大社会医疗保护的范围；二是提高卫生体制的效率。无论是在北美还是在南美，改革的主要方面都放在了如何更好地利用有限的资源来使更大范围的人群能够享受医疗待遇。在秘鲁，扩大覆盖范围的努力包括对受薪雇员和其他特殊人群实行最低待遇标准和附加待遇，针对低收入人群，他们出台了一套国家医疗保健机制。在墨西哥，引入家庭医疗保险委员会来提高效率，秘鲁也通过改善管理机构的设置来提高效率。美国通过建立卫生管理组织（HMO）和保健管理组织(managed care)，利用市场机制来达到资源的最有效的利用。在美国巨额的医疗支出方面，目前美国在此方面每年需要花去2.2万亿美元的资金，占到了国内生产总值约16%，高投入低效率的矛盾日益突显，因此现任美国总统奥巴马提出了医疗体系改革法案，根据法案，美国医疗系统将做出大幅改革，其中包括要求所有美国人购买医疗保险；为年收入在4.4万美元以下的四口之家设立公共医疗保险机构，由政府补贴保险联营公司提供低成本医保计

划、扩大对低收入居民的“医疗救助”计划覆盖范围等具体措施。据国会预算办公室此前预计，该草案将在10年内耗资8290亿美元，推动享受医疗保险的人口增加2900万，同时将消减联邦政府财政赤字810亿美元。不过，仍将有2500万名美国人不会被纳入医保范围，这部分人口占美国总人口比例为6%。

四、我国的医药卫生体制改革

（一）现阶段中国特色社会主义卫生道路

中国特色社会主义卫生发展道路是有关人民健康和医疗卫生事业的具体发展道路，它既是中国特色社会主义道路的重要组成部分，也体现了医疗卫生事业的特点和规律。

现阶段中国特色社会主义卫生道路的核心内容是：立足国情，从实际出发，从我国经济社会发展水平和人民健康需求出发，不能照搬外国发展模式，也不能照搬经济领域的改革模式；坚持社会主义基本卫生制度，坚持为人民健康服务的方向。中国特的社会主义卫生发展道路的主要内容如下：

一是方向，即坚持为人民健康服务，为人的全面发展服务，为经济社会发展服务。

二是本质，即坚持公共医疗卫生的公益性，这是社会主义卫生事业的本质要求。

三是方针，即坚持预防为主、以农村为重点、中西医并重，这是中国国情和卫生事业规律所决定的。我国人口多，经济发展水平不均衡，城乡和区域之间发展差距大，农村是我国卫生发展最薄弱的环节。中医药是最具有中国特色的诊疗手段和服务体系。

四是体制，即实行政事分开、管办分开、医药分开和盈利性与非盈利性分开。这是在社会主义市场经济条件下，强化医疗卫生机构的公共服务职能和责任，强化政府的属地化、全行业管理，改革以药养医的机制，维护公益性质，对不同类型的医疗卫生机构实现不同管理的有效措施。

2009年4月6日，党中央国务院发布了《中共中央国务院关于深化医药卫生体制改革的意见》，为我国进一步深化医药卫生体制改革和发展指明了发展方向、目标和实现路径的基本框架。

（二）卫生改革与发展指导思想

以邓小平理论和“三个代表”重要思想为指导，深入贯彻落实科学发展观，从我国国情出发，借鉴国际有益经验，着眼于实现人人享有基本医疗卫生服务的目标，着力解决人民群众最关心、最直接、最现实的利益问题。坚持公共医疗卫生的公益性质，坚持预防为主、以农村为重点、中西医并重的方针，实行政事分开、管办分开、医药分开、盈利性和非盈利性分开，强化政府责任和投入，完善国民健康政策，健全制度体系，加强监督管理，创新体制机制，鼓励社会参与，建设覆盖城乡居民的基本医疗卫生制度，不断提高全民健康水平，促进社会和谐。

（三）卫生改革与发展的基本原则

医药卫生体制改革必须立足国情，一切从实际出发，坚持正确的改革原则。

1. 坚持以人为本，把维护人民健康权益放在第一位　坚持医药卫生事业为人民健康服务的宗旨，以保障人民健康为中心，以人人享有基本医疗卫生服务为根本出发点和落脚点，从改革方案设计、卫生制度建立到服务体系建设都要遵循公益性的原则，把基本医疗卫生制度作为公共产品向全民提供，着力解决群众反映强烈的突出问题，努力实现全体人民病有所医。

2. 坚持立足国情，建立中国特色医药卫生体制　坚持从基本国情出发，实事求是地总结医药卫生事业改革发展的实践经验，准确把握医药卫生发展规律和主要矛盾；坚持基本医疗卫生服务水平与经济社会发展相协调、与人民群众的承受能力相适应；充分发挥中医药（民族医药）作用；坚持因地制宜、分类指导，发挥地方积极性，探索建立符合国情的基本医疗卫生制度。

3. 坚持公平与效率统一，政府主导与发挥市场机制作用相结合　强化政府在基本医疗卫生制度中的责任，加强政府在制度、规划、筹资、服务、监管等方面的职责，维护公共医疗卫生的公益性，促进公平公正。同时，注重发挥市场机制作用，动员社会力量参与，促进有序竞争机制的形成，提高医疗卫生运行效率、服务水平和质量，满足人民群众多层次、多样化的医疗卫生需求。

4. 坚持统筹兼顾，把解决当前突出问题与完善制度体系结合起来　从全局出发，统筹城乡、区域发展，兼顾供给方和需求方等各方利益，注重预防、治疗、康复三者的结合，正确处理政府、卫生机构、医药企业、医务人员和人民群众之间的关系。既着眼长远，创新体制与机制，又立足当前，着力解决医药卫生事业中存在的突出问题。既注重整体设计，明确总体改革方向目标和基本框架，又突出重点，分步实施，积极稳妥地推进改革。

（四）深化卫生体制改革与发展的总目标

建立健全覆盖城乡居民的基本医疗卫生制度，为群众提供安全、有效、方便、价廉的医疗卫生服务。

到 2011 年，基本医疗保障制度全面覆盖城乡居民，基本药物制度初步建立，城乡基层医疗卫生服务体系进一步健全，基本公共卫生服务得到普及，公立医院改革试点取得突破，明显提高基本医疗卫生服务可及性，有效减轻居民就医费用负担，切实缓解“看病难、看病贵”的问题。

到 2020 年，覆盖城乡居民的基本医疗卫生制度基本建立。普遍建立比较完善的公共卫生服务体系和医疗服务体系，比较健全的医疗保障体系，比较规范的药品供应保障体系，比较科学的医疗卫生机构管理体制和运行机制，形成多元办医格局，人人享有基本医疗卫生服务，基本适应人民群众多层次的医疗卫生需求，人民群众健康水平进一步提高。

（五）2009—2011 年深化医药卫生体制改革实施重点

根据《中共中央　国务院关于深化医药卫生体制改革的意见》，2009—2011 年重点抓好五项改革：一是加快推进基本医疗保障制度建设；二是初步建立国家基本药物制度；三是健全基层医疗卫生服务体系；四是促进基本公共卫生服务逐步均等化；五是推进公立医院改革试点。

（六）实施“健康中国 2020”战略

“健康中国 2020”战略是从现在到 2020 年的发展中长期规划，是提高全民族的健康素质、实现以“健康促小康”、“以小康保健康”的重要战略，是实现人人享有基本医疗卫生服务奋斗目标的重要内容。这一战略应该分为三步走：第一步到 2010 年，初步建立覆盖城乡居民的基本医疗卫生制度框架，实现《卫生事业发展“十一五”规划纲要》规定的各项目标，使我国进入实施全民基本卫生保健的国家行列；第二步到 2015 年，使我国医疗卫生服务和保健水平位于发展中国家的前列；第三步到 2020 年，建立起比较完善、覆盖城乡居民的基本医疗卫生制度，全民健康水平接近中等发达国家。

实施“健康中国 2020”战略，需要根据我国经济社会发展、居民健康需求和主要健康危害控制等因素，从流行病学、卫生经济学、卫生政策、医药科技等多学科组织专家进行研究，确定每个阶段卫生发展的优先领域。在此基础上，制定并实施一批切实可行的行动计划。

思考题

1. 新时期我国的卫生工作方针是什么？
2. 世界各国卫生改革的动因与目标是什么？
3. 我国医药卫生体制改革的原则是什么？

（张美丽）

第四章　卫生保健制度

内容提要

卫生保健制度的概念及其分类。根据世界银行提出的卫生保健制度新的分类方法，国家卫生保健制度的主要模式包括自费医疗模式、国家卫生保健制度模式、社会医疗保险模式、商业医疗保险模式、储蓄型医疗保健模式。我国卫生保健制度的改革与发展。

第一节　卫生保健制度概述

改革开放30年来，我国医疗卫生事业发展迅速，但群众“看病难、看病贵”问题依然没有得到很好解决，卫生事业发展和改革面临许多深层次的矛盾和问题。如何满足国民日益增长的健康需求，是我国政府面临的重大社会课题。放眼全世界，无论是发展中国家还是发达国家，都存在医疗卫生费用增长过快和医疗卫生服务公平性不足等问题。卫生保健制度以特定的疾病风险作为保障内容，可以减轻国民看病的经济压力，所以卫生保健制度是我国社会和卫生事业发展的重要组成部分。

一、卫生保健制度的概念

保健顾名思义是关心、保护健康，是指为促进个人或群体健康水平所采取的行为或手段。保健制度是一个国家为促进和维护国民健康而建立的一系列制度的总称。保健制度具有一定的历史和社会特征，不同国家的保健制度由于各国国情不同而有所不同。卫生保健制度是保健制度的一个重要内容，是指一个国家如何筹集、分配和使用卫生保健资源，为个人和集体提供良好的健康环境和防病治病等卫生服务的一种综合性措施和制度，其核心是居民通过国家建立的一系列制度获得合理的卫生和医疗服务。

卫生保健制度是政府对国家卫生事业实行宏观管理的一种形式，是卫生费用筹集、分配与支付方式以及卫生服务提供途径的总称，它是一个国家的文化、经济和政治特征的总体反应，也是政府及其政党对国家卫生事业政策导向的体现。一个国家卫生保健制度的恰当、完善与否，直接影响到卫生服务的质量和效益，以及整个国民整体的健康水平。因此，卫生保健制度对国民经济和社会的发展具有重要的意义。

二、卫生保健制度的分类

纵观世界各国的医疗保健制度，各有其特点，各国学者对医疗保健的分类归纳，由于出发点不同，产生各种不同的看法，难以完整地归类，也尚未形成一种公认的分类法。过去，从医疗保健机构所有制形式、分配和使用医疗保健基金的组织形式、医疗保健基金的筹集方式、医疗保健费用的补偿方式以及服务对象费用的支付形式等不同角度将其分类如下：

（一）按所有制关系分类

1. 全民所有制（国有）形式　其卫生保健制度是建立在全民所有制基础之上，社会医疗保障基金由政府负责。医疗服务机构由国家投资建设，并为国家所有，医疗的服务费用也由国家支付。

2. 集体所有制形式　其医疗机构由集体企业所有，为集体企业成员及家属提供医疗保健服务，医疗服务的费用在集体企业福利基金中提取。

3. 私有制形式　其医疗保健制度是建立在私有制的基础之上，私人业主开办医疗保险机构，向参保者收取保险金，为参保者及其家属提供不同程度的医疗保健服务，一般又可分为营利性和非营利性两类。

（二）按医疗保健基金的分配和使用方式分类

1. 结合式　结合式是指分配基金和使用基金组织在一起，既是分配医疗保健基金的机构，同时又是提供医疗保健服务、使用这些基金的机构，在医疗卫生保健机构和患者之间不存在补偿医疗费用的第三方。

2. 分解式　分解式是指医疗保健基金的分配与使用分别由两个不同的机构来负责，在提供医疗卫生服务的机构和接受这种服务的对象之外，还存在一个负责补偿卫生费用的第三方。

（三）按医疗保健基金的筹集方式分类

1. 国家拨付　即国家将医疗保健基金列入政府的财政预算，由政府财政部门进行再分配。我国实行了多年的公费医疗，其经费的来源就是由政府拨款。

2. 保险机构筹集　由保险机构向参加医疗保险的人员收取医疗保健基金，参保人员患病后，先到指定的医疗机构就诊，所发生的相关医疗费用再由保险机构补偿。

3. 直接提取　不经过国家预算分配或者金融机构的再分配，而直接从企业福利基金中提取。我国劳保医疗保险制度就是以这种方式提取医疗保健基金。

（四）按医疗保健费用的支付方式分类

1. 按照提供卫生服务项目的数量和质量支付医疗保健服务的费用。

2. 按照接受医疗保健服务的人数和规定的收费定额，支付医疗保健服务的费用。

3. 按照病种付费，即根据诊断、病情轻重、病人的体质和预先确定的标准支付医疗保健服务的费用。

（五）按医疗保健费用的自付额度分类

1. 自费　自费是最原始的医疗保健费用的支付方式。这种方式在国内外延续已有几千年的历史，至今仍在不少国家和地区存在。

2. 部分减免　我国现行的医疗保险制度主要是这种支付方式。

3. 全免　见于部队军人、政府公务员等有关人员的医疗保健费用的支付方式。

而世界卫生组织以及世界银行等机构，受上述分类方法的启发，从居民与筹资的联系方式和卫生服务费用的补偿制度两个维度出发，提出了第四种分类方法，也是目前最富代表性的分类方法，见图 4-1。

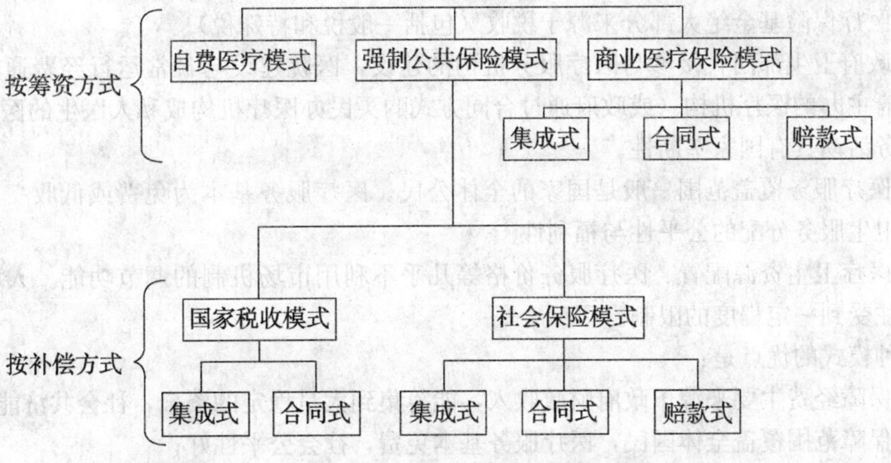

图 4-1 世界银行及世界卫生组织卫生保健制度方法分类

第二节 卫生保健制度的基本模式

根据世界银行提出的卫生保健制度新分类方法，国家卫生保健制度的主要模式包括自费医疗模式、国家卫生保健制度模式、社会医疗保险模式、商业医疗保险模式、储蓄型医疗保健模式。以下根据这种分类方式，将目前世界上不同国家所存在的卫生保健制度进行归类、分析并比较其优缺点，探讨其发展趋势，以利于进一步完善和改进我国卫生保健制度。

一、自费医疗模式

自费医疗模式即病人自己出钱看病。在自费医疗制度下，病人与医生之间纯属商品交换关系，卫生保健服务为盈利性的，一般由独立开业的个体医生提供。目前，世界上没有一个国家的卫生保健制度是单一的自费医疗保健模式，自费医疗占主导地位的国家也为数不多，但这种制度几乎在每个国家都不同程度的存在。在非洲一些经济水平低下的国家以自费医疗制度为主。

在自费医疗保健制度下，穷人和富人享受的服务数量和质量差别很大。穷人往往难以支付医疗费用，而且依靠救助所能得到的卫生保健服务十分有限，质量又低；而富人则可以得到现代化的、高质量的医疗服务。同时，由于医生及医疗机构以盈利为目的，过分使用医疗资源和医疗技术，造成巨大的浪费，最终导致服务公平性差和效率低下。

二、国家卫生保健制度模式

国家卫生保健制度模式是指国家通过财政拨款，作为医疗保险基金的主要来源，以保障本国居民获得医疗保障服务的一种健康模式。国家卫生保健制度模式实际上是社会医疗保险的一种特殊形式。比较有代表性的有：我国的公费医疗，前苏联和东欧等社会主义国家所实行的全免费医疗，以及英国、瑞典、丹麦、挪威、澳大利亚、加拿大等国家实行的福利型医疗保险制度。其中，英国是最早、也是最具有代表性的国家。1946 年，政府颁布《国家卫生服务法》，建立国家卫生服务制度。

该模式的主要特征是：

1. 医疗保险基金绝大部分来源于税收（包括一般税和特殊税）。

2. 政府卫生部门直接参与医疗服务机构的建设，医院建设与日常运行经费通过预算下拨给政府主办的医疗机构（或政府通过合同方式购买民办医疗机构成私人医生的医疗服务）。医疗服务活动具有国家垄断性。

3. 医疗服务覆盖范围一般是国家的全体公民。医疗服务基本为免费或低收费服务，体现医疗卫生服务分配的公平性与福利性。

4. 医疗卫生资源配置、医疗服务价格等几乎不利用市场机制的调节功能。人群的医疗需求往往受到一定程度的限制。

这种模式的优点是：

1. 保障经费主要来源于政府财政收入，能筹集到大量稳定的资金，社会共济能力较强；

2. 保障范围覆盖全体国民，医疗服务基本免费，社会公平性好；

3. 政府直接调控卫生资源的配置和医疗服务的价格，对医疗费用的控制能力强；

4. 通过全科医生的服务实行按人头付费，有利于社区预防保健服务工作的开展。

该模式的缺陷是：

1. 由于医务人员的工资与所付出的劳动量无关，因此医务人员的积极性不高，服务质量也难以提高。卫生服务提供者缺乏经济动力而导致服务效率低下，病人排队现象较为严重，有时病人合理的医疗需求也难以得到满足；

2. 保障经费筹资渠道单一，财政压力越来越大，有的国家已经到了难以承受的地步。

三、社会医疗保险模式

社会医疗保险模式是指有国家通过立法形式强制实施的一种医疗保障制度的形式。它是社会保险的一个组成部分，是指社会劳动者因病、受伤或生育需要医治时，由社会提供必要的医疗服务和物质帮助。

社会医疗保险包括两个方面：一是因病不能工作，在生病期间给予投保人现金补偿；二是为投保人提供医疗卫生服务，又称为医疗保险。社会医疗保险基金主要来源于雇主和雇员，按单位工资总额和个人收入的一定比例筹措，政府给予补贴，社会医疗保险制度的筹集方法大多通过法律、法规强制在一定收入范围内的居民按规定数额或比例交纳保险费。社会保险具有“互助共济、分担风险、保障生活、安全生活”的功能，该模式的主要特征是：

1. 资金统筹，互助共济，现收现付，实质是个人收入的再分配或者说是个人所得的横向转移。高收入者一部分收入向低收入者转移，健康者的一部分收入向多患者转移，实现社会共济与稳定的目标。

2. 社会医疗保险资金主要源于雇主和雇员，按单位工资总额和个人收入的一定比例筹措，政府酌情给予补贴。社会医疗保险制度的筹资方式大多通过法律法规强制地限定在一定收入范围内的居民，按规定数额或比例缴纳保险费（也有纳税方式），因而这类社会医疗保险又称作“法定医疗保险”。

3. 社会医疗保险基金管理的基本原则是“以支定收，以收定付”，力求当年收支平衡，一般没有积累。

4. 社会医疗保险对受保人的医疗保障一般分两种方式：一是直接提供医疗服务（社会医疗保险组织自办医院或自聘医生等）；二是患者垫付医疗费后再有社会医疗保险机构补偿（即报销）。

5. 社会医疗保险机构对患者医疗费的补偿，一般有多种规定。有的规定“起付线”，即费用超过一定数额后方可报销；有的规定报销比例，即所谓“共保险”，报销比例大多随医疗费用数额增高而递减；有的规定最高偿付限额，即所谓“封顶”。

6. 社会医疗保险机构对医疗服务供给者的付费方式，是调节医疗服务供方行为、控制医疗费用支出水平的关键。一般有三种方式：一是按服务项目计价付费；二是按服务对象总定额付费；三是按单元服务定额付费，包括标准病种定额付费、平均门诊人次付费、平均住院床日单价付费等。

社会医疗保险模式以德国、日本、韩国等为代表。这种模式的优点是：互助共济、费用共担，个人投保的经费在投保人之间横向移动。保险机构同医疗单位建立契约关系，促使医院提供优质服务，对控制供方的垄断行为有效。这种模式的缺点是：

1. 医疗保险基金筹措与偿付实行“以支定收，以收定付”的办法，对医疗服务的供给与需求双方一般缺少有力度的制约措施，医疗保险基金的收与支循环上升；

2. 医疗保险基金现收现付，没有积累。随着人口老龄化与人口负增长趋势发展，年轻人与健康者的社会负担相对加重。

四、商业医疗保险模式

商业性医疗保险同法定社会医疗保险相对应，它按市场法则自主经营，医疗保险作为一种商品在市场上自愿买卖，故也叫自愿保险。卖方是指民间团体或私人保险公司。买方既可是企业、民间团体，也可以是政府或个人。

该模式的主要特征是：

1. 社会人群通过自愿入保，共同分担意外事故造成的经济损失。

2. 保险人与被保险人签订合同，缔结契约关系，双方履行权利与义务。

3. 医疗保险作为一种特殊商品，根据社会不同需求产生的不同险种开展业务，其供求关系受市场调节。

这种模式的优点是：

1. 自由、灵活、多样化，适应社会多层次需求。医疗保险机构之间互相竞争，主动吸引入保顾客，设立多种多样的保险商品，采用不同种类的筹资方式与保险提供方式，以满足消费者的多种需要；

2. 医疗消费者的自由选购迫使保险组织在价格上开展竞争，提供价廉质优的医疗服务，也迫使服务提供者（医院、医生）降低医疗服务成本从而控制医疗保险费用。

实施这类模式的国家以美国为代表。该模式的缺点是：

1. 医疗服务供给与需求双方之间一般处于不对等地位，供方以利用技术优势诱导需求，刺激消费，因而医疗服务供求联系完全由市场调节，往往出现“市场失灵”，导致医疗消费的膨胀，社会医疗总费用失控；

2. 人群在选购医疗保险时，很大程度上受自身支付能力的制约，因而在医疗保障方面存在较严重的不公平现象。

五、储蓄型医疗保健

储蓄保险是社会保险制度的一种类型。储蓄医疗保健是以家庭为单位筹资，按照法律规定强制性储存一定数额基金，以职工的名义存入储金局，延续使用，到退休和有其他用途时，连本带息返还给职工。

该模式的主要特征是：

1. 储蓄医疗保险制度筹集医疗保险基金，既不是强制性的纳税，也不是强制性地缴纳保费或自愿购买医疗保险，而是根据法律规定，强制性地储蓄医疗保险基金。

2. 前三种医疗保险模式都是“横向”筹资，通过参保人群的统筹共济来分担疾病风险。储蓄医疗保险是以家庭为单位“纵向”筹资，储存一定数额基金，延续使用，缓解疾病风险。“横向”筹资模式一般为现收现付制，没有积累，而“纵向”筹资可以逐步积累、具有独特的优点。

这种模式以新加坡为代表，该模式的优点是：

1. 以储蓄为基础的医疗保险模式有利于提高个人的责任感，激励居民审慎地利用医疗服务，尽可能减少浪费。

2. 以储蓄为基础的制度能更好地解决老龄人口医疗保健的费用筹资问题。强制性的储蓄医疗保险制度要求每个有收入的居民为其终生医疗保险而储蓄。

3. 储蓄保险是在一个家庭，一代人或几代人之间，以足够长的时间延续来分担疾病风险。只有当全家无法负担医疗费用时，政府才从税收中给予补贴。

六、其他卫生保健模式

在卫生保健制度的其他模式中，还有中国式的合作医疗保险。合作医疗曾是我国农村基层卫生保健制度的一种重要形式，它曾经对8亿农民的健康发挥了重大作用。党的十一届三中全会以后，随着农村经济和政治形势的发展与变化，合作医疗也出现了许多新情况、新问题，造成合作医疗在很多地方解体。很多人就此提出了不同的看法，对合作医疗产生了不同的评价。合作医疗保险是指依靠社区的力量，遵循互助共济的原则，多方集资来解决社区成员的医疗保健服务的一项综合性措施。合作医疗保险将资金的筹集，经济损失的分摊与医疗保健服务集于社区一身，能够较好地开展基本医疗及预防保健。但合作医疗保险资金力量有限，覆盖人群少，抗风险能力低。近来有些专家认为合作医疗制度是解决发展中国家，尤其是农村地区医疗卫生服务筹资、供给的最佳途径。

第三节　我国的卫生保健制度

自新中国成立以来，我国的卫生事业取得了举世瞩目的成绩，居民健康状况得到了明显的改善，我国的卫生保健制度也曾受到世界卫生组织的高度评价。随着我国社会经济体制改革的逐步深入，现在的卫生保健制度已经不能适应社会主义市场经济的发展要求。探讨我国卫生保健制度的过去、现在和未来，并对其存在的问题进行分析，对于完善社会保障体系有着非常重要的意义。

一、我国卫生保健制度的历史沿革

（一）我国职工医疗保障制度沿革

我国的职工医疗保障制度建立于20世纪50年代，其历史演变大体上可以划分为以下五个阶段：第一阶段，20世纪50年代——初创阶段。1951年2月，政务院颁布《中华人民共和国劳动保险条例》，建立职工医疗保险制度（简称“劳保”）。1952年6月，政务院发布

《国家工作人员实行公费医疗预防的指示》，建立公费医疗制度（简称“公保”）；第二阶段，1966—1978年——艰难维持阶段；第三阶段，1978—1992年——治理整顿阶段；第四阶段，1992—1998年——改革试点阶段。1994年4月，镇江、九江两市正式启动了“社会统筹与个人账户相结合”医疗保险模式的试点，简称“两江试点”，范围涉及38个城市；第五阶段，1998年12月——全面推行阶段。国务院发布《关于建立城镇职工基本医疗保险制度的决定》，在全国范围内进行城镇职工医疗保险制度改革。

1. 公费医疗制度

公费医疗制度是我国对政府机关和事业单位工作人员以及大专院校学生实行的一种免费的医疗健康保障制度。公费医疗的特点有：①享受公费医疗待遇的人员，门诊、住院所需要的诊疗费、手术费、住院费、门诊或住院中经医师处方的药费，均在国家的公费医疗经费中支付，经过批准转诊治疗、疗养的就医路费，亦可在公费医疗经费中报销；②国家实行分级分工医疗，享受公费医疗待遇者一般须在指定的门诊部或医院就诊；③享受公费医疗者，离休、退休后待遇不变。

公费医疗制度的发展过程上大致可分为四个阶段：

第一阶段（1952—1954年），为初创阶段。1952年国务院下达了《国家工作人员公费医疗预防实施办法》，从而确立了我国的公费医疗制度。1953年公费医疗又从国家工作人员扩展到乡干部和大专院校在校生。实施初期，根据具体情况采取了先门诊后住院，并补发给医药费的办法，分期推广实施这一制度。

第二阶段（1954—1965年），为巩固阶段。这一阶段享受公费医疗人数增加，医疗费用逐渐上升。针对这一趋势，1960年对报销范围作了具体规定，明确了公费与自费的界限，并对药品的使用作了限制。1965年月10月又进一步规定“享受公费医疗待遇的人员治病的门诊挂号费和出诊费由个人缴纳，不得在公费医疗经费中报销”。

第三阶段（1966—1978年），为维持阶段。这一阶段，由于享受人数增加以及公费医疗制度本身的不完善，费用连年增长，加重了国家负担。这一时期，公费医疗制度上没有大的改进，只是在转诊手续和用药方面增加了一些限制。如对药品的规定，1960年规定不能报销的有6种，1966年达到102种，1975年达到175种。

第四阶段（1979年以后），为改革阶段。这一阶段，各地针对公费医疗制度中存在的浪费严重、费用增长过快、约束机制缺乏、管理漏洞大等突出弊端进行了多种形式的改革。

2. 劳保医疗制度

劳保医疗制度是根据1951年政务院颁布的《劳动保险条例》及1953年劳动部门试行的《劳动保险条例实施细则修正草案》等相关法规政策建立起来的。其适用范围主要是全民所有制企业（包括工厂、铁路、航运、邮电、交通、基建、地质等行业）职工及其供养的直系亲属。此外，城镇集体所有制企业参照执行。劳保医疗经费按照职工工资总额的一定比例在生产成本项目中列支，企业根据国家制定的劳保医疗政策自行组织实施。享受劳保医疗的职工患病在本企业自办医疗机构或指定的社会医疗机构就医，可享受近乎免费的医疗待遇，其供养的直系亲属可享受半费医疗待遇。从劳保医疗的经费来源可见，劳保医疗属“企业保障”类型，至1995年，享受人数约1.14亿。

（二）农村合作医疗制度历史沿革

“合作医疗”作为农村医疗保健制度，首次是1959年12月卫生部党组上报党中央的《关于人民公社卫生工作几个问题的意见》的文件中提出的。1960年2月中共中央70号文件转发了卫生部的这个报告及其附件，并要求各地参照执行，从此合作医疗成为我国农村卫生工作的一项基本制度。

合作医疗在我国已有几十年的发展历史，历经半个多世纪的风雨岁月，它是人民群众的历史性创举。概括地说经历兴起、鼎盛、解体、恢复等历史过程。

20世纪四十、五十年代在农业合作化时期。合作医疗以医药合作的形式开始兴起。1955年在农业合作化高潮中，山西省南平县米山联合保健所最先实行了“医社结合”，并采取由社员群众出“保健费”和生产合作公益金补助相结合的办法建立起集体医疗保健制度，即农民个人每年交纳一定的“保健金”，看病时只交挂号费和药费，另由公社大队补助一部分。这种“无病早防、有病早治、省工省钱、方便可靠”的做法，在全国农村得到推广。到20世纪60年代，农村合作医疗开始迅速发展。随着国民经济的恢复和发展，农村集体经济的巩固，农村三级医疗网开始逐步建立起来，一批土生土长的赤脚医生经过业务培训，逐步掌握了农村一些多发病、常见病的防治措施，为广大农民就近看病提供了条件。1965年6月毛泽东同志做出“把医疗卫生工作的重点放到农村去”的指示。1968年毛泽东同志又亲自批发了湖北省长阳县乐园公社办合作医疗的经验，称赞“合作医疗好”，使农村合作医疗得以大面积地推广和普及。20世纪70年代末达到高峰。

1982年以后随着农村经济体制的改革，合作医疗未能适应这一变化而开始大面积解体，其发展一度处于低谷。据1989年的调查，全国实行合作医疗的行政村下降至4.8%。被世界卫生组织推崇的中国农村医疗保障模式随着农村集体经济解体而逐步退出农村卫生舞台。

尽管旧式农村合作医疗失去其应有的地位，但农民医疗保障一直受到国家和政府的高度关注，特别是1997年《中共中央、国务院关于卫生改革与发展的决定》明确提出了卫生工作的奋斗目标和指导思想。2002年10月《中共中央、国务院关于进一步加强农村卫生工作的决定》明确提出建立和发展新型农村合作医疗制度的工作目标。2003年，新型农村合作医疗工作在全国陆续展开，同年国务院办公厅转发的《关于建立新型农村合作医疗制度的意见》明确提出：新型农村合作医疗制度是由政府组织、引导和支持，农民自愿参加，个人、集体和政府多方筹资，以大病统筹为主的农民医疗互助共济制度。截至2008年年底，全国已有2448个县（市、区）开展了新型农村合作医疗制度，占县（市、区）总数的85.53%；参合人数已达7.26亿，比2004年的参合人数增长了8倍。农业人口参合率达86.2%，比2004年提高了11个百分点，尤其是东部地区参合率较高，达89.71%。可以说，除了外出打工的流动人口等特殊人口外，新型农村合作医疗制度基本实现了中国农村地区的全覆盖。

二、我国的城镇职工基本医疗保险制度

公费、劳保医疗制度建立的历史意义是不容置疑，但是，随着社会的发展和人们不断增长的医疗服务需求，特别是我国经济体制的改革，公费和劳保医疗制度的问题也日益突出，主要表现为：

1.“包”得过多　公费、劳保医疗制度的享受者主要为免费医疗，这超出了我国经济发展所能承担的水平和人们的觉悟程度，使国家和企业都背上了沉重的经济负担。

2.缺乏有效的费用约束机制　因为费用由国家或企业承担，发生的医疗费用与医疗服务的供需双方都没有直接的经济联系，供需双方费用意识淡漠，导致许多不必要的、过度医疗服务的利用。日益高涨的医疗费用，使得国家和企业不堪重负。例如1978年全国职工医疗费用为27亿元，至1997年，增加到773.7亿元，增长了28倍，而同期财政收入只增长

了 6.6 倍。

3. 社会化程度低　尤其是劳保医疗制度，其"企业保障"的特征使制度的风险分担能力和资金的共济能力较差。由于各企业费用负担轻重不一，经济承受状况不同，职工的医疗待遇苦乐不均。一些困难企业，职工甚至得不到基本医疗保障、劳保医疗有名无实。另外，由于劳保医疗由各个企业自行管理，也难以实现科学有效的管理和监督。

4. 覆盖面狭窄　公费、劳保医疗仅限于机关、事业单位和全民所有制、部分集体所有制企业职工。而改革开放以来，我国企业所有制结构发生了很大的变化，外商投资企业、股份制企业、私营企业、个体工商户有了很大发展，这类企业的职工和个体业主在基本医疗方面的合法权益得不到保障。这种状况，妨碍了劳动力的合理流动，不利于多种所有制经济的共同发展和平等竞争，也不利于社会的稳定发展。

针对公费和劳保医疗制度的弊端，各地进行了不同形式的职工医疗保险制度的改革探索。如：试行医疗费用与医院、用人单位和职工个人三方面挂钩的办法，医院管理公费医疗经费的办法以及大病医疗费用社会统筹的办法。这对于控制医疗费用过快增长和遏制浪费起到了一定作用。为了推动职工医疗保障制度的改革，1994 年初国务院决定在江苏镇江市和江西九江市进行建立新型职工医疗保障制度的试点。同年 4 月国家体改委、财政部、劳动部、卫生部按照党的十四届二中全会决定提出的"城镇职工养老和医疗保障金由单位和个人共同负担，实行社会统筹和个人账户相结合的要求"，在总结各地改革经验和借鉴外国有益经验的基础上，制订了《关于职工医疗制度改革的试点意见》。镇江、九江两市经过半年准备，于 1994 年 12 月开始实施试点方案。经过 1 年多的运转，新制度运行基本正常，为进一步的改革积累了经验。为了进一步取得经验，完善职工医疗保障制度改革方案，为在全国普遍推广医疗改革打下了更坚实的基础，1996 年 4 月国务院决定在全国 29 个省、直辖市和自治区的 57 个市（地区、县）进行医疗制度改革扩大试点。

（一）城镇职工医疗保障制度改革的目标和原则

1996 年 4 月 12 日由国务院批准下发的《关于职工医疗保障制度改革扩大试点的意见》对职工医疗保障制度改革的目标作了明确的阐述，并且提出了建立新型职工基本医疗保障制度的十项基本原则。

此次改革的目标是：适应建立社会主义市场经济体制和提高职工健康水平的要求，建立社会统筹医疗基金与个人医疗账户相结合的社会医疗保障制度，并使之逐步覆盖城镇全体劳动者。建立城镇职工基本医疗保险制度的原则是：基本医疗保险的水平要与社会主义初级阶段生产力发展水平相适应；城镇所有用人单位及其职工都要参加基本医疗保险，实行属地管理；基本医疗保险费由用人单位和职工双方共同负担；基本医疗保险基金实行社会统筹和个人账户相结合。

（二）城镇职工医疗保障制度改革的主要内容

1. 筹资水平与方式　企、事业单位与职工个人共同筹资，按"工资总额有一寸，医疗福利有一分"的精神，筹措医疗保障基金。缴费标准按前 3 年实际发生医疗费用的平均数，剔除不合理费用、加上病种、年龄结构变化和物价因素，换算成工资总额的一定比例。筹资标准为在职职工工资总额的 8%左右（单位 6%，个人 2%），各地可根据具体情况予以调控。

2. 分立社会统筹基金与个人医疗账户　单位缴费的 60%左右集中于社会统筹基金，其余记入职工的个人账户。个人缴纳的保险费也记入个人账户。社会统筹基金由社会医疗保障机构调剂使用，并努力使其保值增值。个人医疗账户的本金和利息为职工所有，可以结转使用和继承，但不得提取现金或挪用。

3. 职工医疗费用支付程序和支付水平　职工医疗费用支付分三段付费，即账户段、自付段和共付段。①职工就医先由个人账户支付医疗费（限于规定范围内的医疗费和基本药品费）；②个人账户不足支付时，再由职工现金支付，全年自付费用限于本人年工资的5%；③全年医疗费超过个人账户节余基金与个人年工资5%之和的部分由社会统筹基金与本人现金共同支付，随费用额增大，社会统筹基金给付比例递增，个人付费比例递减，分段计算再加增。同时增设最高付费限额，即“封顶”。费用数额巨大而无力支付的职工，另由单位补助或补充医疗保障解决。

4. 对特殊人群的照顾　按现行政策，对老红军、二等乙级以上革命残废军人、新中国成立前参加革命工作的离退休人员均予以照顾。个人不缴纳保险费，也不设立个人医疗账户，实际发生的基本医疗费用全部由社会统筹基金支付，个人不分担。退休职工个人不缴纳保险费，未设个人医疗账户的或个人医疗账户用完后，不经过自付现金阶段直接进入共付费阶段。个人负担医药费的比例为在职职工的一半。职工患国家认定的特殊病种的疾病、接受计划生育手术等均由社会统筹基金付费，个人不分担。原享受公费医疗的大学生不参加职工医疗保障制度改革，继续执行现行制度。

5. 加强对医疗服务单位的管理和制约　主要措施有：①由医疗保障机构对医疗单位进行考核，择优确定合同医疗单位；②适当增加个人医疗账户的就医点，提高职工自主选择医疗单位的“自由度”，促进医疗单位以优质高效、合理收费来吸引就医者；③逐步调整不合理的医疗服务价格，调整医药费总支付构成，提高医疗技术劳务费比例，降低药品费的比例；④制定医疗诊治技术规范，制定基本药物目录和报销范围，控制医疗费过快增长；⑤改革对定点医院的付费方式，门诊试行按平均人次单价付费，住院试行平均住院床日单价乘以平均住院天数的定额付费，克服按项目付费易于诱发需求、分解收费的弊端。

三、我国的新型农村合作医疗制度

八届全国人大四次会议批准的《关于国民经济和社会发展“九五”计划和2010年远景目标纲要》要求因地制宜地发展和完善不同形式的农村合作医疗制度。1997年2月《中共中央、国务院关于卫生改革与发展的决定》指出：“合作医疗对于保证农民获得基本医疗服务，落实预防保健任务，防止因病致贫具有重要作用。”“力争到2000年在农村多数地区建立起各种形式的合作医疗制度，并逐步提高社会化程度。”在2001年5月8日国务院体改办、国家计委、财政部、农业部、卫生部颁发的《关于农村卫生改革与发展的指导意见》中强调“各地各级人民政府要加强组织引导，支持实行多种形式的农民健康保障办法，建立适合农村经济状况的筹措机制和管理体制”，指出“按照自愿量力、因地制宜、民办公助的原则，继续完善与发展合作医疗制度”。

2002年10月，在总结以往合作医疗经验的基础上，结合全国农村的实际情况，中共中央、国务院专门下发了《关于进一步加强农村卫生工作的决定》（以下简称《决定》）。《决定》明确提出：在农村，要逐步建立起适应社会主义市场经济体制要求和农村经济发展水平的、以大病统筹为主的、新型的合作医疗制度。

新型农村合作医疗制度的基本特点是：

1. 政府引导、农民自愿参加　在新型合作医疗制度的建立过程中，政府要充分发挥其组织引导作用，要在做好宣传、组织工作的基础上引导农民参加合作医疗，但不是强迫命令，不强求一律，农民都是根据自己的意愿决定是否参加合作医疗。

2. 因地制宜，多种形式　要根据各地经济发展水平和群众意愿，因地制宜实行不同水平、不同形式的合作医疗制度。应该说，在目前国家经济实力有限、各地农村经济发展不平衡的情况下，因地制宜的选择合作医疗的具体形式，这有利于调动各方面的积极性，在最短的时间内，使农民获得相应的医疗保障。

3. 以大病统筹为主要形式　重点解决农民大病、重病的医药补偿。以大病统筹为主要形式，主要是为了充分发挥合作医疗的风险保障功能．尽量减少农民因病返贫和因病致贫的现象。

4. 以县为单位进行筹资和管理　以县为单位进行统筹和管理，扩大了合作医疗的社会共济范围，有利于提高合作医疗抵御大病风险的能力。

5. 强化政府在农民医疗保障中的责任　《决定》明确指出：从 2003 年起，中央财政通过专项转移支付对中西部地区除市区以外的参加新型合作医疗的农民每年按人均 10 元安排合作医疗资金，地方财政对参加新型合作医疗农民的补助每年不低于 10 元。但政府给予资金资助的前提是农民个人必须参加合作医疗。农民个人不参加合作医疗的，政府不予补助；另外，地方财政资金不到位的，中央也不予补助。而在《国务院关于医药卫生体制改革近期重点实施方案（2009—2011 年）》中规定，2009 年，全国新农合筹资水平要达到每人每年 100 元，其中，中央财政对中西部地区参合农民按 40 元标准补助，对东部省份按照中西部地区的一定比例给予补助；地方财政补助标准要不低于 40 元，农民个人缴费增加到不低于 20 元。东部地区的人均筹资水平应不低于中西部地区。2010 年开始，全国新农合筹资水平提高到每人每年 150 元。其中，中央财政对中西部地区参合农民按 60 元的标准补助，对东部省份按照中西部地区一定比例给予补助；地方财政补助标准相应提高到 60 元，确有困难的地区可分两年到位。地方增加的资金，应以省级财政承担为主，尽量减少困难县（市、区）的负担。农民个人缴费由每人每年 20 元增加到 30 元，困难地区可以分两年到位。

6. 健全合作医疗管理机构　新型合作医疗的管理工作由卫生行政部门负责，由卫生行政部门配设机构和人员。合作医疗经办机构设在县级，以县为单位统筹管理。机构和人员所需经费不由合作医疗费用支出，而是列入国家财政预算。

7. 建立有效的管理体制和社会监督机制　要加强对合作医疗资金使用的管理和监督，严格审计，防止发生挪用、侵占行为，以保证合作医疗资金能够全部、公正和有效地用在农民身上。

四、我国的城镇居民基本医疗保险

1998 年我国开始建立城镇职工基本医疗保险制度，为实现基本建立覆盖城乡全体居民的医疗保障体系的目标，国务院决定，从 2007 年起开展城镇居民基本医疗保险试点。2007 年在有条件的省份选择 2 至 3 个城市启动试点，2008 年扩大试点，争取 2009 年试点城市达到 80％以上，2010 年在全国全面推开，逐步覆盖全体城镇非从业居民，从我国第四次卫生服务调查的数据可知，现在我国城镇居民基本医疗保险的参保率为 12.5％。

城镇职工基本医疗保险已经覆盖了 1.3 亿名城镇职工；在农村，新型农村合作医疗也对农民医保有了制度安排，但是游离于上述群体之外的城镇个体工商户、无业人员、职工家属、农民工、在校学生等成了医保制度的“真空地带”。为消除这种“真空地带”，建立无缝隙对接的全民医保体系，国家对基本医疗保险制度重新进行框架设计，并选择一批地区从2007年下半年先行试点，截至2007年11月底，全国城镇居民基本医疗保险参保人数3059万人，其中79个试点城市参保人数1412万人，已有26万参保居民开始享受待遇。

2007年《国务院关于开展城镇居民基本医疗保险试点的指导意见》（一下简称“指导意见”）中界定的“城镇职工制度没有覆盖”的人群，包括未纳入城镇职工基本医疗保险制度覆盖范围内的非从业城镇居民、学生儿童、灵活就业人员和进城务工人员等。这些“城镇居民”一旦患病没有任何医疗保障，所有医疗费用都要自己负担。医疗保险制度的缺陷导致未覆盖群体无法享受医疗保险的益处，形成事实上的医保制度的不公平。为保障上述群体的医保权益，《指导意见》提出，城镇居民医保和职工医保统筹层次一致，即以县（市）为统筹单位，设区的市在全市范围内实行统筹。

推行全民医保，资金来源是最大的问题。对全民医保持反对意见的一方曾认为，目前国家财力还不足以使医保制度覆盖全民，而没有职业的城镇居民恰好又是支付能力最弱的群体，拿不出多少钱来参保。而《指导意见》给出的原则是：“国家补助一点、地方安排一点、个人掏一点。”方案提出，中央财政和地方各级财政将按一定的比例，补助欠发达地区城镇居民和经济困难城镇居民参保。补助范围可能包括低保人员、一定年龄以上的老人、伤残人员、失业人员等，还包括在校大中专学生。

城镇居民基本医疗保险是全民医保（城镇职工基本医疗保险、新型农村合作医疗保险和城镇居民基本医疗保险）的最后一环，也是最难一环，难就难在它覆盖的人员构成复杂、人均筹资水平较低、保障力度较弱。

（一）城镇居民医疗保险的规定和管理

1. 试点原则

（1）试点工作要坚持低水平起步，根据经济发展水平和各方面承受能力，合理确定筹资水平和保障标准，重点保障城镇非从业居民的大病医疗需求，逐步提高保障水平；

（2）坚持自愿原则，充分尊重群众意愿；

（3）明确中央和地方政府的责任，中央确定基本原则和主要政策，地方制订具体办法，对参保居民实行属地管理；

（4）坚持统筹协调，做好各类医疗保障制度之间基本政策、标准和管理措施等的衔接。

2. 参保范围

城镇居民基本医疗保险中的城镇居民是指非城镇职工及其退休人员的其他城镇居民，即未被城镇职工基本医疗保险覆盖的其他城镇居民，主要包括未成年人、已达退休年龄无退休待遇的老人以及就业年龄段无固定工作、无稳定收入的人员。尽管许多试点城市规定了详细的参保范围，还是有很多符合参保范围的居民参保积极性不高。城镇职工以外的居民由于经济条件较差、无业人员未享受低保、青壮年居民参保意识淡薄等原因，再加上城镇居民基本医疗保险强调自愿参保，这些原因给城镇居民基本医疗保险的扩展工作增加了难度。

针对以上难题，各试点城市在探索中逐渐调整相关政策，如：降低个人缴费标准，提高财政补助力度，扩大财政补助范围，降低住院起付线，提高报销封顶线等等，以增加城镇居民基本医疗保险的吸引力，提高城镇居民参保的积极性。真正实现以城镇职工基本医疗保险为主体，以新型农村合作医疗保险和城镇居民基本医疗保险为两翼的全民医保格局逐渐形成。

3. 缴费和补助

城镇居民基本医疗保险以家庭缴费为主，政府给予适当补助。参保居民按规定缴纳基本医疗保险费，享受相应的医疗保险待遇，有条件的用人单位可以对职工家属参保缴费给予补助。国家对个人缴费和单位补助资金制定税收鼓励政策。

对试点城市的参保居民，政府每年按不低于人均40元给予补助，其中，中央财政从2007年起每年通过专项转移支付，对中西部地区按人均20元给予补助。在此基础上，对属于低保对象的或重度残疾的学生和儿童参保所需的家庭缴费部分，政府原则上每年再按不低于人均10元给予补助，其中，中央财政对中西部地区按人均5元给予补助；对其他低保对象、丧失劳动能力的重度残疾人、低收入家庭60周岁以上的老年人等困难居民参保所需家庭缴费部分，政府每年再按不低于人均60元给予补助，其中，中央财政对中西部地区按人均30元给予补助。2008年政府对试点城市参保居民的补助标准，由2007年的不低于人均40元提高到不低于80元，其中中央财政对中西部地区按人均40元给予补助，对东部地区参照新型农村合作医疗的补助标准同步提高。

中央财政对东部地区参照新型农村合作医疗的补助办法给予适当补助。财政补助的具体方案由财政部门劳动保障、民政等部门研究确定，补助经费要纳入各级政府的财政预算。

4. 费用支付

城镇居民基本医疗保险基金重点用于参保居民的住院和门诊大病医疗支出，有条件的地区可以逐步试行门诊医疗费用统筹。

城镇居民基本医疗保险基金用于支付规定范围内的医疗费用，其他费用可以通过补充医疗保险、商业健康保险、医疗救助和社会慈善捐助等方式解决。

要让城镇居民进得来，留得住，就是确保支付待遇与缴费水平相适应。医疗保险难就难在医疗费用的支出控制。医疗消费具有即时性、难预测性、道德风险大的特点。因此，建立科学合理的医疗费用支付方式是医疗保险健康发展的重要环节。所要设计的城镇居民医疗保险政策是低水平的保障制度，不可能大包大揽。有限的资金只能用于“刀刃”上，用于解决保障城镇居民急需的大病治疗上，用于解决城镇居民“因病返贫”问题上。要根据多层次的缴费标准设计不同的待遇支付标准。结合实际。在规范管理的同时，按医院级别制定不同的待遇支付比例，采取“分段报销、累加支付”的办法，从而实行“小病在乡镇，大病在医院”，达到合理利用卫生资源的目的。

5. 制度管理

对城镇居民基本医疗保险的医疗服务管理和组织管理，原则上参照城镇职工基本医疗保险的有关规定执行，城镇居民基本医疗保险基金纳入社会保障基金财政专户统一管理，单独列账。

在国务院领导下，国务院城镇居民基本医疗保险部际联席会议（以下简称部际联席会议）负责组织协调和宏观指导试点工作，研究制定相关政策并督促检查政策的落实情况，总结评估试点工作，协调解决试点工作中出现的问题，并就重大问题向国务院提出报告和建议。劳动保障部门会同发展改革、财政、卫生、民政、教育、药品监督和中医药管理等有关部门制定相关配套政策和措施。各部门根据各自的职责，协同配合，加快推进各项配套改革。

（1）明确职责：在建立城镇居民医疗保障制度的过程中，劳动保障行政主管部门负责制订居民参保、就医、结算等方面的管理办法，有权对医疗机构和零售药店进行定点资格审定。医疗保险经办机构具体负责与各定点医疗机构签订有关医疗保险服务范围、项目、质量和结算方式等内容的医疗保险服务协议，衔接操作事宜，加强医疗管理，维护城镇居民的合法权益。

（2）完善医疗服务行为：根据不同的服务人群和保险险种确定不同的定点医疗机构就医，以促进定点医疗服务机构之间充分竞争，更好地为参保人员提供优质便利的医疗服务。

（3）建立医疗保险监督管理制度：医疗保险经办机构应每年向参保人员及社会公布一次城镇居民医疗保险费的缴纳及待遇支付等情况。严格执行医疗保险的有关法律、法规政策，主动接受社会监督。通过参保人员对城镇居民医疗保险费收支、医疗保险待遇给付及定点医疗机构医疗服务行为的监督，促进城镇居民医疗保险工作健康稳步发展。

（二）城镇居民医疗保险与城镇职工医疗保险的区别

一是面对人群不同。城镇职工医保主要面向有工作单位或从事个体经济的在职职工和退休人员。城镇居民医保主要面对具有城镇户籍的没有工作的老年居民、低保对象、重度残疾人、学生儿童及其他城镇非从业人员；

二是缴费标准及来源不同。城镇职工医保由用人单位和职工个人共同缴纳，不享受政府补贴。城镇居民医保缴费标准总体上低于职工医保，在个人缴费基础上政府给予适当补贴；

三是待遇标准不同。城镇居民医保由于筹资水平较低，医疗待遇标准总体上略低于职工医保。

四是缴费要求不同。城镇职工医疗保险设立最低缴费年限，达到缴费年限（男25年、女20年）的，退休后不再缴费即可享受基本医疗保险待遇。城镇居民医疗保险不设立最低缴费年限，必须每年缴费，不缴费不享受待遇。

思考题

1. 简述在不同角度下卫生保健制度的分类。
2. 简述卫生保健制度的基本模式。
3. 论述我国城镇居民医疗保险和城镇职工医疗保险的区别。

（张　翔　熊巨洋　王　玲）

第五章　卫生规划

内容提要

卫生规划是政府对卫生事业发展实行宏观调控的重要手段，是一种按卫生事业的客观规律确定卫生事业发展的方向、目标、模式、规模和速度，统筹规划与合理配置卫生资源，提高卫生事业整体效益和效率的科学计划方法。卫生规划的概念和理念。卫生规划的制定原则和程序。区域卫生规划的概念和内容。区域卫生规划的实施背景和意义。区域卫生规划的制定步骤。

第一节　卫生规划概述

一、卫生规划的概念

卫生规划（health planning）又称卫生发展规划（health development planning），是经济与社会发展规划的重要组成部分，是政府对卫生事业发展实行宏观调控的重要手段，是一种按卫生事业的客观规律确定卫生事业发展的方向、目标、模式、规模和速度，统筹规划与合理配置卫生资源，提高卫生事业整体效益和效率的科学计划方法。

卫生发展不仅仅包括卫生机构、床位、人员和设备等卫生资源的数量增长和规模扩大，还包括卫生资源的布局、结构的优化，卫生人员素质的提高，以及卫生资源的有效利用与配置和卫生服务质量的不断提高等。比如，执业医师、护士数量的增加，医院病床数量的增加，设备的现代化，服务质量的提高，如果其规模不合理、布局不合理、结构不合理、配置不合理，城市大医院资源数量过多，质量很高，专科医师数量过多，但是，城乡基层卫生资源严重缺乏，全科医师数量较少、基本医疗卫生服务质量水准不高，影响了人民的健康水平的提高，那就不能说是卫生发展。

卫生规划的实质是为解决一定的卫生问题，实现一定的健康目标而采取的一系列相互联系的行动计划。如增进妇女儿童健康、提供安全饮用水等。每项规划应列有具体目标和有关指标，如有可能，还应列有用数字表示目标和指标，提出所需的人力、技术、设施、设备和器材用品，提出评价方式、经费概算、行动日程表以及确保协调上述各个环节的方法等。

卫生规划的制定和实施涉及政府、社会与家庭各方面的利益，是由一系列相互关联、相互依赖的阶段和环节所组成，是一个广泛的社会系统工程，不仅仅是编写一份卫生计划的文件或卫生项目的建议书。卫生规划是政府行为，必须履行法律和行政程序，规划的实施需要各部门协调配合，动员全社会广泛参与。因此，卫生规划从设计、实施、评价应遵循科学的决策程序，只有认真按程序进行，卫生规划才能变为卫生发展的现实。

二、卫生规划的意义

卫生规划的任务是根据卫生事业客观经济规律的要求，以国家的方针政策为依据，在国民经济发展规划的指导下，系统、动态地分析卫生事业的历史、现状和趋势，科学地制定卫生事业发展的重点、目标及措施，合理组织、筹集、分配和使用卫生资源，从而改善、提高卫生工作的社会经济效益，保持卫生事业协调、稳步、可持续发展。

根据我国卫生发展的现实情况，当前卫生规划有两个主要任务：(1) 统筹规划与合理配置卫生资源，使卫生资源供给能力与居民卫生服务需求相适应，使供需之间大体处于平衡状态；(2) 按照地区影响居民健康的主要卫生问题以及相关的危险因素，选择效果好、费用低的干预措施，通过卫生规划，采取干预性基本医疗卫生服务项目的形式提供最基本的卫生服务。

作为卫生事业发展的行动纲领，卫生规划不仅解决卫生部门的问题，而且解决卫生部门与社会各部门的协调发展；不仅解决当前的卫生问题，而且解决卫生战略发展问题；不仅规定卫生事业的未来发展目标，而且规定实现目标的途径和手段。因此，卫生规划对维持和发展卫生事业具有十分重要的现实指导意义。

三、卫生规划的理念

卫生规划的理念，是政府基于科学发展思想和增进公众健康为宗旨，优先保证满足全体居民的基本卫生服务需求，在市场经济条件下对卫生发展实现宏观调控的重要手段和路径选择。建立与国民经济和社会发展水平相适应的协调、高效、优化的卫生服务体系和管理体制，合理分配和使用卫生资源，力求通过符合成本效益的干预措施和协调发展战略，改善和提高卫生综合服务能力和资源利用效率，提高卫生事业的社会经济效益，保护和增进全体居民的健康。

在市场经济条件下，市场机制发挥资源配置的调节作用。但是，市场机制只能在一定的条件下、一定领域内，发挥资源配置的调节作用。在提供公共产品的领域，在所提供的产品和劳务具有外部作用的公益性部门，例如卫生部门提供的公共卫生和基本医疗服务。仅靠市场机制的作用，就无法保证向“以农村为重点”和“预防为主”两个卫生战略重点的资源投入。卫生领域市场机制功能不健全，不能单纯依靠市场机制来实现卫生资源的合理配置，而且实行市场经济的国家长期实践的经验证明，除了市场这只“看不见的手”之外，在现代市场经济中还有一只“看得见的手”，那就是“政府”。政府的宏观调控，可以纠正因为市场失灵所引起的资源配置不合理状态。但是，政府的宏观调控必须有依据，要调查研究，要经过科学论证，经过各部门协调。经科学制定和实施卫生规划的途径，以实现政府在社会主义市场经济条件下对卫生发展进行宏观调控的目的，并与必要的市场机制共同发挥作用，有利于卫生事业又好又快的发展。

第二节　卫生规划的制定程序

一、卫生规划的制定原则

卫生规划是一项复杂的社会系统工程，是卫生事业发展的行动纲领，编制和实施卫生规划必须遵循科学的指导原则。

（一）整体性原则

整体性原则也称系统原则，首先要把规划的地区看成一个整体，既要考虑这个地区中的各部分及其相互关系，也要考虑它与其他相关系统的关系，按照它们之间的必然联系，合理规划，统筹发展。同时，系统内部也应该是一个整体，作规划时，既要突出重点，也要注意到系统内各部分发展的均衡性。例如卫生事业是社会大系统中的一个子系统，在制订卫生发展规划时，一定要考虑当时、当地社会经济状况及其对卫生事业发展的影响；卫生发展规划要以居民的健康状况及其发展趋势为依据；正确反映预防、医疗、保健、教育、科研的卫生事业各方面的协调发展。

（二）分类指导原则

我国人口众多，幅员辽阔，各地经济发展不平衡。在卫生资源的拥有量、卫生服务利用及居民的健康水平等各方面都不尽相同，在制定卫生规划时要从区域的具体情况出发，从居民的健康需求和卫生资源的实际拥有量出发，实事求是，量力而行。这一原则既体现在目标的确定上，也体现在策略的选择及相应资源的配置上。

（三）前瞻性原则

任何规划都是对未来的打算。目标是在一定时期内组织活动达到预期的效果，是对未来行动的抉择，因此必须具有前瞻性。首先目标的确立应具有一定的高度和难度，使之具有挑战性，有奋斗的动力。但同时也应注意难易适度，如果难度太大就会令人望而生畏，因而丧失了奋斗的勇气。

（四）科学化原则

科学化原则是指制定的规划要合理可行，有科学依据，可操作性强。这种科学性就需要我们在制定卫生规划时，要实事求是地做好卫生服务的调查研究，系统掌握卫生信息，及时了解最新动态，运用现代管理科学及统计手段，科学地预测分析，优化规划方案，从而做出科学决策。

（五）动态性原则

卫生规划是面向未来的，而未来是不确定的。由于未来的不确定性，决定了规划不可能一成不变。一方面制定卫生规划时要保持充分的弹性，另一方面卫生规划要随着现实的变化不断调整完善，正所谓与时俱进。因此，必须以控制论为基础进行及时评价和发现规划实施中的缺陷和不足，不断解决问题，在实施、评价和调整的动态过程中实现卫生规划目标。

二、卫生规划的编制程序

卫生规划由政府负责制定并组织实施，政府编制卫生规划的程序应包括以下几个方面：

（一）形势分析

形势分析是通过对社会经济发展状况、人口增长和结构变化、居民健康状况、卫生资源配置和利用的公平与效率等因素进行研究，从而对卫生规划背景和规划所要解决的主要卫生问题提供客观、可靠的科学依据，是确定卫生规划目标和工作指标，选择卫生策略措施的基础。正确的形势分析有利于提高规划的科学性、客观性和可行性。

1. 社会经济发展状况分析　目前国际上普遍认为社会经济的发展与居民的健康状况是互为因果关系。因此，在卫生规划中要对社会经济发展状况的分析，一是有助于了解卫生规划编制的背景信息，使卫生的发展与社会经济的发展相适应；二是有助于理解卫生规划过程中可利用的资源，如多渠道卫生筹资等；三是有助于了解由于城市化、人口流动和人口老龄化等社会经济发展因素所产生的对卫生服务的新需求。

对社会经济发展状况所收集的信息主要包括：同时期的社会经济发展规划（包括城市化规划、交通发展规划等）、行政建制和地域状况、经济状况（如人均CDP、财政收支状况、卫生事业费占财政支出比例等）、居民消费状况（包括居民人均可支配收入、恩格尔系数等）、人口学因素（如人口数、人口流动状况、人口性别和年龄构成及发展趋势等）。

对社会经济发展状况所需的信息主要来源于相应的统计年报和政府有关文件，也可利用城乡居民家庭抽样调查资料作为补充。另外，对人口数量和年龄结构的发展趋势须进行预测研究。

2. 居民健康状况分析　对居民健康状况的分析是从卫生服务需方的角度，分析区域内主要健康问题及可能的影响因素。由于卫生规划的最终目标是提高居民的健康状况，因此对居民健康状况的分析有助于确定主要卫生问题和优先选择，同时有助于理解卫生服务提供与卫生服务需求间的差距，为资源配置标准的测算提供了相应依据。

居民健康状况分析所收集的信息主要包括：健康主要指标（如出生率、死亡率、期望寿命、死因谱等）、发病频率和严重程度指标（发病率、患病率、休工休学率、伤残校正寿命年等）、服务利用（就诊率、住院率、未就诊率及原因分析等）、疾病谱（包括传染性疾病、非传染性疾病和地方病的疾病谱）。

对居民健康状况分析的信息一方面来自于相应的统计年报和健康档案，同时也需进行居民卫生服务调查，以确定人群的疾病患病率和卫生服务利用的相关信息。

3. 卫生资源状况分析　对卫生资源状况的分析是从卫生服务供方角度，分析卫生资源的配置和利用状况，为提高资源的配置和利用效率提供依据。

卫生资源状况分析可从以下三个方面进行：一是卫生资源现状分析，即从公平和效率角度来研究卫生资源的配置，可利用千人口医生数、人口护士数、床位利用率、平均住院日等指标；二是卫生资源需要量的测算，即根据社会经济发展和居民的健康需求，来确定卫生资源需要量，包括所需的卫生资源数量和质量；三是卫生资源供需分析，即通过上述两方面间差距的分析，确立卫生资源配置中的主要问题，为卫生规划中对资源的调整提供依据。

（二）卫生问题诊断

卫生问题的诊断应在形势分析的基础上进行，就某一地区来说，往往有诸多卫生问题，而要在某一时期解决所有卫生问题是不现实的。在卫生规划中，确定主要卫生问题和优先顺序的选择尤为重要。这主要是由于一般卫生规划具有一定的规划期限，而且卫生规划又是一项系统改革，因此不可能在某一时期的卫生规划中解决所有的卫生问题。同时，由于资源的有限性，在一定期限内，不可能投入足够资源来解决所有问题。因此，应选择出那些普遍性、关键性的主要卫生问题作为规划解决的主要对象，并据此制定规划的目标和干预措施，确定资源配置和调整的方向。确立主要卫生问题和优先顺序的选择受政治、经济、文化背景和伦理学等方面因素的影响。

主要卫生问题一般分为两类：第一类是主要健康问题，包括一些危害人群健康生命的主要疾病及其危险因素；第二类是主要卫生资源配置问题，主要指卫生资源配置、布局和使用效率方面，以及与卫生服务需求不相匹配的供需失衡方面的问题。

（1）主要健康问题诊断依据：一是依据问题及其倾向因素对人群健康和社会经济发展的危害程度，包括问题的作用强度、作用范围、危害程度及影响；二是解决问题及其影响因素的干预措施的成本及效果。问题的作用强度是指发生率与作用的持续时间；作用范围主要是指其影响面及其分布；危害程度包括致病、致伤、致残程度、智力与工作能力的损害、社会经济资源的消耗等；影响主要指对健康和卫生发展的影响，对社会经济发展的影响以及对政治上的不利影响。主要健康问题诊断方法有：问题排列法、伤残调整生命年（DALYS）、标准法、专家评价法等。

（2）主要卫生资源配置问题诊断依据：一是卫生资源总量、结构及其各层次分布量是否与卫生服务需要与需求相匹配，是否能满足基本卫生服务的提供；二是卫生资源总量、结构与分布是否有效、经济，是否能够解决已确定的主要健康问题；三是现有卫生资源的配置效率如何，是否存在资源的短缺或过剩；四是改变目前卫生资源配置现状的突破口是什么。

（三）拟定目标

拟定卫生发展目标是卫生规划编制中的重要一步。卫生形势分析和卫生问题诊断的目的是为了确定今后一个时期卫生发展的方向和目标，从而选择实现目标的对策与措施，改善人群健康状况，合理配置和优化卫生资源，促进卫生事业发展。

1. 卫生规划目标内容

（1）总目标：通常表达了长期的导向与发展，反映了在规划期内宏观上要达到的卫生发展的预期目的。如 2009 年 4 月《中共中央国务院关于深化医药卫生体制改革的意见》和“健康中国 2020 战略规划”中均提出到 2020 年“建立健全覆盖城乡居民的基本医疗卫生制度，为群众提供安全、有效、方便、价廉的医疗卫生服务”的总目标。

（2）具体目标：是对实现总目标所指向的能完成的、可衡量的进展，通常具体目标表明主要卫生问题得到控制或减轻的变化幅度。具体目标包括五个要素：第一，将要达到的状况或条件的特征；第二，要达到的状况或条件的质量与数量；第三，将要实现这一状况或条件的时限；第四，将涉及的人群或环境；第五，地理区域。如在《中共中央国务院关于深化医药卫生体制改革的意见》中提出到 2020 年“普遍建立比较完善的公共卫生服务体系和医疗服务体系，比较健全的医疗保障体系，比较规范的药品供应保障体系，比较科学的医疗卫生机构管理体制和运行机制，形成多元办医格局，人人享有基本医疗卫生服务，基本适应人民群众多层次的医疗卫生需求，人民群众健康水平进一步提高”的具体目标。

（3）指标：目标与指标密切相关，目标决定指标，指标为目标服务，指标是目标的具体体现，也是衡量目标实现的尺度。对于每个具体目标，应有若干个指标，关键在于如何根据目标确定适宜的指标。如果选择适当，指标的完成意味着目标的实现。如平均期望寿命、婴儿死亡率、孕产妇死亡率等指标。

（4）标准：反映了目标与指标达到的水平，表达了目标与指标量化的要求。标准与指标一起共同表达目标应达到的预期水准，并衡量目标的实现程度。如某市 2010 年卫生发展目标之一：使居民健康状况进一步提高。具体指标与标准为：平均期望寿命：男性 73～74 岁，女性 74～75 岁；婴儿死亡率小于 13‰；5 岁以下儿童死亡率小于 15‰；孕产妇死亡率小于 32/10 万；新生儿低出生体重（低于 2500g）比例小于 3%。

2. 卫生规划目标确立的具体要求

（1）规划目标的确立应充分体现国际卫生及国家和地区卫生发展的方向和政策导向。

（2）规划目标应针对主要卫生问题。要分别确定居民健康水平的目标和卫生资源合理配置的目标，前者应明确在规划期内应达到的主要疾病及危险因素的控制水平；后者针对实现居民健康目标和解决主要卫生资源问题所需要的卫生资源数量、质量及结构与层次的分布状况，规定增量投入的数量与投向及存量调整的目标。

(3) 规划目标值的确定应建立在基线调查的基础上，必须摸清现状，才能制定出符合客观实际且有望实现的目标。

(4) 规划目标是在未来一定时期内应达到的预期目的，因此应明确卫生改革与发展的总方向和目标，体现发展前景，具有一定的挑战性和超前性，同时还要考虑资源的可得性与实施的可行性。

(5) 规划目标的确立应与社会经济和各项事业的发展相适应。

(6) 规划目标和具体指标的确立应从增进整个人群健康水平的角度出发，不但要明确应重点防治的主要疾病，还应确定应重点控制和消除的健康危险因素。

(7) 规划目标应明确，尽可能量化，以定量术语表达，使之既便于在实施中明确今后的努力方向，又有利于衡量和评价目标的实现程度。

(8) 在规划期内，目标一旦确定，应具有相对稳定性；但是考虑到规划实施环境的复杂性，必要时对规划目标进行调整。

(9) 规划目标必须具有可操作性，要与项目结合起来，以项目的落实推动规划目标的实现，并根据形势与任务变化实施评价，按法定程序科学论证，适时调整与修正。

(四) 制定战略与策略

卫生发展策略是根据卫生规划所确定的目标，为解决主要卫生问题而采取一定的行动方案。它表明为了解决主要卫生问题需采取的一系列相互关联的政策、运动及其措施。卫生规划的目的就是要通过最有效率和最有效益的途径去提高健康水平，正确选择实施卫生发展目标的途径、手段和方法是制定卫生规划的关键。

在卫生规划中，策略的选择主要是针对主要卫生资源问题及其实现目标的障碍，这些障碍包括政策上、体制上、资源分配与布局以及服务提供等方面，是实现规划目标的制约因素，或者是卫生问题不能解决的关键问题。措施包括组织措施、技术措施及配套政策等。技术措施通常是指针对主要健康问题的干预措施。通过干预措施的拟定与实施，减轻和控制影响人群健康的主要疾病及其危险因素。

选择发展战略和干预策略应该是多学科、多领域和多部门的共同参与，要立足过去的经验，着眼于未来。不论区域所面临的主要卫生问题是传染病、感染性疾病，还是慢性、非传染性疾病的问题，都应该采取综合防治策略，争取通过符合成本－效益原则的干预措施和选择均衡的发展战略和重点领域，公平地向全体人民提供质量好，国家、集体和个人都承受得起的卫生服务。

策略的表达应相对具体，包括可能进行的项目活动等。就某一地区来说，由于地区间主要卫生问题、社会卫生状况和规划目标的差异，使所采取的策略也有所差异。

一般而言，均衡卫生发展战略应包括以下策略选择：

1. 增进健康和经济有效的干预措施以防止疾病产生的一级预防　如健康教育、保护环境、合理营养、良好的生活方式、体育锻炼、预防接种、消除病因、保护高危人群、提高免疫功能等。

2. 早发现、早诊断、早治疗以防止或减缓疾病发展的二级预防　可通过首诊接触和群众自我检查，以符合成本－效益的原则有选择地进行遗传缺陷、结核、失听、语言、视力障碍、宫颈癌、高血压病和职业病等的筛查。

3. 对症治疗、防止伤残、加强康复的三级预防　包括对明显疾病的诊治、预防和减少因病伤造成丧失生活能力的伤病员的日常护理和定期指导，以及抑制病痛、延缓生命的中末期护理。

上述不同策略适用于疾病的不同阶段，需要不同的资源，由不同的机构以不同的成本去实施，产生的健康效益也不同。为了更好地预防和控制疾病的发病率、死亡率及致残率，应该对各类疾病的一级、二级和三级预防措施进行分析，选择更符合成本一效益的干预措施。许多疾病的控制可采取一级和二级预防措施，不少干预措施可在医务人员的指导下以较低的成本在社区进行，从而可减少医疗机构的负担。在区域发展规划中，应首先重视一级预防。二级预防（通过首诊接触，疾病与危险因素筛查）可能对某些疾病有效，但必须在确实符合成本一效益的原则下谨慎地进行。随着我国疾病流行模式的变化及慢性疾病对卫生保健负担的增加，医疗服务无疑会越来越重要，重点更应放在效率更高、更符合成本一效益原则的一级预防，而不是二级和三级预防上。

（五）实施、监督和评价

规划的具体实施中要注意：

1. 确保所设计的方案中的活动都得到实施；

2. 确保这些行动以正确的顺序实施；

3. 确保重点任务首先得到实施；

4. 确保工作人员能将自己的工作与他人的工作协调起来；

5. 达到最大的效果。

为了达到上述目的，在实施过程中，管理部门要对规划的实施及时进行监督和评价。监督和评价应该贯穿规划从制定到执行的全过程，包括对规划的适合程度、足够程度、进度、效率、效果及对健康的影响作用等方面进行分析。

1. 适合程度　适合程度评价主要回答如下问题：①规划所提出的卫生问题和要达到的目标是否与公众的客观需要相符合？符合程度如何？②规划所要达到的目标和采取的策略是否与当前社会、经济、政治、文化发展水平相适应？适应程度如何？③规划是否与当前卫生政策或其他卫生规划相匹配？匹配程度如何？④规划目标与规划的各项活动是否具有明显的关系？相关程度如何？⑤规划的各项策略在社会范围内是否可行？可行程度如何？⑥规划所需要的资源能否得到充分的供给？供给程度如何？该类型的评价一般放在规划实施之前，目的是论证规划的适宜性和可行性。实际上也就是规划步骤 2 和步骤 3 的内容。需指出的是，在过程评价和终末评价中也需要做这方面的研究，目的是为了得到更为清楚和明确的回答，从而及时修正和完善规划。

2. 足够程度　足够程度是指规划环境和资源分析中明确的重大问题和障碍，在卫生规划制定过程中是否给予了足够重视，相应方案能在多大程度上解决或缓解这些重大问题和障碍以及各项具体实施计划是否稳定妥当，有无疏漏。

3. 进度　进度评价目的在于督促各项规划确定的活动按期完成，其主要方法是比较各项活动的现状同原定时间计划之间的差异，分析提前或延期的原因，提出推广或整改意见及措施。

4. 效率　效率是指卫生规划或活动的成果同花费的人力、财力、物力及时间之间的比较分析。评价效率的目的在于改进具体的实施工作并推动进度检查。就是说效率的评价，是对花费的精力和使用的资源所取得的成果进行分析。问题是可否运用更好更经济的方式取得这些成果。关于效率评价的详细内容，可以参见卫生资源一章中的技术效率和配置效率。

5. 效果　效果是指规划对于解决某一卫生问题或改善不良卫生状况所取得的预期成果。与效率、效益和影响评价有所不同的是，在效果评价中可通过分析各项目标的达到程度来提高卫生工作和机构的功能，在评价效果时，应分析目标或指标没有达到的原因，并检查采取的纠正行动是否适合。必须特别重视尚未得到解决的各种问题，应尽可能分析各具体规划项目对实现总体规划目标所产生的作用。例如乡村供水指标已达到，那么这项指标是否有助于降低腹泻病的发病率。

6. 效益　一般而言，卫生规划的产出多是社会福利的提高，体现为社会效益，多反映在效果指标上，也有一些卫生规划，其产出可用货币来衡量，或可以将其产出效果转化为可用货币计量的值。此时可应用成本－效益方法评价规划的产出。显而易见，当可以使用成本－效益方法评价规划产出时，规划与规划之间的可比性将会大为提高。

7. 影响　影响是指规划目的之外的，对卫生和有关社会经济发展所起的影响。主要回答以下问题：事先预测到的影响是否出现？有无未预测到的影响出现？这类出现的影响是正面效应还是负面效应？出现的影响是否会长期持续？有无专门的方法、方案消除此类影响？由此可见，评价影响的目的在于对原来确定的卫生发展规划方向作必要调整，以提高规划对卫生事业和社会经济发展的正面效应。

第三节　区域卫生规划

一、区域卫生规划的概念

区域卫生规划（regional health planning），是在一个特定的区域范围内，根据其经济发展、人口结构、地理环境、卫生与疾病状况、不同人群需求等多方面因素，来确定区域卫生发展方向、发展模式与发展目标，合理配置卫生资源，合理布局不同层次、不同功能、不同规模的卫生机构，使卫生总供给与总需求基本平衡，形成区域卫生的整体发展。换一句话说，区域卫生规划的最终目标就是要使区域内所有人群都能得到他们应该得到的健康需求，同时又要符合成本－效益原则。这个目标可以用国际上公认的三大准则“公平、效率、效果”来概括。

区域卫生规划的主要特征是：

1. 区域性　区域是一个地理学概念，是指一定的地域空间，有自己的地理环境、气候等特征，又是一个社会学概念，每一个区域都有自己的行政管理体制、经济发展结构、人口结构、文化传统及生活方式和生活习惯等。所有这些都是影响区域卫生工作和居民健康状况的重要因素。区域的确定和划分是相对的，可大可小。

区域卫生规划选择以市（地）为区域单元，这是依据社会发展理论、社区研究理论、区域经济理论，结合区域的经济发展、人民的生活水平、卫生服务需求等卫生问题以及区域卫生资源的实际提出来的。它是符合我国国情的，它既可以避免全国或者一个省内多地区经济发展不平衡和由此产生的卫生服务能力及卫生需求的差异，同时也避免了县（区）卫生服务能力有限，影响卫生服务质量的弊病。因此，区域卫生发展规划，处处都反映了区域的特征。

2. 综合性　区域卫生规划是在对区域社会、经济、文化、卫生等因素综合分析，作出区域诊断的基础上编制的，是一个大卫生的蓝图，是区域社会经济发展规划的重要组成部分。制定区域卫生规划要体现以政府负责，群众参与，部门配合，法制保障为基本特征的卫生工作体制，体现“大卫生”观念。规划的实施着眼于区域全行业的管理，对区域内不同层次、不同渠道的卫生机构给以合理的布局定位，力求在政府的组织下使区域社会有限的卫生资源得到综合利用。规划着眼于区域全系统管理，致力于提高区域卫生服务系统的整体功能，并力图通过各领域活动的开展，建立起包括卫生管理与改革、疾病预防与监测、健康教育、妇幼保健、急救、医院服务、康复服务、医学教育、设备维修与管理及健康保障、卫生监督执法等具有综合功能的、有机的、完整的区域卫生服务体系。

3. 战略性 区域卫生规划的战略性，主要体现在它对区域的主要卫生问题进行了前瞻性的研究、预测，对区域卫生事业发展的全局作出筹划和抉择。规划通过对人口谱变化的分析，认为随着计划生育政策的成功，人民生活水平的提高，预测到人口老龄化问题的必然性及其所引发的两个问题：一是慢性病、老年病的增加；二是对医疗护理服务需求的增加。通过对疾病谱的变化分析，对城乡居民死因分析，预测到越来越多的非传染性疾病对人民生命的威胁日益严重。提出解决这些问题的办法主要是加强一级预防和全民健康教育。

4. 科学性 区域卫生规划的制订与实施是一个科学管理的过程。规划的制定是在系统地对区域社会经济、社会事业的发展全面分析和对区域主要卫生问题研究的基础上提出规划目标和实现规划目标的策略及措施。在规划的实施中，采取从规划→执行→监督→修订的滚动式管理，即按照总体规划目标，每年度分领域制订计划和预算，对规划的硬件建设和软件活动采用项目管理的办法，在年度计划中明确某一活动在哪一级、由什么机构、用什么资源(房屋、设备、人员、经费)、在什么时间、用什么方法来完成。在费用支付上，按领域分类进行项目预算。年度计划经区域卫生委员会研究，请有关专家评审后付诸实施。实施中又逐级进行监督、检查和分析，肯定成绩，找出不足，确定下一年度的内容和预算，进入下一年度的计划制订。

在过去的医改中，卫生管理研究者和实践者多关注“区域卫生规划”，而少有关注“区域卫生发展”。从一定意义上讲，“规划”是以满足区域内全体居民的基本卫生服务需求、保护与增进健康为目的而设置的理想目标，往往以5年或10年为一周期。而“发展”是以科学、协调、和谐为目标，为寻求区域内全体居民的不同需求逐渐得到最大满足而付出的具体努力。前者是在优化配置基础上设置目标，而后者是强调政策需求、服务及投入的综合协调和应对，进而达到科学、和谐的发展。也可以理解为，“规划”是一种目标的设置，而“发展”是为达目标的行动过程。若缺乏了“区域卫生发展”的认识和实践，也有可能使“区域卫生规划”成为形同虚设的“空文”。以往许多地方的“区域卫生规划”事实上已成为“空文”，其原因正是缺乏对“区域卫生发展”应有的认识和实践。

二、区域卫生规划的实施背景

(一) 各国区域卫生规划发展趋势

区域卫生规划在国外已有约50多年的发展历史。20世纪60年代以后，由于一些发达国家的卫生事业发展相当迅速，医学科技进步和新技术、新设备层出不穷，这也导致了这些国家卫生费用的快速上涨，因此，部分实行全民社会保险或全民免费医疗的国家为控制费用的快速上涨和提高资源利用效率，开展了区域卫生规划工作，如北欧国家、英国、澳大利亚和加拿大等国家。在20世纪70年代末，世界卫生组织在组织世界各地专家研究各国经验的基础上，向各国倡导推行区域卫生规划。

从区域卫生规划的规划目标、规划重点和规划方法来看，近30多年来发生了较大的变化。规划目标从最初的普及公平性，转变为20世纪80年代的公平和效率，到20世纪90年代，区域卫生规划的目标则转变为质量和效率。规划的重点也从最初的硬件设施建设，发展为人力资源建设、服务质量的提高，目前逐步转化为健康状况的改善和疾病负担的减轻。区域卫生规划的方法也从最初的完全根据需要来配置卫生资源，发展为标准化的规划方法。

（二）我国区域卫生规划的发展历史

新中国成立以来，特别是改革开放以来，我国卫生事业取得了举世瞩目的成绩，覆盖城乡的卫生服务网络已经初步形成，人民的健康水平显著提高。但是，长期以来我国实行的是与计划经济相适应的卫生管理体制和服务体系，卫生机构主要按部门、地方的行政隶属关系设置，实行多部门管理。随着社会主义市场经济体制的建立和医学模式的转变，特别是职工医疗保障制度改革的发展，原有体制下形成的卫生资源条块分割、结构不合理、效率不高等问题越来越突出，卫生资源短缺与浪费并存，已不适应经济社会发展和人民群众医疗保障的需求。

我国自20世纪80年代中后期开展区域卫生发展的研究。80年代，利用世界银行的一部分资金，卫生部在浙江省金华市、江西省九江市和陕西省宝鸡市实施了“区域卫生发展项目”的试点工作，即卫Ⅲ贷款项目。但由于卫Ⅲ贷款项目没有以社区卫生服务为依托，因此不可能是完整意义上的区域卫生规划。但区域卫生发展项目的实施，还是在国内引起了良好的反响，卫生部在以后的全国卫生工作会议上，多次提出要推广区域卫生发展思想的工作要求，并把它列入《全国卫生发展十年纲要（1991—2000）》。在卫生部有关司局、卫生经济研究所和健康报社的推动下，成立了全国性“区域卫生发展研究所”。1994年初，又发展和组建为“区域卫生研究协作组”，由20多个地级市及省会城市参加，从不同视角来研究区域卫生规划的有关政策。

中央在1995年进行“两江”医改试点时，首次公开提出要实施区域卫生规划，认为实施区域卫生规划是保证医疗保障制度改革成功的一个重要条件。在1996年8月，由国家计委、财政部和卫生部联合在福建省武夷山召开了区域卫生规划工作研讨会，这标志着区域卫生规划由卫生部门独家推进转变为计委、财政和卫生3个部门协调配合、联手推进的局面。1997年出台的《中共中央、国务院关于卫生改革与发展的决定》，对实施区域卫生规划进行了较为完整的阐述。根据该《决定》精神，国家计委、财政部和卫生部于1999年联合下发了《关于开展区域卫生规划工作的指导意见》，对区域卫生规划的实施背景、目标和原则、规划编制内容和方法以及相应的政策措施都进行了明确的规定。在2000年初下发的《关于城镇医药卫生体制改革的指导意见》中，又进一步提出要“加快实施区域卫生规划，采取多种措施调整和控制卫生资源的存量和增量”。全国各省市根据相关的文件精神，根据“边规划、边调整”的原则，自1997年开始，就逐步探索和开展卫生资源配置标准和区域卫生规划的制订和实施工作，截止到2003年年底，全国各省、市、自治区均按照中央的部署制定了《卫生资源配置标准》，其中有200多个地级市完成了区域卫生规划的编制工作，并对卫生资源逐步开展了调整。经过多年的实践，区域卫生规划的理论与实践在我国已取得一定的成绩，对于优化卫生资源配置、确定区域内卫生领域优先问题都起到了积极的促进作用，但总体实施效果并未达到预期目的。进入“十一五”规划期后，多数地区尚未继续调整和颁布相应的卫生资源配置标准，只有少数省份和地区在区域卫生规划制定的基础上，制定了新时期的卫生资源配置标准，如江苏（2004年）和浙江（2006年）等。

当前，政府必须调整违背科学发展观的卫生资源配置模式，坚持以人的健康为本，在有效理顺属地化管理体制、完善运行机制、健全法规和实施科学的监督与评价制度等方面，科学地推进区域卫生规划工作。

三、区域卫生规划的目的和意义

推行区域卫生规划管理是国家一项重大的卫生政策，它对深化卫生改革具有现实而深远的意义，主要反映在以下几个方面：

（一）实施区域卫生规划是卫生事业适应我国社会主义市场经济体制的需要

当前，处于经济体制转变的历史新时期，卫生服务作为一种特殊商品，脱离不了社会和经济体制大环境的影响，在建立社会主义市场经济体制过程中，劳动力、资金、生产资料的市场化，势必带动、辐射和影响到卫生服务的整个方面，故卫生事业发展必须主动适应社会主义市场经济体制的建立。区域卫生规划改变了计划经济体制下形成的卫生计划模式，更加有利于促使卫生事业从偏重数量、规模、速度的粗放型增长模式转向以内涵为主、注重质量和效益的集约型增长模式。同时，我国是地域辽阔、人口众多的发展中国家，各地区社会经济文化发展不平衡，卫生问题表现出明显的区域性，推行的区域卫生规划管理模式完全符合我国国情。

（二）实施区域卫生规划是卫生事业改革体制、调整结构的重大举措

长期以来，我国实行与计划经济体制相适应的卫生管理体制，地方的医疗机构都在向"大而全，小而全"的目标发展，盲目地追求数量和规模的发展速度，造成条块分割、机构重叠的不合理格局，导致卫生资源盲目、重复配置，不少地方卫生服务供给与需求失衡。上述这些在计划经济体制下形成的卫生管理体制和运行机制的矛盾和问题，在两种经济体制和两种医学模式转换过程中日益明显，这都是卫生改革发展到现阶段迫切需要研究和解决的深层次矛盾和问题，而区域卫生规划管理能较好地解决这些矛盾和问题。通过规划，对卫生资源进行结构调整，对现有医疗卫生机构的布局、分级分工、服务网络和服务方式等进行改革，改变现有卫生管理体制，促进卫生全行业管理。

（三）实施区域卫生规划是政府主管部门转变职能、实现对卫生事业宏观调控的主要依据和重要手段

政府在卫生事业发展中承担着重要责任，必须对卫生事业的发展，卫生资源的配置实行宏观调控，而区域卫生规划正是政府在新的历史时期对卫生事业发展实行宏观调控的主要依据和重要手段，从而减少对卫生机构微观服务过程的直接管理和干预，通过法律、行政、经济的手段，逐步强化政府对卫生事业的宏观调控力度，实现领导职能由"办卫生"向"管卫生"、由部门管理向行业管理、由经验管理向法制管理的过渡。

（四）实施区域卫生规划是优化卫生资源配置的需要和解决卫生资源短缺与浪费并存问题的有效手段

新中国成立以来，特别是改革开放以来，我国卫生事业取得了举世瞩目的成绩，覆盖城乡的卫生服务网络已经初步形成，人民的健康水平显著提高。但是，原有体制下形成的卫生资源条块分割、结构不合理、效率不高等问题越来越突出，卫生资源短缺与浪费并存，已不适应经济社会发展和人民群众医疗保障的需求。这种卫生资源配置的状况，既不能适应我国疾病结构变化而产生的卫生服务需求，又难以提供费用低廉和方便群众的卫生服务，造成有限资源的浪费，加重了国家、企业和个人的经济负担，更制约了卫生事业的健康发展。在建

立社会主义市场经济体制的大环境中，必须加强卫生行业的宏观调控，否则，上述卫生资源配置中出现的弊端将会越来越加剧，通过区域卫生规划的实施，为卫生全行业管理提供了有效途径，为解决资源短缺与浪费并存矛盾提供了有效手段，从而，促进卫生资源的优化配置和卫生事业的协调发展。

（五）实施区域卫生规划是改革医疗保障制度的需要

医疗保障制度改革实行医疗保障社会化、属地化，引进竞争机制，必然对现行医疗机构的布局、分级分工、服务体系和服务方式等产生重要影响，为维护医疗消费者权益和降低医疗费用过快增长，职工通过“选择”供给者的手段，要求供方（医疗单位）提供优质高效、费用合理的服务，“择优选择”的结果使供方优胜劣汰，因此，迫切需要对医疗供给系统的布局、人力、物力等进行结构性调整。医疗保障制度改革的这些前提条件和基础性工作，正是区域卫生规划的主要内容和任务。所以，医疗保障制度改革需要制订和实施区域卫生规划，同样，把医疗保障制度改革作为契机，也将有力地推动区域卫生规划工作的进程。

四、区域卫生规划的内容

区域卫生规划以解决区域内主要卫生问题和满足全体居民的基本卫生服务需求，保护与增进公众健康和促进卫生事业科学发展为目的，将区域内各部门、各行业以及军队对地方开放的所有卫生资源全部纳入统筹规划与管理的范畴，对区域内机构、床位、人员、设备、经费等卫生资源进行统筹规划，合理配置，实行全行业管理。它的目标是构建与区域经济和社会发展水平相适应，有效、经济、公平的卫生服务体系和管理体制，改善和提高卫生综合服务能力和资源利用的整体效益。

区域卫生规划由政府负责制定并组织实施。区域内各部门、各行业以及军队对地方开放的卫生资源全部纳入规划范围，个体行医以及其他所有制形式的卫生资源配置，必须服从规划的总体要求。区域卫生规划以市（地）行政区域为基本规划单位。考虑到中心城市的辐射功能，直辖市、计划单列市、省会城市为特殊的规划单位。中央和省级人民政府分别负责区域卫生规划指导原则和卫生资源配置标准的制定。地市级人民政府根据指导原则和配置标准，制订本地区的区域卫生规划，并组织实施。规划期限一般为5年。

在制定区域卫生规划，应以区域人群健康目标为中心，优化配置区域卫生资源为核心，这就要求应在研究区域内卫生服务需求的基础上，深入研究区域间的交互需求。一方面分析区域外居民在本区域可接受的卫生服务量，即本区域提供给区域外居民的卫生服务量；另一方面研究本区域居民到区域外就医情况，即区域外提供给本区域居民的卫生服务量。只有这样才能确知卫生服务实际需求量，给合理配置区域卫生资源提供科学依据。同时，要注意保护区域内具有特色的专科医院和综合医院的专科优势。根据当地具体情况，使不同区域的卫生服务有机地结合起来，成为一个区域互补的整体。从社会整体发展的角度，科学制定区域卫生规划，促进区域卫生事业健康发展。

五、区域卫生规划的制定步骤

区域卫生规划由区域人民政府负责制定并组织实施，政府编制区域卫生规划的基本步骤应包括以下几个方面：

（一）成立编制组织

成立编制组织，这是能否实现区域卫生规划目标的关键。根据区域卫生规划具有综合性和战略性的特点，区域卫生规划的编制组织应分为两个层次：第一个层次是区域卫生规划领导小组，基本上应由市（地）政府的主要领导和计委、财政、卫生等有关部门的领导与决策人员组成，其目的是将区域卫生规划自觉地纳入区域国民经济与社会发展规划之中；第二个层次是区域卫生规划编制的工作班子、工作班子人员的配比与素质在很大程度上影响着规划的质量和效用。区域卫生规划的工作班子应由一个多层次、多学科、多方面的人才群体组成，从专业上可以将工作班子的人员分为3个方面，即调研、咨询和统计。直接参与区域卫生规划编制的工作人员，优先接受培训。培训内容包括：区域卫生规划的概念、意义以及实施的目的；区域卫生规划的编制原则、内容、要求和技术方法；卫生资源的配置标准和依据；制定区域卫生规划需要进行数据的基线调查设计、数据收集、数据分析；有关技术报告的撰写与区域卫生规划的编制等。

（二）收集与分析统计信息资料

各种必需的信息资料是编制区域卫生规划的基础，是控制、监督和评价区域卫生规划实施的重要手段。信息资料的收集要尽可能地准确与齐备。编制区域卫生规划所需要的信息资料主要来源于以下几个渠道：①常规统计系统；②专题调查。针对的是区域卫生规划所必须但在常规统计系统又收集不到的数据，如居民健康需求、病种分类、疾病经济负担等；③已有研究成果。如在用数据做分析、推论、判断时，所使用的医院平均住院口、次均费用等技术参数；④定性资料。如与区域卫生规划相关的部门和机构的态度和响应程度。

（三）编制区域卫生规划

区域卫生规划的编制过程是对区域内的卫生问题深化认识的过程，也是研究解决这些问题办法的过程。顺利完成这一过程，编制出一个能为各个方面所接受，通过个体操作能够达到预期效果的区域卫生规划，需要编制规划的工作人员同政府及其有关部门和社会各界的相互理解与密切配合。具体编制方式、方法参见本章第二节。

（四）规划方案与评价

编制区域卫生规划需要政府各有关部门通力合作，社会各界共同参与。上下级政府之间和部门之间要进行充分的沟通和协调，以求得对重大问题的共识。区域卫生规划方案草稿形成以后，需要组织区域内外的有关部门和有关专家对规划草稿进行科学性和可行性论证与评价。规划方案草稿的论证与评价是区域卫生规划编制过程的重要环节之一，既是保证规划具有先进性、科学性和可操作性的必要措施，同时也是区域卫生规划思想的宣传过程。根据专家论证与评价的结果，对规划方案进行修改、补充与完善，形成送审。

（五）规划的送审与立法

区域卫生规划必须经过必要的送审和立法程序。各市（地）、计划单列市、省会城市人民政府制定的区域卫生规划，须报经省人民政府原则同意；直辖市政府要将制定的区域卫生规划报国家区域卫生规划工作小组备案；省政府要将本省卫生资源配置标准报国家区域卫生规划工作小组备案并定期通报工作进展情况；区域卫生规划经当地人民代表大会或省级人民代表大会常务委员会批准后，即具有法律效力。

（六）规划的实施、监测和评价

详见本章第二节中相应部分内容。

思考题

1. 什么叫卫生规划？为什么要编制卫生规划？
2. 编制卫生规划的程序有哪些？
3. 卫生形势分析需要收集哪些基本信息？如何收集这些信息？
4. 区域卫生规划的理念及制定的步骤是什么？
5. 试述实施区域卫生规划的意义。

（王小合）

第六章　卫生组织

内容提要

卫生行政组织、卫生服务组织以及卫生第三方组织的概念。组织理论的发展。我国卫生行政组织体系设置。我国城乡卫生服务体系的特点与设置。卫生第三方组织定义、类型。我国卫生组织变革应遵循的原则。我国卫生组织体系变革的做法及趋势。国际卫生组织体系的概况。

第一节　组织的概念及卫生组织分类

一、组织的概念

在管理学中，组织是指为实现特定的目标，按一定的结构形式、规格和程序所形成的权责角色结构。通过组织机构的建立与变革，将生产经营活动的各个要素、各个环节，从时间上、空间上科学地组织起来，使每个成员都能接受领导、协调行动，从而产生新的大于个人和小集体功能简单相加的整体职能。因此，组织是通过对组织要素确定相互关系，从而使之有序化的过程，它是动态的组织互动过程和相对静止的社会实体的统一。所以组织既可以是有形的，也可以是无形的，即是静态的也可以是动态的。

有关组织理论的研究始于 20 世纪初，涉及管理学、心理学、政治学、经济学和社会学等，所以组织理论是一门综合性学科体系。

组织理论是关于组织的一种思维方式，是深入准确理解组织、洞察和分析组织的方法。组织理论的发展表明了管理思想的变化和研究方法的变化。组织理论的形成和发展，是人类认识组织及其活动规律的成果，使人们可以自觉地应用这一理论有效地管理组织，以适应人类自身的组织活动。

二、卫生组织的分类

在卫生领域，卫生组织体系则包括直接提供卫生服务的组织，如医疗机构、预防保健组织等；直接管理卫生职能的卫生行政组织。如国家卫生部及其下属司局；卫生第三方组织等。卫生行政组织、卫生服务组织、卫生第三方组织三者联系紧密，形成有机整体，共同构成了卫生组织体系，为保障人民的身心健康发挥了不可磨灭的作用。我国卫生服务体系按城乡划分：在城市，指的是城市卫生服务网络；在农村，指的是农村三级卫生服务网络。卫生服务网络中的组织隶属于卫生行政组织。卫生行政组织对卫生服务组织发挥计划、组织、领导和控制的职能。第三方组织则是卫生行政组织和卫生服务组织的有益补充，在两者之间发挥着协同和促进的作用。

为了便于管理和理解，卫生组织体系的构成可以从层次和职能上进行不同的划分。

从层次上，在不同层次的行政区域范围内都设有卫生组织。例如医疗服务机构则分为省、市、县、乡、村五级；疾病预防控制机构则设有国家、省、市、县四个层次。可见这种卫生组织的设置是与我国行政体系的设置基本一致的。

从职能设置来看，卫生组织体系中的组织都有自身的功能和职能范围，彼此协调分工。如卫生部统筹全国卫生工作、疾病控制机构主管疾病预防控制等；卫生服务组织为满足人民群众健康服务的多样化需求，其组织分工也不同，有综合性医疗机构、专科医院、妇幼保健机构等。

第二节 卫生行政组织

一、卫生行政组织定义

所谓行政是政权职能的执行，是有规划、有组织的行政管理活动。卫生行政组织是指那些对卫生事务实施管理的政府组织，通过制定和执行卫生政策、法规等来引导和调控卫生事业的发展。可见，卫生行政组织是卫生组织体系中体现管理职能的部分，是各级政府实现卫生事业管理、贯彻和实施党和国家的卫生方针、政策的组织体系。

卫生行政组织承担了卫生相关领域的管理职能，它们是卫生组织体系中体现管理职能的部分，是确保人民健康的关键组织，是各级政府实现卫生事业管理、贯彻党的工作方针、政策的组织体系。从管理层次上来看，任何国家的卫生行政组织基本可以分为国家卫生行政组织体系和地方卫生行政组织体系。国家卫生行政组织承担着对全国卫生事业的发展统筹规划、宏观管理、监督和协调的责任，地方卫生行政组织接受国家卫生行政组织领导，主要协调本地区内卫生相关领域的各项计划、组织、协调、控制、监督等工作，主要工作是：①调查了解本地区卫生实际情况，总结、推广和交流各地好的经验；②接受上级领导，贯彻党和国家相关的卫生事业方针、政策和各种规章制度；③按照实际情况因地制宜地制定卫生事业发展规划，并督促、实施、检查、反馈；④承担具体的卫生监督执法工作。

二、卫生行政组织设置和职责

我国卫生行政组织的设置与我国整个行政组织体系的设置密切相关，根据政府组织法规定，国家卫生行政机构按行政区域设置，中央、省（自治区、直辖市）、地区（地级市、自治州、盟）、县（区、县级市、旗）各级人民政府均设有卫生行政机构，这种设置与国家政权机构相一致。我国的卫生行政组织主要由卫生部、省（自治区、直辖市）卫生厅（局）、地区（地级市、自治州、盟）卫生局、县（区、县级市、旗）卫生局构成，各级卫生行政组织的职责如下：

1. 中央卫生行政组织—卫生部

1949 年 11 月 1 日成立了中央人民政府卫生部，1954 年 10 月 10 日改为中华人民共和国卫生部。卫生部是国务院的一个组成部门，更是主管全国卫生工作的最高卫生行政领导机关。目前卫生部内设办公厅、人事司、规划财务司、政策法规司、卫生应急办公室（突发公共卫生事件应急指挥中心）、疾病预防控制局（全国爱国卫生运动委员会办公室）、农村卫生管理司、妇幼保健与社区卫生司、医政司、医疗服务监管司、食品安全综合协调与卫生监督局、药物政策与基本药物制度司、科技教育司、国际合作司（港澳台办公室）、保健局15个机构。

卫生部主要职能有：①拟订卫生改革与发展战略目标、规划和方针政策，起草卫生、食品安全、药品、医疗器械相关法律法规草案，制定卫生、食品安全、药品、医疗器械规章，依法制定有关标准和技术规范；②负责建立国家基本药物制度并组织实施，组织制定药品法典和国家基本药物目录；③统筹规划与协调全国卫生资源配置，指导区域卫生规划的编制和实施；④组织制定并实施农村卫生发展、社区卫生、妇幼卫生发展规划和政策措施，负责新型农村合作医疗的综合管理；⑤负责卫生应急工作，制定卫生应急预案和政策措施；⑥指导规范卫生行政执法工作，按照职责分工负责职业卫生、放射卫生、环境卫生和学校卫生的监督管理，负责公共场所和饮用水的卫生安全监督管理，负责传染病防治监督等事项。

2. 省、自治区卫生厅（局）、直辖市

省、直辖市、自治区卫生厅（局）一般设有办公室、医政处、卫生防疫处、中医处、人事处，有的还设有外事处、地方病办公室、爱国卫生运动办公室、科教处等。其职责主要是：①根据卫生工作的总方针、政策和法规，制定辖区内卫生发展规划和工作计划；②负责疾病预防控制工作，制定实施重大疾病防治规划与策略；③指导规范卫生行政执法工作，负责辖区内医疗机构（含中医院、民族医院等）医疗服务的全行业监督管理，对卫生各行业实行卫生监督；④指导卫生人才队伍建设工作，组织拟订卫生人才发展规划等。

3. 地区（地级市、自治州、盟）级卫生局

1983年许多省市在改革中将地区和市合并，卫生行政机构也相应合并，地（市）级卫生局的机构设置与省卫生厅的设置基本相似。地（市）级卫生局在同级政府领导下，根据本地区的实际情况，贯彻执行省卫生厅（局）部署的卫生工作，制定辖区内卫生工作任务，制定本辖区内卫生规划及组织实施，检查和督导县、市、区、旗的卫生工作。

4. 县（区、县级市、旗）级卫生局

县（区、县级市、旗）级卫生局在同级政府领导下，管理本辖区的卫生行政工作。县（区、市）级卫生局机构设置较少，一般只设有办公室、医政科、预防保健科、会计科等。其工作的重点是抓好本辖区内农村卫生工作，进行基层卫生组织建设，具体实施防治疾病规划和卫生法规，培训提高乡村医生的医疗水平，抓好农村改水改厕和健康教育，改善农村卫生面貌。在乡（镇）、街道办事处，一般只设有专职或兼职人员负责卫生工作，而无单独的卫生行政部门。

除了各级的卫生行政部门，还有与卫生有关的其他行政部门，如国家人口和计划生育委员会、国家中医药管理局、国家质量监督检验检疫局等（详见“其他卫生行政组织的调整与改革”一节）。

三、卫生监督组织

我国的卫生监督始建于20世纪50年代，最初的卫生监督以各级卫生防疫站为执法主体，工作职能集卫生监督、卫生监测、鉴定和卫生预防等项目为一体。2000年1月19日卫生部下发《关于卫生监督体制改革的意见》，将过去分散的由卫生防疫站、职业病防治所、放射卫生防护所、地方病防治研究所等各单位分别负担的卫生监督职能，进行了整合。2006年，卫生部在原执法监督局的基础上，组建了卫生监督局，主要负责医疗机构医疗服务监管工作，改革完善政事合一的卫生执法体制。卫生监督组织是卫生组织体系中比较特殊的一类

组织，它们不直接提供卫生服务，其主要职能是对卫生行业进行监督、管理。卫生监督组织包括卫生部食品安全综合协调与卫生监督局，省、市、自治区、地（市、盟）、县（旗）各级卫生监督局。其执法的依据包括《中华人民共和国食品安全法》、《中华人民共和国职业病防治法》、《化妆品卫生规范》、《中华人民共和国国境口岸卫生监督办法》、《生活饮用水卫生监督管理办法》等。

卫生部食品安全综合协调与卫生监督局设综合处、法律事务与稽查处、食品安全政策信息处、食品安全标准处、食品安全评估预警处、食品安全重大事故督查处、职业卫生监督管理处、放射卫生监督管理处、环境卫生监督管理处、传染病防治监督与学校卫生监督管理处、医疗执法监督处。其主要职能有：负责食品安全的综合监督检查、监测和监督工作，制定食品安全监管的法律法规、部门规章草案和食品安全国家标准以及食品生产经营企业的卫生条件和卫生规范；负责职业卫生、环境卫生、放射卫生、学校卫生、消毒产品和涉及饮用水卫生安全产品等监督管理工作；对医疗机构放射诊疗、采供血机构和疾病预防控制机构的传染病疫情报告和菌（毒）种管理制度执行情况以及医疗废物处置情况的监督检查，查处重大违法案件，整顿和规范医疗服务市场等。

四、卫生行政组织的调整与改革

（一）卫生行政组织的调整

卫生行政组织的调整和改革，是为了使卫生行政组织的行政职能、行政体制和行政方式适应社会经济的发展需要，不断提高卫生行政效率而出现的自我调整和变革。卫生行政组织调整的具体做法主要有：

1. 移交或收回部分职能　例如 1988 年国境卫生检疫、进出口食品口岸将卫生监督检验职能交给质量监督检验检疫部门；1988 年医疗保险职能交由劳动与社会保障部门；1988 年医学人才培养职能交由教育部门；2008 年药政、药检职能交由食品药品监督管理部门。2008 年国家食品药品监督局划归卫生部管理，将食品卫生许可，餐饮业、食堂等消费环节食品安全监管和保健食品、化妆品卫生监督管理的职责，划给国家食品药品监督管理局，并将国家食品药品监督管理局综合协调食品安全、组织查处食品安全重大事故的职责划入卫生部。

2. 委托部分职能　卫生建设项目的具体实施、质量控制规范的认证、教材的编写、专业技术培训、考试、卫生机构评审、科研成果、相关产品的评审等辅助性、技术性及服务性具体工作，交给事业单位和卫生团体。如 2008 年将卫生行业科技成果鉴定工作交给市场中介组织；同年将进口涉水产品、国产水质处理器和防护材料与饮用水接触的新材料和化学物质的技术评估交给事业单位；2008 年将化学品毒性鉴定、建设项目职业病危害评价（甲级）、职业病防护设施与个人职业病防护用品效果评价、放射防护器材和含放射性产品技术评估交给事业单位。

3. 进一步加强对卫生工作的宏观管理和业务指导　围绕卫生工作战略要点，统筹兼顾，协调全国卫生事业。政府职能范围的缩小，力图将主要职能集中在提供公共产品、投资公共设施、调节资源配置、制定卫生政策等宏观管理作用上。在调控手段上，减少计划、行政手段的干预，重点加强政策、法规，综合规划，监督执法和信息服务等工作，使事业单位逐步实现自主管理，这为卫生事业的发展奠定了一个良好的政策和法规环境。

4. 进一步强化卫生监督体系　随着卫生体制的改革，各种监督机制正在不断地提高和完善，依据卫生法律法规和国家颁布的相关技术标准，对传染病管理、食品卫生、环境卫生、职业卫生、学校卫生、放射卫生以及外来流动人员卫生等方面进行监督执法。2006 年为进一步加强卫生监督工作，国家成立了卫生监督局，这些体现了国家卫生部门依法监督公平、公正、公开的新形象。

（二）卫生部职能的转变

为了进一步适应发展社会主义市场经济和改革开放的要求，按照国家国民经济与社会发展总体规划和卫生工作的方针，强化对全国卫生工作宏观管理和业务指导。2008 年国务院对卫生部的职能进行了改革和调整。

根据 2008 年《卫生部主要职责、内设机构和人员编制规定》的文件精神及国务院批复卫生部的"三定"规定，卫生部的职责、内设机构和人员编制主要有以下调整：

首先，明确卫生部管理国家食品药品监督管理局和国家中医药管理局的职责。

其次，调整部分职责。将综合协调食品安全、组织查处食品安全重大事故的职责由国家食品药品监督管理局划入卫生部；将食品卫生许可，餐饮业、食堂等消费环节食品安全监管和保健食品、化妆品卫生监督管理职责由卫生部划给国家食品药品监督管理局；将卫生行业科技成果鉴定工作和多种产品的技术评估工作分别交给市场中介组织和事业单位承担。同时，增加卫生部组织制定食品安全标准、药品法典，建立国家基本药物制度的职责，强化卫生部对医疗服务、公立医疗机构的监管职责。

再次，调整部分内设机构。在卫生部原有内设司局的基础上，增设"医疗服务监管司"和"药物政策与基本药物制度司"，并将"卫生监督局"调整为"食品安全综合协调与卫生监督局"，同时增加了部分行政编制。

此外，明确相关部门在食品安全监管方面的职责分工。"三定"明确规定，卫生部牵头建立食品安全综合协调机制，负责食品安全综合监督；农业部负责农产品生产环节的监管；国家质量监督检验检疫总局负责食品生产加工环节和进出口食品安全的监管；国家工商行政管理总局负责食品流通环节的监管；国家食品药品监督管理局负责餐饮业、食堂等消费环节食品安全监管；卫生部承担食品安全综合协调、组织查处食品安全重大事故的责任。国务院要求，各部门要密切协同，形成合力，共同做好食品安全监管工作。

1. 卫生部的职责调整

（1）取消已由国务院公布取消的行政审批事项；

（2）将卫生行业科技成果鉴定工作交给市场中介组织；

（3）将进口涉水产品、国产水质处理器和防护材料、与饮用水接触的新材料和化学物质的技术评估交给事业单位；

（4）将化学品毒性鉴定、建设项目职业病危害评价（甲级）、职业病防护设施与个人职业病防护用品效果评价、放射防护器材和含放射性产品技术评估交给事业单位；

（5）将食品卫生许可，餐饮业、食堂等消费环节食品安全监管和保健食品、化妆品卫生监督管理的职责，划给国家食品药品监督管理局；

（6）将国家食品药品监督管理局综合协调食品安全、组织查处食品安全重大事故的职责划入卫生部；

（7）增加组织制定食品安全标准、药品法典，建立国家基本药物制度的职责；

（8）加强食品安全综合监督的职责。加强对医疗服务、公立医疗机构的监督管理；

（9）深化医药卫生体制改革，坚持公共医疗卫生的公益性质，坚持预防为主、以农村为重点、中西医并重的方针，坚持为人民健康服务的方向。

2. 卫生部的主要职责

（1）推进医药卫生体制改革。拟订卫生改革与发展战略目标、规划和方针政策，起草卫生、食品安全、药品、医疗器械相关法律法规草案，制定卫生、食品安全、药品、医疗器械规章，依法制定有关标准和技术规范。

（2）负责建立国家基本药物制度并组织实施，组织制定药品法典和国家基本药物目录。组织制定国家药物政策。拟订国家基本药物采购、配送、使用的政策措施，会同有关部门提出国家基本药物目录内药品生产的鼓励扶持政策，提出国家基本药物价格政策的建议。

（3）承担食品安全综合协调、组织查处食品安全重大事故的责任，组织制定食品安全标准，负责食品及相关产品的安全风险评估、预警工作，制定食品安全检验机构资质认定的条件和检验规范，统一发布重大食品安全信息。

（4）统筹规划与协调全国卫生资源配置，指导区域卫生规划的编制和实施。

（5）组织制定并实施农村卫生发展规划和政策措施，负责新型农村合作医疗的综合管理。

（6）制定社区卫生、妇幼卫生发展规划和政策措施，规划并指导社区卫生服务体系建设，负责妇幼保健的综合管理和监督。

（7）负责疾病预防控制工作，制定实施重大疾病防治规划与策略，制定国家免疫规划及政策措施，协调有关部门对重大疾病实施防控与干预，发布法定报告传染病疫情信息。

（8）负责卫生应急工作，制定卫生应急预案和政策措施，负责突发公共卫生事件监测预警和风险评估，指导实施突发公共卫生事件预防控制与应急处置，发布突发公共卫生事件应急处置信息。

（9）起草促进中医药事业发展的法律法规草案，制定有关规章和政策，指导制定中医药中长期发展规划，并纳入卫生事业发展总体规划和战略目标。

（10）指导规范卫生行政执法工作，按照职责分工负责职业卫生、放射卫生、环境卫生和学校卫生的监督管理，负责公共场所和饮用水的卫生安全监督管理，负责传染病防治监督。

（11）负责医疗机构（含中医院、民族医院等）医疗服务的全行业监督管理，制定医疗机构医疗服务、技术、医疗质量和采供血机构管理的政策、规范、标准，组织制定医疗卫生职业道德规范，建立医疗机构医疗服务评价和监督体系。

（12）组织制定医药卫生科技发展规划，组织实施国家重点医药卫生科研攻关项目，参与制定医学教育发展规划，组织开展继续医学教育和毕业后医学教育工作。

（13）指导卫生人才队伍建设工作，组织拟订国家卫生人才发展规划，会同有关部门制订卫生专业技术人员资格标准并组织实施。

（14）组织指导卫生方面的国际交流合作与卫生援外有关工作，开展与港澳台的卫生合作工作。

（15）负责中央保健对象的医疗保健工作，负责中央部门有关干部医疗管理工作，负责国家重要会议与重大活动的医疗卫生保障工作。

（16）承担全国爱国卫生运动委员会和国务院防治艾滋病工作委员会的具体工作。

（17）承办国务院交办的其他事项。

（三）其他卫生行政组织的调整与改革

1. 医药行政管理体制

1955 年商业部成立了中国医药公司和中国药材公司，分别管理中西药的收购与销售，并负责部分中药材加工。1957 年这部分职能交给了卫生部，1963 年又划归商业部，后又划归化工部管理。

医疗器械的生产和销售，在 1953 年至 1955 年间由轻工业部负责管理，1957 年至 1958 年由卫生部设立的医疗器械工业公司负责。1964 年化工部成立了中国医药工业公司，管理化学药品和医疗器械的生产与供应。至 1978 年国务院决定成立国家医药管理局，将商业部、化工部、卫生部的有关部门和职能合并划归国家医药管理总局，直属国务院，但由卫生部代管。

1982 年国家医药管理总局隶属国家经委，1989 年国家经委撤销后国家医药管理总局改为国务院直属局。1998 年更名成立了国家药品监督管理局，卫生部将药政局、药品与生物制品检定所、药典会的职能等，划归国家药品监督管理局领导。2003 年 4 月 16 日，经第十届全国人民代表大会第一次会议批准，国家药品监督管理局更名为国家食品药品监督管理局，增加对食品、化妆品和保健品的审批检查权。2008 年，国家食品药品监督管理局，由卫生部管理。卫生部将食品卫生许可，餐饮业、食堂等消费环节食品安全监管和保健食品、化妆品卫生监督管理的职责，划给国家食品药品监督管理局，将国家食品药品监督管理局综合协调食品安全、组织查处食品安全重大事故的职责划入卫生部。

2. 计划生育管理体制

1962 年末之前，卫生部妇幼卫生司设立了计划生育处，具体负责管理全国的计划生育技术指导工作。1964 年 5 月，经国务院批准，成立国家科学技术委员会计划生育专业组，统一组织协调全国的计划生育科学研究工作。至 1971 年年底，卫生部为精简机构，将计划生育工作下放给中国医学科学院。1973 年 8 月，为加强计划生育工作，国务院成立了计划生育领导小组，各省（市、自治区）也成立了相应的领导小组，开始时下设的办公室人员编制和办公地点均在卫生部，1978 年改由卫生部代管。1980 年 8 月卫生部为加强计划生育工作，还单独成立了计划生育指导局。

中共中央于 1980 年 9 月发出了《关于控制我国人口增长问题致全体共产党员、共青团员的公开信》，表明了党中央对计划生育工作的重视和这项工作的极端重要性。1981 年 3 月，第五届全国人大常委会第 17 次会议决定成立国家计划生育委员会，并确定了国家计划生育委员会与卫生部的分工，为此卫生部在同年 4 月撤销了计划生育指导局，将计划生育指导工作划归妇幼卫生司，将计划生育科研工作划归科技司。1982 年卫生部撤销了科技司的计划生育科研处，有关工作合并到科技司规划处。同年国家计划生育委员会自己单独成立了计划生育科研处。2003 年，根据十届全国人大一次会议通过的国务院机构改革方案，将国家计划生育委员会更名为“国家人口和计划生育委员会”。

3. 中医药管理体制

早在建国初期，卫生部医政处内设置中医科，1954 年又单独成立中医司，分管中医管理工作；中药材管理则由商业部、供销总社管理。1957 年国务院决定中药材经营管理由卫生部统一领导，至 1963 又交回商业部管理。1978 年建立了国家医药管理总局，中西药全交医药管理总局管理。1986 年经国务院批准，设立国家中医管理局，隶属于卫生部。1988 年将中药工作由国家医药局分出，交由国家中医管理局管理，建成国家中医药管理局，仍归卫生部。

中医药管理局是中医中药工作的行政管理机构，负责全国中医中药工作的行业管理。

其职能包括（出自国家中医药管理局网站）：

（1）拟订中医药和民族医药事业发展的战略、规划、政策和相关标准，起草有关法律法规和部门规章草案，参与国家重大中医药项目的规划和组织实施。

（2）承担中医医疗、预防、保健、康复及临床用药等的监督管理责任。规划、指导和协调中医医疗、科研机构的结构布局及其运行机制的改革。拟订各类中医医疗、保健等机构管理规范和技术标准并监督执行。

（3）负责监督和协调医疗、研究机构的中西医结合工作，拟订有关管理规范和技术标准。

（4）负责指导民族医药的理论、医术、药物的发掘、整理、总结和提高工作，拟订民族医医疗机构管理规范和技术标准并监督执行。

（5）组织开展中药资源普查，促进中药资源的保护、开发和合理利用，参与制定中药产业发展规划、产业政策和中医药的扶持政策，参与国家基本药物制度建设。

（6）组织拟订中医药人才发展规划，会同有关部门拟订中医药专业技术人员资格标准并组织实施。会同有关部门组织开展中医药师承教育、毕业后教育、继续教育和相关人才培训工作，参与指导中医药教育教学改革，参与拟订各级各类中医药教育发展规划。

（7）拟订和组织实施中医药科学研究、技术开发规划，指导中医药科研条件和能力建设，管理国家重点中医药科研项目，促进中医药科技成果的转化、应用和推广。

（8）承担保护濒临消亡的中医诊疗技术和中药生产加工技术的责任，组织开展对中医古籍的整理研究和中医药文化的继承发展，提出保护中医非物质文化遗产的建议，推动中医药防病治病知识普及。

（9）组织开展中医药国际推广、应用和传播工作，开展中医药国际交流合作和与港澳台的中医药合作。

（10）承办国务院及卫生部交办的其他事项。

4. 国境卫生检疫行政管理体制

中国国境卫生检疫始于1873年。中华人民共和国成立后，在卫生部防疫处设立了检疫科并接管了17个检疫所。1979年卫生部决定将卫生检疫机构收归省、市、自治区卫生厅（局）直接领导。1987年9月17日，经国务院批准卫生部成立了“国境卫生检疫局”。1998年随着国务院各部委的体制改革，将国境卫生检疫、进出口动植物检疫和进出口商品检验的“年三检”合并，组建成“国家出入境检验检疫局”。至2001年4月，为适应加入世界贸易组织的需要，将国家出入境检验检疫局与原国家技术监督局合并，共同组建“国家质量监督检验检疫总局”。

第三节　卫生服务组织

一、卫生服务组织及其设计

（一）卫生服务组织

卫生服务是为了一定的目的使用卫生资源向居民提供预防、医疗、保健、康复、健康教育和健康促进服务的过程。卫生服务组织是指以保障居民健康为主要目标，直接或间接地向居民提供医疗、预防、保健、康复等卫生服务的组织。在我国，狭义的卫生服务组织可以大致包括医疗服务提供组织、预防服务提供组织、妇幼卫生服务提供组织、基层卫生服务组织；广义的卫生服务组织除了以上组织外，还包括血液及血液制品生产组织、药品和医疗器械生产机构、药品检验机构、医药研究机构、医药院校等。

由于我国采取的是城乡二元制管理体制，所以在城乡卫生服务组织上也存在着较为严重的城乡差异。在1997年医疗卫生体制改革开始之前，城市医疗机构一般分为市、区、街道几个层次。但随着1997年《中共中央、国务院关于卫生改革和发展的决定》的颁布实施，明确提出了区域卫生规划，要求从区域和人群出发，根据区域居民的健康或卫生需求，把社区卫生服务作为一种新的服务形式。到目前，我国大部分城市卫生组织的层次已经由原来的三级变成了社区和综合性卫生机构两级。农村的卫生服务体系是“三级卫生保健网”，即县医院、县疾病预防控制中心、县妇幼保健院等单位为中心，乡镇卫生院为枢纽，村、组卫生室（所）为基础的三级结构。2009年《中共中央国务院关于深化医药卫生体制改革的意见》强调“大力发展农村医疗卫生服务体系，强调进一步健全以县级医院为龙头、乡镇卫生院和村卫生室为基础的农村医疗卫生服务网络。”

二、卫生服务组织设置和职责

按照工作性质、职务职能，目前卫生服务组织主要包括医疗、预防、保健、健康教育等几类机构。

（一）医疗服务提供机构

按照地域，可将各类卫生服务机构分为城乡两类。在城市有城市医疗中心和社区卫生服务中心。在农村则保留着县、乡、村三级医疗层级的医疗机构，县医院是全县的医疗服务中心，负责该地区急诊、急救和疑难病症的治疗，乡镇卫生院负责本乡镇的医疗、预防和妇幼保健服务，负责指导村级医生，向居民提供方便、快捷的基本医疗服务。

按照主要的诊疗范围，可以将医院分为综合性医院、中医医院、专科医院（口腔医院、眼科医院、耳鼻喉科医院、肿瘤医院、心血管病医院、胸科医院、血液病医院、妇产医院）等三类。

按所有制方式可以将医疗机构分为公立、非公立医疗机构（民营、中外合资、外资独资医疗机构等）。虽然目前我国公立医疗机构占主导地位，但是随着我国鼓励多种投资方式举办医疗机构，非公立性医疗机构的比例将会越来越高。

2009年末，全国注册医疗机构90.7万个，其中：医院20291个，社区卫生服务中心（站）2.7万个，乡镇卫生院3.8万个，诊所（卫生所、医务室）17.5万个，村卫生室63.3万个。与上年比较，除乡镇卫生院减少605个（乡镇撤并和乡镇卫生院合并所致）。医院按等级分：三级医院1233个（其中：三级甲等医院765个），二级医院6523个，一级医院5110个，未定级医院7425个。医院按床位数分：100张床位以下医院12083个，100～199张医院3479个，200～499张医院3133个，500～799张医院1008个，800张及以上医院588个。2009年末，全国疾病预防控制中心3536个，其中：省级31个、市地级394个、县（区、县级市）级2787个。疾控中心比上年增加2个。2009年末，全国卫生监督所（中心）2809个，其中：省级31个、市地级384个、县区级2325个。卫生监督所（中心）比上年增加134个。

（二）疾病预防控制机构

疾病预防控制机构是运用预防医学理论、技术进行卫生防疫工作监测、科研、培训相结合的专业机构，是当地卫生疾病预防控制业务技术的指导中心。

为适应我国社会经济和卫生事业，尤其是公共卫生事业的发展要求，经对原中国预防医学科学研究院撤销、改造，并将原卫生部直属的工业卫生实验研究所、中国健康教育所合并后，于2002年1月23日新成立了“中国疾病预防控制中心”，是由政府举办的实施国家级疾病预防控制与公共卫生技术管理和服务的公益性事业单位。其使命是通过对疾病、残疾和伤害的预防控制，创造健康环境，维护社会稳定，保障国家安全，促进人民健康；其宗旨是以科研为依托、以人才为根本、以疾控为中心。在卫生部领导下，发挥技术管理及技术服务职能，围绕国家疾病预防控制重点任务，加强对疾病预防控制策略与措施的研究，做好各类疾病预防控制工作规划的组织实施；开展食品安全、职业安全、健康相关产品安全、放射卫生、环境卫生、妇女儿童保健等各项公共卫生业务管理工作，大力开展应用性科学研究，加强对全国疾病预防控制和公共卫生服务的技术指导、培训和质量控制，在防病、应急、公共卫生信息能力的建设等方面发挥国家级的作用。2010年年末，全国疾病预防控制中心3513个，其中省级31个、市地级403个、县（区、县级市）级2822个。

此外疾病预防中还有专科防治机构，如职业病防治院（所）、寄生虫病防治院（所）、结核病防治院（所）、皮肤病防治院（所）、性病防治所、放射卫生防护所、血吸虫病防治站（所）、食品卫生研究所等机构。

（三）妇幼保健机构

妇幼保健机构有着负责医疗与预防保健双重的特点，包括各级妇幼保健院（所）、妇产医院、儿童医院、综合医院中的妇产科和儿科。它是从事妇幼卫生业务工作的专业组织，指导基层妇幼工作为重点，保健与临床医疗相结合，负责妇幼卫生监测，坚持以群体保健工作为基础，面向基层、预防为主，为妇女儿童提供健康教育、预防保健等公共卫生服务。在切实履行公共卫生职责的同时，开展与妇女儿童健康密切相关的基本医疗服务。

妇幼保健机构根据所承担的任务和职责设置内部科室。保健科室包括妇女保健科、儿童保健科、生殖健康科、健康教育科、信息管理科等。临床科室包括妇科、产科、儿科、新生儿科、计划生育科等以及医学检验科、医学影像科等医技科室。但是各地可以因所承担的公共卫生职责和基本医疗服务的不同而适当增加或细化科室设置。

一般妇幼保健机构按照行政区域设置：省、自治区和直辖市设妇幼保健院；地、市（州、盟）级设妇幼保健院（所）；县、市（区、旗）设妇幼保健院（所）。但凡设置一定正式床位数的叫妇幼保健院，设置少量病床或观察病床的称为妇幼保健所，上级妇幼保健机构应承担对下级机构的技术指导、培训和检查等职责，协助下级机构开展技术服务。

（四）其他与卫生相关服务组织体系

主要包括医学科研机构、医学教育机构、健康教育组织、药物检验机构、血液及血液制品生产机构、卫生信息机构等。

1. 医学教育机构

医学教育机构主要包括各高、中等医药院校，它们是培养卫生所需人才，对在职人员进行培训的专业机构。在2000年教育管理体制改革之前，高等医药院校几乎都是归卫生部或省级卫生行政部门管理。2000年以后，随着教育管理体制的改革，原属于卫生部管理的高等医药院校划归教育部管理，如卫生部所属的北京医科大学、上海医科大学、同济医科大学、华西医科大学等医科院校都与当地的大学合并，归教育部或者省教育厅所管辖，目前只有北京协和医学院归属卫生部。原省级卫生行政部门的医药院校则与当地的院校合并，划归到当地的教育部门管理。

目前我国医疗教育机构形成与卫生事业发展相适应的规模和组织体系。2010年高等医药院校在校学生1 864 655人，中职医药院校在校学生1 683 865人。各医学教育机构为我国的卫生各行业输送了大量的医学人才，为我们的卫生事业作出了巨大的贡献。

2. 医学科研机构

医学科研机构是指国家或部门根据事业发展的需要，为了完成一定的医学科研任务，由占有一定空间与设备条件的各级各类科技人员组成并经过有关部门批准的医学科研工作单位。其根本任务是贯彻党和国家有关发展科学技术的方针政策，在医学领域出成果、出人才，为卫生事业的发展贡献自己的力量。主要的医学研究机构有：中国医学科学院、中国中医研究院、卫生部卫生经济研究所和医院管理研究所。

（1）中国医学科学院：中国医学科学院前身是中央卫生实验院，1950年对中央卫生实验院改造后，成立了中央卫生研究所，1956年更名为中国医学科学院，并于1957年与和谐医学院合并。现下设临床医学研究所、基础医学研究所、心血管病研究所、整形外科研究所、药物研究所、医学实验动物研究所、医学信息研究所、药物植物研究所、皮肤病研究所、医学生物学研究所、输血研究所、肿瘤研究所、医药生物技术研究所、微循环研究所等机构。

（2）卫生部卫生发展研究中心：原卫生部卫生经济研究所，于1991年经国家编委批准成立，是隶属于中华人民共和国卫生部的国家级研究机构。主要从事卫生经济理论、卫生政策和卫生发展与改革问题的研究，并将研究成果转化为政策建议，向政府及其有关部门提供决策参考。卫生经济研究所设有卫生费用核算研究室、医院改革与管理研究室、卫生发展战略与卫生政策研究室、医药技术经济评价研究室、医疗保障制度研究室、卫生服务体系研究室、卫生财政研究室、卫生财会研究室、国家医学编码与支付方式研究中心、新型农村合作医疗研究中心、社区卫生发展研究中心、卫生人力资源研究室、卫生经济信息研究中心等13个研究室（中心），还设综合办公室、科研管理处和中国卫生政策支持项目（HPSP项目）管理办公室。

（3）医院管理研究所：卫生部医院管理研究所是中华人民共和国卫生部的直属科研机构，创立于1991年9月18日。研究所的主要任务是开展医院管理科学研究，培养医院管理人才，采集有关信息为政府有关部门制定政策、法规、标准、规范提供必要的科学依据，力争在全国医院管理方面发挥指导和资讯服务中心的作用。

研究所下设17个部门：医院发展战略研究部、信息标准化研究部、医疗质量研究部、医院经营管理研究部、卫生法学研究部、培训部、护理中心、药事管理研究部、临床检验管理研究部、投融资策划部、医院建筑研究部、临床医学工程研究部、认证认可研究部、科技开发部、对外合作中心、综合部、财务部等部门。

（4）中国中医科学院：中国中医科学院成立于1955年12月19日，是国家中医药管理局直属的集科研、医疗、教学为一体的综合型研究机构。下设院直属机关、内科研究所、外科研究所、针灸研究所、针刺疗法研究所、中药研究所、医史研究室、编审室、中医研究班等，同时附设西苑医院、广安门医院、望京医院和长城医院等附属医院。

三、卫生服务组织的调整与改革

（一）卫生服务组织调整与改革的背景

卫生服务组织的调整和变革，就是根据外部环境和内部环境的变化，及时地调整改变卫生服务组织的内在结构，对组织结构中不适合的地方进行调整和改革，甚至是重新架构卫生服务体系，以适应环境的发展。在社会主义市场经济和卫生体制改革不断深化过程中，我国的卫生服务体系发生了巨大的变化，为人们提供多层次、多元化的卫生服务。现阶段诸多因素给卫生服务组织带来了新的挑战和机遇。

新技术的应用、国际化的交流给卫生服务提供体系带来了发展的机遇；市场经济的不断深化，特别是我国入世以后，医疗领域更加的开放，竞争加剧了国内医疗机构的改组和改制，有机遇也有挑战；社会发展和生活水平的提高，人们对卫生服务的利用有“量”和“质”双方面的需求；人口老龄化制约了经济和社会的发展，慢性非传染病也成为居民的多发病，并有上升的趋势；传染病防治形势比较严峻，鼠疫、霍乱、性病、结核病、血吸虫等重新抬头，新发传染病也有扩散的趋势；市场经济发展及卫生改革的深化，对卫生监督也提出了新的要求；卫生服务提供体系内部也存在着一些问题，卫生资源总量和结构不合理，大城市大医院集中了高质量和尖端的人才和技术，此外卫生机构效益低下，功能重复、机构重叠的情况也比较普遍。

卫生部发布了《医疗机构设置规划指导原则（2009 版）》（征求意见初稿）（以下简称《指导原则》），根据《指导原则》确立的框架，医疗机构的调整要以提高医疗服务工作效率和医疗系统整体功能为主要手段，满足增长的医疗服务需求。医疗资源利用率低的医疗机构要适当缩小规模，或与其他医疗机构进行重组和调整；医疗机构要扩大规模，应当考虑床位利用率、平均住院日等情况。同时，根据医疗服务需求、资源利用、疾病谱及疑难危重并发病情况，合理配置护士、医疗技术和设备。

《指导原则》还提出，医疗服务体系中各级各类医疗机构的设置应当层次清楚、结构合理、功能到位，以利于发挥整体功能。在农村建立以县级医院为龙头、乡镇卫生院为骨干、村卫生室为基础的服务网络；在城市建立以社区卫生服务机构、大型综合医院（区域医疗中心）和专科医院为基础，门诊部、诊所等为补充的新型城市医疗卫生服务体系。

（二）卫生服务组织的调整与改革具体做法

1. 合理配置资源，健全基层医疗服务体系　目前医疗服务资源在层次布局上向高端服务集中，在地域布局上向高购买力地区集中，所以城市资源配置总量过剩，从而大大降低了医疗卫生服务的可及性。

2009 年《中共中央国务院关于深化医药卫生体制改革的意见》明确健全基层医疗卫生服务体系。加快农村三级医疗卫生服务网络和城市社区卫生服务机构建设，发挥县级医院的龙头作用，加强基层医疗卫生人才队伍建设，特别是全科医生的培养培训，着力提高基层医疗卫生机构服务水平和质量。转变基层医疗卫生机构运行机制和服务模式，完善补偿机制。逐步建立分级诊疗和双向转诊制度，为群众提供便捷、低成本的基本医疗卫生服务。完善以社区卫生服务为基础的新型城市医疗卫生服务体系。

加快建设以社区卫生服务中心为主体的城市社区卫生服务网络，完善服务功能，以维护社区居民健康为中心，提供疾病预防控制等公共卫生服务、一般常见病及多发病的初级诊疗服务、慢性病管理和康复服务。转变社区卫生服务模式，不断提高服务水平，坚持主动服务、上门服务，逐步承担起居民健康“守门人”的职责。建立城市医院与社区卫生服务机构的分工协作机制。城市医院通过技术支持、人员培训等方式，带动社区卫生服务持续发展。同时，采取增强服务能力、降低收费标准、提高报销比例等综合措施，引导一般诊疗下沉到基层，逐步实现社区首诊、分级医疗和双向转诊。整合城市卫生资源，充分利用城市现有一、二级医院及国有企事业单位所属医疗机构和社会力量举办的医疗机构等资源，发展和完善社区卫生服务网络。

2. 整合疾病预防控制体系，加强公共卫生服务体系建设 为改善原来疾病预防控制体系条块分割的局面，国家成立了疾病预防控制局，地方上则将原有的与疾病控制相关、条块分割的专业防治站、防治所等重新整合成为综合的疾病预防控制机构。在“非典”以后国家也越来越重视公共卫生体系的建设，将疾病预防控制重新提到了一个新的高度，不断完善公共卫生服务体系，进一步明确公共卫生服务体系的职能、目标和任务，优化人员和设备配置，探索整合公共卫生服务资源的有效形式。完善重大疾病防控体系和突发公共卫生事件应急机制，加强对严重威胁人民健康的传染病、慢性病、地方病、职业病和出生缺陷等疾病的监测与预防控制。

3. 扩大群众性卫生组织和事业单位的权利范围 例如，2002 年 9 月生效的《医疗事故处理条例》赋予了中华医学会医疗事故鉴定的权利。卫生部将卫生行业科技成果鉴定工作交给市场中介组织，将化学品毒性鉴定、建设项目职业病危害评价（甲级）、职业病防护设施与个人职业病防护用品效果评价、放射防护器材和含放射性产品技术评估交给相关的事业单位。

4. 推进公立医院改革试点 改革公立医院管理体制、运行机制和监管机制，积极探索政事分开、管办分开的有效形式。完善医院法人治理结构。推进公立医院补偿机制改革，加大政府投入，完善公立医院经济补偿政策，逐步解决“以药补医”问题。大力改进公立医院内部管理，优化服务流程，规范诊疗行为，调动医务人员的积极性，提高服务质量和效率，明显缩短病人等候时间，实现同级医疗机构检查结果互认，努力让群众看好病。

5. 鼓励社会资本参与卫生领域 政府从非政府部门或私人部门可以通过一定的方式得到有效的和相对质量高的医疗卫生服务，并可以惠及更大人群。政府鼓励社会资本进入卫生领域，积极促进非公立医疗卫生机构发展，形成投资主体多元化、投资方式多样化的办医体制。政府抓紧制定和完善有关政策法规，规范社会资本包括境外资本办医疗机构的准入条件，不断完善公平公正的行业管理政策。

第四节 卫生第三方组织

第三方组织即非政府组织（non-governmental organization，NGO）。卫生第三方组织是相对于卫生行政组织和卫生服务组织而言的，包括各种非政府部门以及广大群众自发组建的非政权性质的社会团体。

萨拉蒙（Lester M. Salamon）和安海尔（Helmut Anheier）在综合比较研究的基础上，提出了非政府组织所具备的五个特征：组织性、民间性、非营利性、自治性和志愿性。在我国，此类组织多由民间发起，但大多挂靠在某些政府部门，或者是政府部门下设的事业单位。其中医学学术团体是医学科学领域里最重要的卫生第三方组织，它包括各种卫生相关学会、协会、研究会、基金会等。随着国家政府职能的转变，学术团体在卫生管理中的作用将会越来越重要。这里主要介绍以下学术团体组织。

一、学会

（一）中华医学会

中华医学会创立于 1915 年。学会在各省、市、自治区及部分地（市）或县（区、市）都设有分支机构，并根据医学发展的需要设立了内、外、妇、儿、眼耳鼻喉、皮肤、骨科等

76个二级专业分会和10个工作委员会，并主办了71种中华医学杂志。中华医学会的业务范围是：开展学术交流、出版医学刊物、进行继续医学教育、开展国际学术交流、进行医学科技论证、评选和推广医学科技成果、发现与培养优秀人才、开展有关咨询服务等。2002年9月1日开始实施的《医疗事故处理条例》规定，今后医疗事故的行政处理过程中，医疗事故的鉴定将由中华医学会进行组织。

（二）中华护理学会

中华护理学会是中国建立的最早的专业学术团体之一，它是中国共产党领导下的护理科技工作者的学术性群众团体，是党联系广大护理工作者的纽带和桥梁。其宗旨是团结广大护理工作者，为繁荣和发展中国护理科学事业，促进护理科学技术的普及、推广和进步，为保护人民健康服务。

中华护理学会于1909年8月在江西牯岭成立。曾先后用名：中国看护理组织联合会、中华护士会、中华护士学会、中国护士学会，1964年更现名至今。1920年创刊《护士季报（中英文版)》。现出版学术期刊《中华护理杂志》（月刊)、《中华护理学会会刊》（双月刊）和《华护信息》（季刊)，与河北日报社联合主办《现代护理报》（半月报)。

中华护理学会的主要任务是：组织广大护理工作者开展学术交流和科技项目论证、鉴定；编辑出版专业科技期刊和书籍；普及、推广护理科技知识与先进技术；开展对会员的继续教育；发动会员对国家重要的护理技术政策、法规发挥咨询作用；向政府有关部门反映会员的意见和要求，维护会员的权利，为会员服务。

（三）中华全国中医学会

中华中医药学会是全国中医药科学技术工作者和管理工作者及中医药医疗、教育、科研、预防、康复、保健、生产、经营等单位自愿结成并依法登记成立的全国性、学术性、非营利性法人社会团体，是发展我国中医药科技事业的重要社会力量。中华全国中医学会1979年5月经中国科协和卫生部批准成立，在全国各级各地区设立分支机构，在一些民族地区，还成立了民族医学会。中华中医药学会接受业务主管部门中国科学技术协会和登记管理机关民政部的业务指导与监督管理。学会办事机构是国家中医药管理局直属事业单位。

该学会的宗旨为：贯彻党的中医政策和“百花齐放、百家争鸣”的方针，团结中医药工作者和热心于中医药事业的科技工作者，坚持实事求是的态度，积极开展学术交流，促进中医药科学事业的发展，保护人民的健康，为社会主义现代化服务。主要任务是开展中医药学的国内外学术交流、推广科研成果，出版中医药学期刊杂志，普及中医药学知识，开展中药学人才培训。

（四）中华预防医学会

中国政府始终重视贯彻“预防为主”的方针，将搞好卫生防病工作和提高全民族健康作为各级政府的职责。经国家民政部批准，于1987年成立了中华预防医学会。中华预防医学会是公共卫生与预防医学领域的全国性学术团体，受卫生部直接领导，同时也是中国科学技术协会和世界公共卫生联盟成员。中华预防医学会有33个分支机构，中国各省、自治区、直辖市、计划单列市及一些市、县均成立了预防医学会，预防医学会的网络体系已遍布全国。学会设有学术会务部、编辑出版部、对外联络部、继续教育与技术培训部、科技开发部和学会办公室，现共主办了40种预防医学系列杂志。

（五）中国红十字会

中国红十字会是国际红十字运动的重要成员。中国红十字会是从事人道主义工作的社会救助团体，是中华人民共和国统一的红十字组织，以弘扬“人道、博爱、奉献”的红十字精神，保护人的生命和健康，促进人类和平进步事业为宗旨。中国红十字会主要职责有备灾救灾、卫生救护、国际合作、卫生关怀及人道救助、红十字宣传和筹资等。

中国红十字会 1904 年成立，建会以后从事救助难民、救护伤兵和赈济灾民活动，为减轻遭受战乱和自然灾害侵袭的民众的痛苦积极工作，并参加国际人道主义救援活动。新中国成立后，中国红十字会于 1950 年进行了协商改组，周恩来总理亲自主持并修改了《中国红十字会章程》。1952 年中国红十字会恢复了在国际红十字运动中的合法席位。建国初期，中国红十字会在协助政府履行《日内瓦公约》、处理战争遗留问题、开展民间外交、宣传卫生防病知识、保护人民生命与健康等方面做了大量卓有实效的工作。改革开放以来，中国红十字事业取得了长足的发展。1993 年 10 月，中华人民共和国第八届全国人民代表大会常务委员会第四次会议通过了《中华人民共和国红十字会法》，使中国红十字事业有了法律保障。2004 年中国红十字会召开的第八次全国会员代表大会，是中国红十字会发展史上的一个重要里程碑，大会聘请国家主席胡锦涛担任中国红十字会名誉会长，选举彭珮云继续担任中国红十字会会长，通过了《中国红十字事业 2005—2009 年发展规划》。

目前，中国红十字会有 31 个省级分会、333 个地级分会、2860 个县级分会和新疆建设兵团分会，铁路和商业系统红十字会，香港和澳门特别行政区红十字会，有 7 万个基层组织，团体会员单位 12 万个，志愿者 113.2 万人，会员总数 2398 万人，其中青少年会员 1549 万人。

二、协会

（一）中国医师协会

1999 年 5 月 1 日，我国正式颁布实施了《中华人民共和国执业医师法》。这是我国制定的第一部有关医师的大法，这充分体现了党和国家对广大医师的关心和爱护。《医师法》第一章第七条明确规定“医师可以依法组织和参加医师协会”。《医师法》的颁布实施为中国医师协会的成立提供了法律依据。中国医师协会是依法成立的社团组织。

中国医师协会于 2002 年 1 月 9 日成立，该协会是经国家民政部登记注册，由执业医师、执业助理医师及单位会员自愿组成的全国性、行业性、非营利性的群众团体，是国家一级协会，是独立的法人社团。其宗旨是：发挥行业指导、服务、自律、协调、监督作用，团结和组织全国医师遵守国家宪法、法律、法规和政策；弘扬以德为本，以病人为中心的医师职业道德，努力提高医疗水平和服务质量；维护医师的合法权益，为我国人民的健康和社会主义建设服务。

（二）中国性病艾滋病防治协会

中国性病艾滋病防治协会于 1993 年 11 月 30 日成立，属国家级社会团体，卫生部主管，挂靠在中国疾病预防控制中心，由性病、艾滋病防治工作者和热心于性病、艾滋病防治事业的社会各界人士自愿组成的、非营利性的、协助政府开展性病、艾滋病防治工作的全国性社会团体。协会接受卫生部、公安部的指导，向民政部登记注册接受监督管理。中国性病艾滋病防治协会的宗旨是团结、组织和动员广大卫生工作者和社会各界人士，在国家有关法律规定的范围内积极参与全社会的性病、艾滋病防治工作，为保障我国人民身体和加强社会主义物质文明和精神文明建设服务。

（三）中国防痨协会

中国防痨协会成立于 1933 年 10 月 21 日，是中国防痨科技工作者自愿组成的群众组织，是在中国共产党领导下，依法登记注册的全国性、学术性、非营利性的法人社会团体。其宗旨是遵守中华人民共和国宪法、法律、法规和有关政策，遵守社会道德风尚，坚持以马克思、列宁主义、毛泽东思想、邓小平理论和“三个代表”重要思想为指导，团结和动员中国防痨科技工作者，全面落实科学发展观，坚持科学技术是第一生产力的思想，实施科教兴国和可持续发展战略，促进防痨科学技术的繁荣和发展，促进防痨科学技术的普及和推广，促进防痨科学技术人才的成长和提高，促进防痨科学技术与经济的结合，反映防痨科学技术工作者的意见，依法维护防痨科技工作者的合法权益，为防痨科学技术工作者服务。

三、基金会

中国肝炎防治基金会于 1998 年 11 月 24 日成立，是对国内外社会团体和其他组织以及个人自愿捐赠资金和物资进行管理，具有独立法人资格的民间非营利性组织。

本基金会的宗旨是：在遵守国家有关法律、法规和政策的基础上，争取国内外社会团体和其他组织及个人捐赠，配合政府的肝炎预防控制目标与规划实施，普及肝炎防治知识，开展肝炎防治人员培训，支持和促进肝炎防治科研以及贫困地区肝炎防治工作，保护人民健康，提高民族素质。本基金会接受中华人民共和国卫生部、中国人民银行、中华人民共和国民政部的业务指导和监督管理。

本基金会的基金来源：①境内外社会团体、企事业单位、其他组织及个人的捐赠赞助；②基金存入金融机构收取的利息；③购买债券及企业股票的收益；④其他合法收入。基金主要用于资助我国以下各领域工作：①根据捐赠者意见，专项使用；②贫困地区开展乙肝疫苗接种；③肝炎防治知识的传播与社会宣传动员；④国内、国际肝炎防治学术交流活动，推广先进的预防、诊断和治疗技术；⑤肝炎防治的科学研究；⑥奖励肝炎防治工作成绩突出的先进集体和个人；⑦用于符合本基金会宗旨的其他有关活动。

思考题

1. 1998 年组建的国家食品药品监督局，到 2008 年国家食品药品监督局又划归卫生部管理，从行政组织变革的角度如何看待这一现象？

2. 从中华人民共和国卫生部的职责变化和机构调整，思考我国卫生行政组织调整与变革。

3. 目前我国卫生服务组织体系存在着哪些问题？未来发展的趋势是怎样的？

4. 举例说明各类学术团体在卫生事业发展中的作用。

（张　翔　熊巨洋　薛　军）

第七章 健康管理

内容提要

健康管理作为一种新型卫生服务模式，是当前国际社会推进卫生改革与发展的趋势和重要内容之一。健康管理的概念、特点及其发展与应用。健康管理师职业资格要求、工作能力与服务内容。健康风险评估的种类与方法。健康管理的基本步骤、服务流程、健康相关信息的收集方法以及健康管理的基本策略。

第一节 健康管理概述

健康管理（health management）是按照现代健康理念与医学模式的要求，采用先进的医学科学技术和经验，运用现代管理科学的理论和有目的、有计划、有组织的管理方法与手段，调动全社会各个组织和每个成员的积极性，通过对群体和个体的身心负荷状态、健康危险因素进行全面检测、监测、分析、评估、预测、预警和跟踪管理，以达到维护、巩固、促进群体和个体健康，提高生活与生存质量，延长健康寿命之目的。健康管理顺应了现代医学发展方向，强调预防重于治疗，控制和防治疾病的科学新理念，是预防医学与临床医学相结合的一种前瞻性的新型卫生服务模式，为人们追求健康长寿，追求更有品质、更有内涵、更有尊严的健康生活提供一种可能。

发展城乡社区卫生服务是医疗卫生改革和社会卫生策略的重点，是公共卫生和基本医疗服务体系的基础，是实现人人享有初级卫生保健的基本途径，也是促进社会公平、维护社会稳定、构建和谐社会的重要内容。大力发展社区健康管理（community health management），对于落实预防为主、防治结合的社区卫生工作方针，改进卫生服务模式，为居民提供综合性、全方位、科学的健康保健服务，减轻社会和个人的医疗卫生负担，建立和谐的医患关系都具有深远重要的意义。

一、健康管理的概念与特点

健康管理是指对个体和群体的健康危险因素进行监测、分析和评估，提供健康咨询和指导，对已知的健康危险因素进行干预的全过程。目的在于调动个体和群体及整个社会的积极性，使健康人群、亚健康人群、疾病人群等各类人群更好地拥有健康、恢复健康、促进健康，有效地利用有限的资源来达到最大的健康效果，并节约医疗经费开支，降低医疗支出。它不仅是一个概念、一种方法，更是一套完善、周密的服务程序，是为个体和群体（包括政府）提供有针对性的、科学的健康信息，并创造条件采取行动来改善健康的服务。

健康管理具有以下四个特点：

（一）以控制健康危险因素为核心

健康管理不同于临床医疗服务。临床医疗服务主要是治病防病、维护人群健康，注重对疾病症状的治疗，如控制高血压病人的血压、糖尿病病人的血糖、肥胖症病人的体重等，服务对象主要是疾病人群，是对疾病现状采取医学干预措施的过程，目标在于通过救死扶伤、减轻病痛，以提高人群的健康水平和生活质量。健康管理强调在全面监测、分析和评估的基础上，对健康危险因素进行干预和控制，服务对象包括健康人群、亚健康人群、疾病人群等各类人群，是在健康相关信息管理的基础上，针对不同人群的不同特点，开展健康教育与健康管理、健康咨询与指导，使个体或人群在健康方面达到相对最佳状态，最终达到延长寿命、提高生活质量的目的。如同样面对一位高血压病人，健康管理认为高血压是遗传因素和个人生活习惯二者长期互相作用的结果，是导致脑卒中、冠心病等心脑血管病的第一危险因素，高血压病人不仅需要采取措施控制血压，更重要的还需对高血压主要危险因素进行有效控制，从根本上降低其并发症罹患的概率。

（二）以提供健康咨询和指导为内容

健康管理是基于个人健康档案基础上，针对个体或群体的健康需求，提供健康咨询和指导，对健康危险因素进行干预的全过程，包括对健康危险因素进行监测、分析，对健康风险进行量化评估，对干预过程进行监督指导，一般不涉及疾病的诊断和治疗过程。健康管理从生物、心理、社会的角度对个体或群体进行全面的健康保健服务，注重一、二、三级预防并举，将科学的健康生活方式传导给健康需求者，协助人们有效维护自身的健康，变被动地维护健康为主动地管理健康，更加有效地保护和促进各类人群的健康。如高血压病人，健康管理需要了解病人的年龄、性别、身高、体重、腰围、动态血压等一般情况，收集病人的既往史、家族史、烟酒史、身体活动状况、饮食、营养以及血脂、血糖检查等基本资料，针对病人的主要健康危险因素，开展包括合理膳食、适量运动、戒烟限酒、心理平衡、外部环境等生活方式的指导，并每两个月或根据需要评估生活方式指导后的实际效果，适当调整或修正对高血压病人生活方式指导的内容。

（三）以科学利用健康资源为宗旨

随着社会的进步发展，对健康的需求日益增长，而人口老龄化、急性传染病、慢性病、环境恶化已经成为过度消耗社会健康资源的焦点，并导致医疗卫生需求和医疗费用开支持续增长，社会健康资源相对匮乏，传统的以疾病治疗为中心的医疗模式应对不了新的挑战。世界卫生组织的研究证实：人类 1/3 的疾病通过预防保健可以避免；1/3 的疾病通过早期发现可以得到有效控制；1/3 的疾病通过信息地有效沟通可以提高治疗效果。健康管理就是以现代医学技术和社会经济发展为基础，根据个体和群体的健康需求，通过对健康状况进行科学、客观的全面评估，有针对性地指导个体和群体以积极的态度和行动，主动改进不良生活方式，增进个体和群体的生理机能和心理素质，合理选择医疗健康消费，从而科学利用健康资源，避免或降低社会健康资源的不必要消耗。健康管理还通过对健康资源进行计划、组织、指挥、协调和控制，有效地利用健康资源，达到健康资源使用的最优化，也就是通过调动个体和群体及整个社会的积极性，合理利用和支配有限的健康资源，促进社会生存环境的优化，增强人的活力，及时预警健康危险因素，为个体和群体（包括政府）提供有针对性的科学健康信息和生活方式指导，来达到最大的健康效果。

（四）以标准化、系统化、信息化的管理服务为具体实施方法

健康管理服务的具体内容和工作流程，是依据循证医学和循证公共卫生的标准和学术界

已经公认的预防和控制指南及规范来确定和实施，强调多平台合作，注重健康管理服务的可重复性和有效性。健康相关信息收集、健康风险评估、健康干预与后续服务，是健康管理服务的三个基本步骤。健康管理服务通过收集大量系统化的健康相关信息，基于个体或群体的电子信息化健康档案的动态管理，建立服务对象的生活方式、环境、遗传等危险因素与健康状态之间的量化关系，分析预测个体或群体在一定时间内发生某种特定疾病，或因患某种特定疾病导致其他严重并发症或死亡的可能性，并据此提供有针对性的健康控制和干预。必须强调的是，健康管理服务是一个长期的、周而复始、连续不断的过程，在实施健康控制和干预措施一定时间后，需要周期性地评价健康管理的效果、调整健康管理的计划和干预措施，才能达到健康管理的预期效果。因而，健康管理服务是一种标准化、系统化、信息化的管理服务。

二、健康管理的发展与应用

健康管理的出现是时代发展的需要和必然，是西方国家自 20 世纪 20 年代以来强调“以人为中心”管理思想的延伸。在后工业化时代，要提高生产力就必须关注员工的工作效率，而健康越来越成为影响生产效率的重要因素，要提高员工的工作效率就要保证员工及其家属拥有健康，就必须建立同时能为不同健康状态人群服务的健康维护和管理系统。虽然早在 20 世纪 50 年代，美、英等西方国家的公共卫生和流行病学关于健康风险及循证公共卫生干预的研究已经为健康管理积累了大量的科学证据，管理学和行为医学的发展也为健康管理的产生提供了理论和实践基础。直到 20 世纪 70 年代，健康管理才真正成为一门学科及行业。由于人口老龄化进程加快、期望寿命延长、慢性病发病率上升，新兴的、昂贵的医疗技术大量出现，导致世界范围内的医疗卫生费用大幅上涨，尤其在美国，医疗技术的普及推广速度以及使用范围远高于其他国家，为寻求控制医疗卫生费用并保证个人健康需求，1973 年美国政府颁布了《健康维护组织法》，鼓励社会各界参与健康维护工作，美国各州相继成立健康维护组织，并与健康保险相结合，才有力地推动了健康管理产业的发展。此后，随着计算机技术的日臻成熟完善，互联网的出现和信息产业的迅猛发展，为健康相关信息的采集、管理和分析提供了强大的技术支撑，健康管理作为一种新型卫生服务新模式，在世界各国得到迅速推广和发展。

健康管理经过三十多年的蓬勃发展，被证明能够有效控制疾病的发生率、改善个体和群体的健康状况，并明显降低医疗费用的开支，是医疗服务体系中重要的组成部分。研究表明，在健康管理方面每投入 1 美元，就可以减少 3～6 美元的医疗费用，如果再加上提高生产效率的回报，产生的实际效益就更大，美国大多数中等规模以上的企业，都接受健康管理服务公司提供的专业化服务。美国密执安大学健康管理研究中心主任第·艾鼎敦博士（DeeW·Edington）在回顾美国 20 多年的健康管理研究后得出这样的结论：健康管理对于任何企业及个人都有这样一个秘密，即 90%和 10%，具体地说就是 90%的个人和企业通过健康管理后，医疗费用降到原来的 10%；10%的个人和企业未做健康管理，医疗费用比原来上升 90%。健康管理对于社会、企业和个人都是必要的，它在节约医疗费用的支出的同时，也提高了个体的生存质量。

健康管理的应用，在国外主要在以下 4 个领域：

1. 企业、医疗机构和健康管理公司　帮助个人控制影响健康的危险因素，改善健康状况，从而减少个体疾病发生的概率和医疗费用的负担。个人可以通过互联网寻找有关健康管理公司的服务，也可以通过私人医生来得到健康服务。接受健康管理的团体或公司，不仅可以达到保护职工健康、减少医疗费用的目的，还可以显著提高劳动生产率。

2. 医疗保险和健康保险　将单纯的事后理赔转变为全过程的健康管理服务，并利用健康管理对影响健康危险因素的评价技术确定不同投保个体的保险费率，研究开发医疗健康保险的新险种。健康管理在提高被保险人个体的健康水平、减少患病风险的同时，有效减少医疗费用的支出和赔付，从而增加了保险行业的收益。

3. 新药研究和开发　不少药品生产企业在新产品研发中利用疾病危险性评价技术来综合评价产品的疗效、毒副作用、经济性和应用范围等。

4. 为政府服务　民众健康事关国家的经济、政治和社会稳定，美国联邦卫生和社会服务部牵头实施了以“提高健康生活质量、延长健康寿命、消除健康差距”为目标的“健康人民”计划，目前有7700万的美国人在大约650个健康管理组织中享受医疗服务，超过9000万的美国人成为健康管理计划的享用者。

健康管理在中国处于起步阶段，具有广阔的发展和应用前景。健康管理在我国始于20世纪90年代，1997年成立的北京九华体检中心是国内最早的专业体检机构，2001年我国第一家以健康管理注册的公司问世，2003年首次将健康管理引入我国健康保险领域。尤其在经历2003年的非典磨难和随后的禽流感的肆虐之后，我国人口与卫生科技确定了新的“战略前移、重心下移”的发展战略，即重视对疾病危险因素的有效控制和管理，从以治疗为中心转向以预防为中心，将卫生防病工作的重点放在社区、农村和家庭，为全面开展健康管理服务指明了方向。2005年10月国家劳动和社会保障部正式推出“健康管理师”职业，2007年7月中华医学会健康管理学分会在北京正式成立，标志着中国健康管理事业进入快速发展时期，对健康管理在中国的发展起到了决定性的推动作用。

当前，中国健康管理主要涉足健康保险、健康管理公司、健康体检、社区卫生服务等领域，估计全国已经有数十万人享受到科学、专业的健康管理服务，但与美国70%居民能够在健康管理公司或企业接受完善的服务相去甚远，从事健康服务的机构大部分为医院及体检中心的附属部门，专业的健康管理机构数量偏少。尽管我国健康管理还面临着公众认知度和接受度不高、管理范畴和管理服务群体狭窄、管理支付机制不健全、健康管理与医疗机构未实现资源共享、健康管理的发展模式有待探讨以及国家缺乏具体配套政策等许多实际困难，但是随着人们健康意识的逐渐增强，经济的快速发展、生活水平的不断提高，政府支持力度的加大，健康管理将有望成为继信息产业之后又一个新的高速成长的行业。

三、健康管理师

健康管理师是从事个体或群体健康的监测、分析、评估以及健康咨询、指导和健康危险因素干预等工作的专业人员，是健康信息的提供者、健康促进的推动者，是卫生行业特有的国家职业，是以知识技能劳动为主的职业。

2005年10月25日，劳动和社会保障部将健康管理师列入第四批正式发布的11个新职业之一。2005年11月29日，劳动和社会保障部发出《关于同意将医疗救护员等2个新职业纳入卫生行业特有职业范围的函》，将健康管理师列为卫生行业特有职业（工种）归入卫生部进行管理。卫生部职业技能鉴定指导中心是该职业国家职业资格唯一的认证单位。

（一）健康管理师的职业资格等级

共设三级：

1. 健康管理师三级（对应国家职业资格三级）；

2. 健康管理师二级（对应国家职业资格二级）；

3. 健康管理师一级（对应国家职业资格一级）。

（二）健康管理师的职业工作能力

主要有5项：

1. 健康监测；

2. 健康风险评估和分析；

3. 健康指导；

4. 健康危险因素干预；

5. 指导、培训与研究。

其中，健康管理师三级应具有1～4项职业工作能力，健康管理师二级应具有1～4项和第5项的指导与培训能力，健康管理师一级应具有1～5项职业工作能力。

（三）健康管理服务的具体内容

主要包括9个方面：

1. 采集和管理健康信息；

2. 制订与实施监测方案；

3. 评估健康和疾病危险性；

4. 开展健康咨询与指导；

5. 制订健康促进计划；

6. 实施健康维护；

7. 进行健康教育和推广；

8. 研究与开发健康管理技术；

9. 评估健康管理技术应用的成效等。

《健康管理师国家职业标准》对健康管理师职业资格各等级的职业工作能力和相关知识要求，作出具体的规定。

（四）健康管理师职业资格要求

健康管理师应遵循职业道德，掌握健康管理基本知识、健康保险相关知识、医学基础知识和其他健康相关知识以及相关的法律、法规知识，具备一定的观察和理解、表达和交流，信息的获取、处理和使用，协调、管理及学习的能力。不同级别的健康管理师需要达到一定的职业工作能力和相关知识要求，并经卫生部职业技能鉴定指导中心认定合格，方可取得相应的健康管理师职业资格。

1. 申报健康管理师职业三级资格，须具备以下条件之一

（1）具有医药卫生专业大学专科以上学历证书；

（2）具有非医药卫生专业大学专科以上学历证书，连续从事本职业或相关职业工作2年以上，经健康管理师三级正规培训达规定标准学时数，并取得结业证书；

（3）具有医药卫生中等专科以上学历证书，连续从事本职业或相关职业工作3年以上，经健康管理师三级正规培训达规定标准学时数，并取得结业证书。

2. 申报健康管理师职业二级资格，须具备以下条件之一

（1）取得健康管理师三级职业资格证书后，连续从事本职业工作5年以上；

（2）取得健康管理师三级职业资格证书后，连续从事本职业工作4年以上，经健康管理

师二级正规培训达规定标准学时数，并取得结业证书；

（3）具有医药卫生专业本科学历证书，取得健康管理师三级职业资格证书后，连续从事本职业工作4年以上；

（4）具有医药卫生专业本科学历证书，取得健康管理师三级职业资格证书后，连续从事本职业工作3年以上，经健康管理师二级正规培训达规定标准学时数，并取得结业证书；

（5）取得医药卫生专业中级及以上专业技术职务任职资格后，经健康管理师二级正规培训达规定标准学时数，并取得结业证书；

（6）具有医药卫生专业硕士研究生及以上学历证书，连续从事本职业或相关职业工作2年以上。

3. 申报健康管理师职业一级资格，须具备以下条件之一

（1）取得健康管理师二级职业资格证书后，连续从事本职业工作4年以上；

（2）取得健康管理师二级职业资格证书后，连续从事本职业工作3年以上，经健康管理师一级正规培训达规定标准学时数，并取得结业证书；

（3）具有本专业或相关专业大学本科学历证书，连续从事本职业或相关职业工作13年以上；

（4）取得医药卫生专业副高级及以上专业技术职务任职资格后，经健康管理师一级正规培训达规定标准学时数，并取得结业证书；

（5）具有医药卫生专业硕士、博士研究生学历证书，连续从事本职业或相关职业工作10年以上。

（五）健康管理师的职业守则

健康管理师职业道德，是健康管理师在从事健康管理劳动过程中所应遵循的行为规范和必备的品德，是对健康管理师的基本要求。《健康管理师国家职业标准》对健康管理师的职业守则有以下具体要求：

1. 健康管理师不得在性别、年龄、身体状况、职业、民族、国籍、宗教信仰、价值观等方面歧视被服务的个体或群体。

2. 健康管理师首先应该让被服务的个体或群体了解健康管理工作的性质、特点以及个体或群体自身的权利和义务。

3. 健康管理师在对个体或群体进行健康管理工作时，应与个体或群体对工作的重点进行讨论并达成一致意见，必要时（如采用某些干预措施时）应与个体或群体签订书面协议。

4. 健康管理师应严格遵守保密原则

（1）有责任向个体或群体说明健康管理工作的相关保密原则和规定；

（2）一旦发现个体或群体有危害自身或他人的情况，必须采取必要的措施，防止意外事件发生（必要时应通知亲属或有关部门）；

（3）工作中的有关信息，包括个案记录、检查资料、信件、录音、录像和其他资料，均属专业信息，应在严格保密的情况下妥善保存，不得泄露；

（4）只有在个体同意的情况下才能对工作或危险因素干预过程进行录音、录像，在因专业需要进行案例讨论，或采用案例进行教学、科研、写作等工作时，应隐去可能会据此辨认出个体的有关信息。

第二节　健康风险评估

一、健康风险

健康风险（health risk）是生活中最常见的风险之一，是指人的生命过程中，环境、社会等外部环境和人自身的内部因素威胁或损害健康的各种可能性。

健康风险与其他风险一样，会带来巨大的成本，包括直接期望损失和间接期望损失，是指风险一旦发生后，将导致直接损失和间接损失。如个体患病后，需要支付诊治疾病的费用，这是个体的直接损失；同时，因诊治疾病需要占用时间，导致收入减少，这是个体的间接损失，间接损失还可以包括因病缺勤后，个体所在公司或企业成本的增加、利润的减少等。

与其他风险相比较，健康风险具有四个显著特点：

1. 人身的伤害性　健康风险的发生将直接导致个体或群体的身体健康乃至生命的损失，遭遇者不仅需要承担经济上的损失，同时会造成生理上的痛苦、心理上的悲伤，而这种损失是无法用经济来计算、补偿或替代的。

2. 健康的基本性　健康是每个人的基本需求，健康风险发生频率之高是其他任何风险所无法比拟，世界上没有不生老病死的人，任何情况都有可能影响健康，其发生率远远超过其他任何风险。

3. 原因的复杂性　导致健康风险发生的原因多种多样，来自自然、社会以及人自身发展的诸多因素都能直接或间接地对健康造成负面的不利影响。

4. 社会的扩展性　某些健康风险具有社会扩展性。如近年来非典型性肺炎、禽流感、手足口病、甲型 H1N1 流感等传染性疾病以及不良生活方式的传播等，如不及时采取积极的有效措施，将给更大范围人群的健康和生命造成严重威胁和危害。

二、健康风险评估的概念与特点

健康风险评估（health risk appraisal，HRA）是对个体或群体的健康状态和健康危险因素导致的特定疾病和（或）死亡的频率以及潜在的健康损失程度的描述和估计。HRA 是健康管理的一种技术或工具，是基于遵循科学管理的方法和程序，通过综合测量和评定与健康相关的各种指标或因素，识别出个体或群体的主要健康问题和危险因素，并区分不同健康危险因素对罹患疾病或死亡的危险性，对健康干预控制的重点和成效进行优先排序，为制订和实施健康管理方案提供信息基础，也为机体健康状态的连续观察和健康干预的效果评估提供对比的基础，是健康管理过程中不可或缺的重要环节。HRA 有以下特点：

（一）评估对象是人的健康状态

人的健康既是多维的，又是一个相对的、连续的、动态的过程，决定了 HRA 的要求和发展。现代科学技术和医学的发展，揭示了人的机体必须与社会环境和自然环境相互协调，健康已经从单纯的生理标准扩展到心理、社会标准，从个体诊断延伸到群体乃至整个社会的健康评价，健康不仅仅是人的机体及功能保持完整良好，还应包括良好的心理精神状态和良好的社会适应能力。从健康演变角度看，个体包括个体的组织器官从健康到死亡要经历健康、亚健康（低危险状态、高危险状态）、非健康（疾病、重病、濒死状态）、死亡等多个阶段，前一状态相对于后一状态可视为相对的健康状态，其中的每个阶段都是动态连续、逐渐演变的，除死亡外都有可能发生逆转，如图 7-1。因而，HRA 必须同时注重人的自然属性和社会属性，注重健康对人的价值和人对健康的作用，不仅要评估确定的健康结果，如疾病、残疾等级等，也要重视对个体健康功能的评估，如生活自理能力、社会交往能力等，而且要阶段性、连续性地进行。

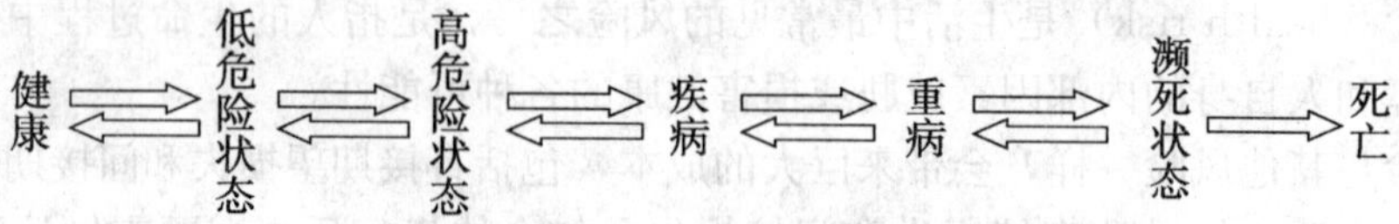

图 7-1 健康演变图

（二）评估结果是预测未来发生特定疾病和（或）死亡的概率

是指在一定时间、状态下，个体或群体发生特定疾病和（或）死亡可能性的大小，是依据循证医学、流行病学、统计学等原理和技术，预测具有相同特征人群的患病率或死亡率，通常用特定疾病和（或）死亡发生的期望值和标准差来表示。HRA 量表或工具，实质是简化统计技术和方法，把能够直接或便于获得的资料、数据，用一些简单的尺度和标准，对个体或群体的健康水平或健康危险水平进行分层或评分，使 HRA 技术的应用更为简便，评估结果的表达更为通俗易懂，为大规模推广普及 HRA 提供可能。识别了可能的健康危险因素后，分析并确定未来发生特定疾病和（或）死亡的概率是 HRA 的核心。

（三）评估内容是潜在的、对健康影响的危险因素

健康风险一旦发生，就必然会对健康产生不同程度的影响，导致疾病和（或）死亡，会造成程度不等的损失。与其他风险管理相类似，健康风险管理的实施同样存在成本，也是有限度的，根据风险成本最小原则，潜在的对健康影响的程度——健康风险损失的程度将决定健康风险管理策略和方法的抉择和实施。对于那些可能对健康带来严重影响的危险因素，在健康管理过程中成本低简便易行的干预、控制措施将被优先选用，假如健康管理的成本超出健康风险损失的成本，健康管理将是失败的。如在烈性流感流行区域，如果条件允许，疫苗预防、干扰素注射、疫区隔离都是必要的健康管理；而在普通流感流行区域，身体锻炼以及减少集会、戴口罩、避免交叉传染、中药预防就成为普通人群的主要选择。为了实现风险成本最小化的管理目标，HRA 需要对潜在的对健康影响的程度作出准确的估计。

（四）评估指标是量化评估

无论是个体或群体的健康状态，还是未来发生的特定疾病和（或）死亡的概率和潜在的对健康影响的程度，HRA 的结果必须是量化的、可比的，即对某些关键特征或数据的概率分布进行计算，常用概率统计学中的期望值、方差或标准差、偏度以及相关系数来表达，并将健康评定的结果通过特定的方法转为一个数值型的评分。为便于理解和说明，HRA 多同时采用数据、文字、图表等方式表达结果。常见的 HRA 指标有患病危险性、健康年龄等。患病危险性，是指患特定疾病的概率，或指在人群中患特定疾病危险性的序位。健康年龄，是指具有相同健康评估总分值人群的平均年龄。如果个体的健康评估危险度高于人群平均危险度，则个体的健康年龄大于其自然年龄；反之，则小于其自然年龄。

三、健康风险评估的种类和方法

HRA 因评估的对象、范围、目的不同，有多种分类和方法。

广义的HRA可以区分为：临床评估，包括体检、门诊、住院、治疗的评估等；健康与疾病风险评估，包括健康、亚健康、非健康（疾病）评估等；健康过程及结果评估，包括患病危险性、疾病并发症及预后的评估等；生活方式和健康行为评估，包括膳食、运动、心理、卫生观念的评估等；公共卫生与人群健康评估，包括对环境、食品安全、职业卫生的评估等。

狭义的HRA主要有以下四种类型：一般健康风险评估（genenal health risk appraisal）、疾病风险评估（disease specific health assessment）、生命质量评估（quality of life assessment）和行为方式评估（behavioral health assessment）。

（一）一般健康风险评估（genenal health risk appraisal）

一般HRA是由问卷、风险计算、评估报告三个基本部分组成。

1. 问卷　问卷是全面、准确、迅速进行HRA的重要依据，是HRA收集信息最基本的方法，可由个人自行填报或由知情的亲属、医护人员等协助提供。

问卷收集信息的内容可因评估的目标与重点不同而有所区别，美国National Wellness Institute采用六维健康评估，即问卷的内容包括躯体、心理、社交、心灵、智力和环境等六大类的相关信息。问卷特别强调真实性，问卷填写的质量对健康风险度计算及其结果至关重要，在评估前与接受HRA的服务对象进行一定的沟通，将会提高问卷填写的质量和真实性。问卷强调私密性，问卷所呈现的资料——健康状况等均属于个人的隐私，保证问卷资料的私密性是HRA所必须严格遵循的职业道德。问卷强调针对性，除通用的一般内容外，对具有特殊健康风险的人群，需要增添特别的内容。如职业病、地方病、工业污染、心理、运动等有关内容。

2. 风险计算　HRA有两种应用较多的计算方法，即单因素加权计算法和多因素数理模型分析计算法。

单因素加权法是建立在单一健康危险因素与特定疾病发病率或死亡率的基础上，用相对危险性表示单一危险因素与疾病发病或死亡之间关系的强度，各相关因素相对危险性的加权分数即为某种疾病发病或死亡的危险性。此法简单实用，不需要大量数据分析，是HRA发展早期主要的危险性评估方法，有些健康管理项目如美国糖尿病协会（ADA）目前仍在使用这种方法，一些健康管理公司都是在此基础上改进并推出自己新的评估工具。

多因素数理模型分析法是采用流行病学、数学和统计学概率理论的方法，如多元回归法、模糊数学的神经网络法及基于Monte Carlo的模型等，建立疾病发病或死亡的危险性与各健康危险因素之间关系的关系模型，得出某种疾病发病或死亡的危险性。此法包括多种健康危险因素，提高了HRA的准确性，如研究心血管疾病风险的美国Framingham模型、德国Munster大学的Procam程序、中国的Cox比例风险模型等。

3. 评估报告　HRA的最终目标是为了对危害健康的不良生活方式进行有效干预，与之相对应，评估报告的内容一般应包括个体或群体的人口学特征、健康危险因素的描述以及评估的结果或总结、健康干预的建议措施和方法等。

群体HRA的评估报告，应包括个体的和人群的评估报告。为便于理解和执行，评估报告还应考虑和结合个体或群体的社会生活环境及习俗，它的表达形式和方法可多种多样，可采用文字、图表、图片、影像、互联网等形式，并尽可能辅以详细通俗易懂的解释和解读。要实事求是、如实反映客观存在的危险因素，对多种健康危险因素，须根据对健康的危险性大小分清主次，按先后顺序排列。

疾病风险评估、生命质量评估和行为方式评估的方法与一般的 HRA 相类似，是一般 HRA 的特殊类型。

（二）疾病风险评估（disease specific health assessment）

疾病风险评估是对特定疾病患病风险的评估，它以特定疾病的流行病研究成果为主要评估依据，采用统计学方法和手段建立评估模型，注重评估客观的临床指标（如身高、体重、血压、心电图、B 超、血生化检查等）对特定疾病发生的危险性，有别于临床的疾病评估。

通过疾病风险评估，能够筛查出患特定疾病的个体，为需求管理或疾病管理提供先决条件；能够测量医患间在临床诊疗过程中的依从性、有效性和满意度；能够测量特定健康干预措施的效果。

疾病风险评估的步骤包括：

1. 确定需要预测的疾病；
2. 发现并确定与疾病发生有关的健康危险因素；
3. 建立预测疾病风险的模型；
4. 验证并修正评估模型；
5. 对目标个体或群体患病危险性进行评估。

进行风险评估的疾病，一般选择发病率高、能对健康和生命造成严重威胁和危害、健康危险因素明确、干预或控制效果明显的病种。

（三）生命质量评估（quality of life assessment）

生命质量评估源于心理测量或心理评估，是基于社会经济、文化背景和价值取向，个体或群体对自己或他人的躯体健康、心理健康、社会功能、疾病状况以及对健康整体感受或体验的综合评估，包括对生理健康、心理素质、行为能力、社会关系、总体感觉等功能和质量的评估。

生命质量评估一般用各种量表进行测量，测量设定的指标，主要用于描述和说明个体的功能或行为所处的状态，多数是一些主观指标，不是客观的临床或实验室检查指标，因而测量结果具有较大的时变性和差异性。如自测健康评定量表（self-rated health measurement scale，SRHMS）是由 10 个维度、48 个条目组成，可分为自测生理健康、自测心理健康、自测社会健康三个评定子量表，它从定量化的角度，直观、全面、正确地反映了个体的健康状况，且易于管理和操作，可用于 14 周岁以上各类人群的健康测量，评价临床医疗和社区卫生保健服务的效果，评估不同疾病的相当负担和卫生费用，以及各类保险业和职业适应性检测。

（四）行为方式评估（behavioral health assessment）

行为方式评估是对个体或群体当前的行为生活方式进行评估，目的是帮助人们识别不健康的行为方式，并针对性地提出改进措施，它不预测未来。

行为方式评估包括对体力活动（包括体育运动、职业活动、日常生活活动和休闲活动）、膳食、心理健康以及卫生观念的评估等。如膳食评估：首先是膳食调查，即采用食物频率调查表等工具进行膳食回顾调查，对血、尿进行生化分析；其次是对收集到的资料进行综合分析和评定；最后是评估个体或群体的营养状况，并给出适当的营养和膳食建议。

第三节 健康管理的程序

一、健康管理的基本步骤

健康管理是对个体或群体的健康危险因素进行全面管理的过程，是按照一定的步骤和服务流程实施的，是一个长期的、连续不断的、周而复始的过程，即每隔一定时间后，需要重新评价服务对象的健康状态以及健康干预和控制的效果，调整健康管理的计划和改善措施，才能达到预期的效果。

健康管理一般包括以下三个基本步骤：

（一）健康相关信息收集

健康档案是健康相关信息的重要载体，是对特定人群的健康状态及其发展变化，以及影响健康的相关因素和得到卫生保健服务过程进行系统化记录的文件，包括个体的一般情况（性别、年龄等）、行为生活方式（膳食情况、体力活动、吸烟、饮酒等）、当前健康状况和疾病家族史、医学体检（身高、体重、血压等）和部分实验室检查指标（血脂、血糖等）。健康问卷和健康体检是健康相关信息收集的主要方法，数据的标准化是对健康信息的最基本要求。社区卫生服务的健康相关信息收集要体现预防为主的原则，实现健康信息与临床信息的一体化，要以居民健康档案为重点，涵盖居民基础健康档案以及预防免疫记录、诊治记录、健康检查记录、计划生育等。

（二）健康风险评估

健康风险评估是以服务对象的健康相关信息为依据，对服务对象的健康状况、健康危险因素和将来一定时间内患特定疾病或死亡的危险性进行量化评估，为制订健康干预和促进方案提供依据。社区卫生服务的健康风险评估一般均采用预先编制的计算机软件评估系统进行，评估结果除综合整体的评估外，一般还包括专项评估，如营养评估、心理评估、体能评估、特定疾病或并发症的风险等级评估等，并给出相应的健康处方。一次性的健康体检和健康评估对服务对象而言是不够的，重要的是长期、连续、多次的健康体检和评估，通过比较相邻两次或几次结果的差异，能够更有效地发现健康危险因素，为进一步改善健康状态，修订和完善健康干预处方，提供更全面、更完整的依据。

（三）健康干预与后续服务

根据健康风险评估结果，提出健康改善措施，制定综合性、个性化的健康干预或促进计划（短期 0.5～1 年、中期 1～3 年、长期 3 年以上）和目标，并充分调动个人、家庭和社会积极性，帮助服务对象矫正不良的生活方式，控制健康危险因素，以真正实施健康干预计划并达到促进健康的目的。与一般健康教育不同的是，健康管理过程中的健康干预是个性化的，即根据个体的健康危险因素，由健康管理师进行个性化的指导，并动态追踪健康干预的效果。在健康干预与后续服务中，社区卫生服务应重视发挥好在健康教育、健康管理师、自主健康管理、健康监测和就医服务合作等方面的作用。

二、健康管理的服务流程

健康管理的服务流程与健康管理的三个基本步骤相对应，一般分为以下五个部分：

（一）健康管理体检

健康体检是以服务对象的健康需求为基础，按照早发现、早干预的原则来选择体检的项目，应该根据个体的年龄、性别、当前健康状况、居住生活环境和疾病家族史等进行适当调整。如 40 岁以上人群，每年体检一次可及时发现冠心病、高血压、糖尿病、肿瘤等疾病先兆；35 岁以上女性应每半年检查一次妇科肿瘤；对有高血压、糖尿病家族遗传史的人群安排相应的检查等。健康体检的结果对健康干预具有明确的指导意义。

（二）健康评估

通过所收集的大量的个人健康相关信息，如通过问卷获取的个人健康史、疾病家族史、生活方式、心理状态等以及健康体检结果等资料，分析建立生活方式、环境、遗传等危险因素与健康状态之间的量化关系，确定服务对象的主要健康危险因素，并预测患病或死亡的危险性，为服务对象提供一系列的评估报告。如反映服务对象各项检查指标状况的体检报告、反映精神状况的心理评估报告、疾病风险的预测报告以及综合的总体健康评估报告等。

（三）健康管理咨询

健康管理咨询为服务对象解释健康相关信息、健康评估结果及其对健康的影响，制订健康干预和控制计划，提供健康指导，制订健康随访计划等，是帮助服务对象建立健康的生活方式和行为习惯、降低患病危险性的重要方法和手段，是解决健康问题最实质、最重要的一个环节。重点是制订能够充分调动服务对象主观能动性、切实可行的个性化的系列健康管理计划，包括综合体检方案、系统保健方案、健康教育处方、运动及饮食指导处方等。

（四）健康管理后续服务

健康管理后续服务的内容取决于服务对象的健康状态以及对健康管理的不同需求，主要包括：定期检查健康管理计划实施情况和健康管理目标实现状况、监测主要健康危险因素的变化情况、提供健康指导、修订和调整健康干预处方等。后续服务的形式可以是面对面的健康咨询，也可以通过电话、互联网等查询健康相关信息、接受个性化的健康指导，或定期寄送健康管理提示或健康通讯；群体性的健康管理后续服务还可以通过报刊、广播、电视等大众媒体来实现。健康管理能否顺利实施并达到促进健康的目的，在一定程度上取决于健康管理的后续服务。

（五）专项的健康管理

健康管理除常规项目外，还可根据服务对象的健康状况和对健康的特殊需求提供不同类别的专项管理服务。对慢性病病人可选择针对特定疾病或并发症危险因素的服务如心血管疾病及相关危险因素管理、糖尿病管理等；对没有慢性病的服务对象可选择针对健康危险因素的服务，如行为和生活方式管理、疾病高危人群的健康教育及维护等；对部分有特别健康意愿的人群，可选择提供医疗保健服务、健康护理服务等。

三、健康相关信息的收集方法

健康相关信息是指与人的健康状态及其发展变化有联系的，并能够描述、记录和传递的各种信号或消息，可分为健康信息和影响健康的信息。其中，健康信息是由机体本身的健康状态即内部因素构成的，包括身体健康状态、心理和精神健康状态、适应社会能力状态等；影响健康的信息是由机体本身以外的各类情况即外部因素构成的，包括行为和生活方式因素、环境因素、生物学因素、健康服务因素等。健康档案是健康相关信息的重要载体。

健康管理必须建立在健康相关信息基础之上，没有获取相应的健康相关信息或没有健康相关信息的支撑，就没有健康管理，进行健康相关信息的收集、建立健康档案是健康管理的第一步，是开展健康风险评估、制订健康管理计划的依据。

健康相关信息收集是根据特定的目的和要求，把与健康有关的原始的分散的信息通过各种方法采集和储存起来的过程，也就是建立健康档案的过程。

原始健康相关信息收集是社区卫生服务开展健康管理的一项常规工作，主要由社区卫生医疗机构的工作人员在完成日常卫生医疗保健工作时进行采集，要求每个工作人员具有强烈的信息采集意识，按照统一的标准将原始健康相关信息及数据准确、完整、及时地予以记录。在一些特殊情况下，如疾病暴发流行的调查、特定健康危险因素的调查等，健康相关信息收集需要遵照流行病学和统计学的原理和方法，重新设计调查表、选择调查人群、确定调查方式、培训调查人员等，以提高信息采集的质量、价值和效率。健康相关信息也可从政府部门、文献资料、健康相关的学会和协会以及大众传播媒介获得。

（一）在社区卫生服务中，主要收集以下三类健康相关信息：

1. 个人健康相关信息　如个人基本情况（包括一般身份资料、生活习惯及嗜好、健康史和家族史、心理健康状况、重大生活事件等）、健康检查记录（包括检查时间、项目、各项检查结果和数据、采取的健康干预措施等）、预防免疫接种记录、健康问题记录（包括疾病、异常的生理指标、心理问题、社会适应障碍等）；

2. 家庭健康相关信息　如家庭基本情况（包括一般户籍资料、居住环境、居住条件、家庭结构和家谱图等）、家庭成员情况（即家庭成员的个人健康相关信息）、家庭评估（包括家庭结构、家庭生活周期、家庭成员的适应度、合作度、成长度、情感度、亲密度等的评估）、家庭主要健康问题（包括家庭重大的生活事件、情感危机、家庭成员的健康问题等）、家庭健康干预措施等；

3. 社区健康相关信息　如社区基本情况（包括区域地理位置、经济产业、社区组织关系等）、社区卫生服务资源（包括卫生服务结构情况、卫生人力资源情况等）、社区卫生服务状况（包括门诊和住院情况、开展健康管理服务情况等）、社区居民健康状况（包括人口学资料、患病和死亡资料、接受健康服务情况等）。

（二）健康相关信息收集应遵循以下原则：

1. 目的性原则　健康相关信息收集的目的是建立健康档案、全面观察和分析健康危险因素、为健康管理提供依据，因此信息收集的内容、记录的形式应与健康管理的目标和方法相匹配，从而提高信息收集的效率；

2. 系统性和完整性原则　影响健康的危险因素是多方面的，健康相关信息收集必须考虑影响健康的各种因素，特别要防止重要信息的遗漏，保证信息的系统性和完整性；

3. 及时性原则　健康档案是服务对象健康相关信息的持续记录，需要及时补充、更新各种信息内容，并及时用于健康管理，防止成为“死档”；

4. 可靠性原则　真实可靠的信息是有效实施健康管理的关键，建立健康档案记录的内容必须是原始未经任何加工的资料，同时必须向服务对象说明档案的内容、用途并取得其同意和配合，才能保证信息的真实性；

5. 经济性原则　由于某些健康相关信息获取方法的特殊性，在建立健康档案过程中，不仅需要考虑经济成本，更要考虑信息收集过程中对机体的损伤和危害，要重视信息收集的成本效益，尽可能选用低成本、低损伤的信息收集方法。

因此，健康相关信息的收集应与需求相匹配，针对特定的目的和要求，尽可能准确、完整、及时地收集必需的健康相关信息，既要防止重要信息的遗漏，也要合理地收集信息，避免信息收集过程中过度的不必要的损失和浪费。

健康问卷和健康体检是原始健康相关信息收集的主要方法。

（一）健康问卷。

健康问卷是由经过培训的调查员采用预先设计的问卷，按照规定的程序和方法收集健康相关信息，是健康相关信息收集的最基础的方法和途径。

健康问卷由封面信、指导语和问卷主体组成，封面信的内容一般包括调查者身份或调查主办单位的说明，问卷调查的主要内容、目的和意义，回收问卷的时间、方式以及其他信息（如调查的保密性、匿名性、感谢语）等，篇幅以200～300字为宜；指导语是问卷填写所涉及的具体概念、填写方法等的解释，有时可省略；问卷主体包括问题和备选答案，应围绕调查的目的，合理确定调查内容和调查各部分的比重。

在拟定问卷题目时，应注意以下几点：

1. 每个问题都应与主题密切相关；
2. 文字浅显易懂，语言简练准确；
3. 避免诱导性、多重性、敏感性提问；
4. 题量适中，以15～20分钟内完成为宜；
5. 试用修正，即在正式调查前应开展小规模预调查，以便对问卷内容进行修改和完善。

此外，为保证健康调查以及通过健康调查获得的健康相关信息的质量，还需要对健康问卷的信度和效度进行评价。

（二）健康体检。

健康体检是获取健康相关信息的重要平台，要重视健康体检机构的资质、体检专业人员的水平、检验设备和试剂的质控、体检数据管理的持续性、受检者的满意度，从而确保健康体检的质量和体检数据的权威性。

健康体检项目的选择，除一般体检项目外，应根据服务对象的健康状况、职业特点、具体的（个性化）健康需求等来确定，同时也要考虑健康体检机构的具体条件与可能。事实上健康体检并不特别需要注重检查项目的多少、检查时间的长短，并且很少有医疗或健康机构具备开展所有健康体检项目的能力。

一般体检项目包括：内科一般检查（身高、体重、血压、脉搏）、血液常规检查、肝功能检查、肾功能检查、血脂检查、血糖检查、肝炎筛检、尿液及粪便常规检查、胸部X线及心电图检查、内科、外科及其他各科会诊等。

健康体检报告应包括健康体检总结和健康保健指导，对在健康体检中发现的健康问题，应区别不同情况和程度，及时复检和治疗。

第四节 健康管理的基本策略

健康管理的基本策略是通过评估和控制健康危险因素，降低已经存在的健康风险，达到维护个体或群体健康的目的。对患病危险性处于不同阶段或不同程度的个体或群体而言，实施健康管理或健康干预越早，维护健康的效果就越好。

健康管理策略主要有6种，分别是生活方式管理、需求管理、疾病管理、灾难性病伤管理、残疾管理和综合的人群健康管理。

一、生活方式管理

生活方式管理是以个体或自我为核心的卫生保健活动，主要关注个体行为和生活方式可能带来什么样的健康风险，帮助个体选择最佳的健康行为，减少健康危险因素对个体健康的损害。

生活方式管理强调个体的健康责任和作用，生活方式管理的效果在很大程度上依赖于参与者采取什么样的行动，因此一定要调动个体对自己健康的责任心；生活方式管理强调预防为主的管理策略，重视疾病的三级预防，通过采取降低健康风险和促进健康行为的行动，力求逆转或延缓疾病的发展进程；生活方式管理通常与其他健康管理联合进行，如传染病和癌肿的疫苗接种等，也可以是各种健康管理的基本组成成分。

生活方式管理使用对健康或预防有益的行为塑造方法，促进个体建立健康的生活方式和习惯，以减少健康危险因素来预防疾病和伤害。教育、激励、训练和市场营销是生活方式管理促进健康行为改变的四类主要干预技术措施。

二、需求管理

需求管理是以人群为基础，通过帮助服务对象维护健康、寻求适当的医疗保健服务，改善人群对医疗保健服务的合理利用，控制医疗卫生的成本支出。如寻找手术或高成本治疗的替代疗法、推荐适当的行为和生活方式以减少健康危险因素、鼓励自我保健干预等。

影响医疗保健服务需求的因素主要有：患病率、个体对医疗保健服务感知到的需要、个体偏好、疾病经济补偿、就医能力等。

需求管理可以通过电话、互联网等远程管理方式，指导个体正确地利用各种医疗保健服务，选择那些创伤小、风险低、成本适中的服务，从而避免或减少昂贵的、不必要的医疗保健服务。

三、疾病管理

疾病管理是一个协调医疗保健干预和与病人沟通的系统，强调病人自我保健的重要性。

疾病管理着眼于一种特定疾病，如冠心病，为病人提供相关的医疗保健服务，需要有良好的医患关系和保健计划作支持，强调利用循证医学指导和增强病人的个体能力来预防疾病的恶化，以改善病人健康为基本标准来评价所采取行动的临床效果、社会效果和经济效果等。疾病管理的对象通常是患有特定疾病的个体；以人群为基础，关注服务对象连续性的健康状况和生活质量，而不以单个病例或单次就诊为中心；注重医疗卫生服务及干预措施的综合协调，强调预防、保健、医疗等多学科、多部门的合作。

远程家庭监测、家访服务、网上服务和电话监测技术已经成为疾病管理的常用技术。医疗费用高，通过健康教育和临床治疗能够减少总医疗费用、减少并发症和死亡率、提高病人的生存质量，是选择疾病管理病种的两个基本标准。

四、灾难性病伤管理

灾难性病伤管理是疾病管理的一种特殊类型，是对健康危害特别严重或产生巨额医疗费用的疾病进行管理。如恶性肿瘤、重要脏器功能衰竭、严重外伤等疾病的管理。

灾难性病伤发生率低，需要长期复杂的医疗卫生服务，接受医疗卫生服务的能力和水平受家庭、经济、保险等方面因素影响较大，增大了灾难性病伤管理的难度和复杂性。因而，为灾难性病伤的病人及家庭提供各种医疗卫生服务，需要高度专业化的疾病管理，需要考虑并解决医疗成本的问题。

灾难性病伤管理通过协调医疗活动和管理复杂的治疗方案，可以降低病人的医疗费用成本和改善治疗结果；通过综合运用健康教育、病人的自我保健和协调多专科的医疗保健服务，使医疗需求复杂的病人在临床、财务和心理上都能获得最优化结果。

五、残疾管理

残疾管理是以试图减少工作地点发生残疾事故的频率、降低因残疾发生的费用和代价为目的，并从企业的角度出发，根据伤残程度对病人实行分别处理，以尽量减少因残疾造成的劳动和生活能力下降。

残疾管理有两个基本目标：一是预防和减少残疾事故的发生；二是降低因残疾发生的损失和费用。

造成残疾时间长短不同的因素有：

1. 医学因素　如疾病或损伤的严重程度、治疗方案、方法和实施的难易程度、康复过程和并发症、年龄等；

2. 非医学因素　如社会心理问题、职业因素、工作压力、政策、程序和满意度、职工人际关系、诉讼等。

残疾管理应详细说明限制和可行事项；评估医学和社会心理学因素；加强与病人和企业的沟通；注重病人功能、能力的恢复；设定实际康复和返工的期望值以及复职后情况；防止残疾恶化；实行循环管理。

六、综合的人群健康管理

综合的人群健康管理，是通过综合运用和协调不同的健康管理策略来对个体或群体提供更为全面的健康和福利管理。这些策略都是以人的健康需要为中心、为满足人对健康的个性化需求而逐步发展起来的。

在美国，企业需要对员工进行需求管理，医疗保险机构和医疗服务机构需要开展疾病管理，大型企业需要进行残疾管理，人寿保险公司、企业和社会福利机构会提供灾难性病伤管理。

目前我国的医疗服务以治疗为主，费用开支较大，给家庭和社会都造成较大压力，社区卫生服务要为社区居民提供安全、有效、便捷、经济的医疗卫生和健康保健服务。在社区卫生服务过程中，坚持以人为中心的健康管理服务理念，有选择地对社区居民的医疗和健康需求进行分类管理，运用不同的健康管理策略开展医疗保健服务，如对健康人群实施生活方式管理和需求管理，对慢性病人实施疾病管理等，能够充分发挥社区卫生服务机构在健康管理方面的效用，合理满足社区居民对医疗卫生和健康保健服务的各种不同需要，更好地开展对社区重点人群、重点疾病的防治工作。

思考题

1. 健康管理与卫生管理有何联系与区别?
2. 当前开展健康管理工作的理论与现实意义是什么?
3. 健康风险评估的种类和方法有哪些?
4. 健康管理的基本步骤和服务流程是什么?
5. 健康管理的基本策略有哪些?

（王小合）

第八章　卫生服务管理

内容提要

医政管理的概念、对象与主要内容；药品的概念及特殊性；药品监督管理的任务和内容；国家基本药物制度的概念与内容；预防保健管理的内容；中医药与民族医管理的内容；卫生服务研究的对象与内容。

第一节　医疗卫生管理

一、医政管理

（一）医政管理的概念

医政管理是指政府卫生行政部门依照法律法规及有关规定对医疗机构、医疗卫生技术人员、医疗服务及其相关领域实施行政管理活动的过程。

与医院管理不同，医政管理是政府卫生行政机关对医疗卫生机构和医疗服务的管理，体现国家政策、法律和公共政策的强制性，属国家公共行政管理。

（二）医政管理的对象

1. 医疗机构　指从事疾病诊断和治疗活动的所有各级各类医疗及其相关机构，包括政府和非政府、民营、私营、中外合资医疗机构以及急救、康复、疗养、采供血、体检等机构，包括营利性和非营利性医疗机构。

2. 从业人员　指执业医师（含助理执业医生）、执业护士、乡村医生等卫生技术人员。

3. 医疗活动　指医疗技术活动、医疗环境秩序、相关医疗标准（诊疗规范、操作规程等）、医疗规章制度、医疗广告等。

4. 医疗设备　指纳入卫生行政主管部门管理的大型医疗仪器设备。

5. 医疗技术　指各级各类医疗机构和卫生技术人员的技术许可范围，特殊技术的引用许可等。

6. 医疗市场　指全行业管理医疗市场环境及条件，利用医疗市场调节供求关系等。

（三）医政管理的主要职能

医政管理的行政主体是政府各级卫生行政部门。医政管理组织是各级政府卫生行政机构中管理医疗机构、从业人员及医疗活动的职能部门。其主要职能如下：

1. 拟定医疗机构的发展规划、管理法规和服务标准，并监督实施。

2. 拟定医务人员执业标准，服务规范，并监督实施。

3. 负责医疗机构、卫生技术人员、医疗新技术（项目）准入审批和监督管理工作。

4. 监督管理医疗服务质量。

5. 依法监督管理采供血机构的采供血及临床用血质量。

6. 协助政府及有关部门对重大人员伤亡事件实施紧急救护。

7. 负责其他相关医疗政务的综合管理。

（四）医政管理的主要内容

1. 医疗机构　为保证医疗机构的医疗服务质量，我国对医疗机构的管理实行设置、登记和评审制度。单位或个人设置医疗机构，必须经县级以上地方人民政府卫生行政部门审查批准，并取得设置医疗机构批准书，方可向有关部门申请办理其他手续。医疗机构执业，必须进行登记，领取《医疗机构执业许可证》。国家实行医疗机构评审制度，由专家组成的评审委员会按照医疗机构评审办法和评审标准，对医疗机构的执业活动、医疗服务质量进行综合评价。2000年，国务院办公厅转发八部委《关于城镇医疗卫生体制改革的指导意见》，提出建立新的医疗机构分类管理制度，将医疗机构分为非盈利性和盈利性两类。

2. 从业人员准入管理　医疗卫生技术人员是指受过高等或中等医药卫生教育或培训，经卫生行政部门审查合格，从事医疗、预防、药剂、护理、医技、卫生技术管理等专业的专业卫生技术人员。国家卫生行政部门对每一种卫生技术从业人员都从执业准入角度作了相关规定。我国从1999年起实施医师资格考试制度，每年举行一次考试，国家执业医师考试分为二级四个类别，即执业医师资格考试和执业助理医师资格考试两个级别，每级考试为临床、口腔、公共卫生、中医（包括中医、民族医、中西医结合）四个类别。考试方式分为实践技能考试和医学综合考试，实践技能考试合格者方能参加医学综合考试。

护士，是指经执业注册取得护士执业证书，依照本条例规定从事护理活动，履行保护生命、减轻痛苦、增进健康职责的卫生技术人员。国务院颁布的《护士条例》和《护士执业注册管理办法》自2008年5月12日起施行，护士执业，应当经执业注册取得护士执业证书。申请护士执业注册，应当具备下列条件：

（1）具有完全民事行为能力；

（2）在中等职业学校、高等学校完成国务院教育主管部门和国务院卫生主管部门规定的普通全日制3年以上的护理、助产专业课程学习，包括在教学、综合医院完成8个月以上护理临床实习，并取得相应学历证书；

（3）通过国务院卫生主管部门组织的护士执业资格考试；

（4）符合国务院卫生主管部门规定的健康标准。

护士执业注册申请，应当自通过护士执业资格考试之日起3年内提出，逾期提出申请的，除应当具备前款第（1）项、第（2）项和第（4）项规定条件外，还应当在符合国务院卫生主管部门规定条件的医疗卫生机构接受3个月临床护理培训并考核合格。护士执业注册有效期为5年。护士执业注册有效期届满需要继续执业的，应当在有效期届满前30日，向原注册部门申请延续注册。

3. 医疗卫生技术临床应用管理　医疗技术是指医疗机构及其医务人员以诊断和治疗疾病为目的，对疾病作出判断和消除疾病、缓解病情、减轻痛苦、改善功能、延长生命、帮助患者恢复健康而采取的诊断、治疗措施。

2009年5月1日起开始施行《医疗技术临床应用管理办法》。国家建立医疗技术临床应用准入和管理制度，对医疗技术实行分类、分级管理。医疗技术临床应用应当遵循科学、安全、规范、有效、经济、符合伦理的原则。医疗机构开展医疗技术应当与其功能任务相适应，具有符合资质的专业技术人员，相应的设备、设施和质量控制体系，并遵守技术管理规范。医疗技术分为三类，第一类医疗技术临床应用由医疗机构根据功能、任务、技术能力实施严格管理。省级卫生行政部门负责审定第二类医疗技术的临床应用。属于第三类的医疗技术首次应用于临床前，必须经过卫生部组织的安全性、有效性临床试验研究、论证及伦理审查。第二类医疗技术和第三类医疗技术临床应用前实行第三方技术审核制度。

4. 大型医疗设备配置准入管理　为合理配置和有效使用大型医用设备，控制卫生费用过快增长，维护患者权益，促进卫生事业的健康发展，卫生部、国家发展和改革委员会、财政部联合颁布的《大型医用设备配置与使用管理办法》自 2005 年 3 月 1 日起施行。该办法所称大型医用设备是指列入国务院卫生行政部门管理品目的医用设备，以及尚未列入管理品目、省级区域内首次配置的整套单价在500万元人民币以上的医用设备。大型医用设备管理品目分为甲、乙两类。资金投入量大、运行成本高、使用技术复杂、对卫生费用增长影响大的为甲类大型医用设备（以下简称甲类），由国务院卫生行政部门管理。管理品目中的其他大型医用设备为乙类大型医用设备（以下简称乙类），由省级卫生行政部门管理。

配置大型医用设备必须适合我国国情、符合区域卫生规划原则，充分兼顾技术的先进性、适宜性和可及性，实现区域卫生资源共享，不断提高设备使用率。大型医用设备的管理实行配置规划和配置证制度。甲类大型医用设备的配置许可证由国务院卫生行政部门颁发，乙类大型医用设备的配置许可证由省级卫生行政部门颁发。医疗机构获得大型医用设备配置许可证后，方可购置大型医用设备。大型医用设备上岗人员（包括医生、操作人员、工程技术人员等）要接受岗位培训，取得相应的上岗资质。大型医用设备必须达到计（剂）量准确，安全防护、性能指标合格后方可使用。甲、乙类大型医用设备检查治疗收费项目，由国务院价格主管部门会同卫生行政部门制定，并列入《全国医疗服务价格项目规范》。国务院价格主管部门会同国务院卫生行政部门制定大型医用设备检查治疗收费的作价办法，指导地方的作价行为。具体定价办法由国务院价格主管部门会同国务院卫生行政部门另行制定。盈利性医疗机构的收费实行市场调节。严禁医疗机构购置进口二手大型医用设备。购置其他医疗机构更新替换下来的大型医用设备，必须按本办法规定的程序办理配置审批。

5. 血液管理　血液是指用于临床的全血、成分血。安全的血液是指不含有任何病毒、寄生虫、药物、酒精、化学物质或其他能给受血者带来损害、危险或疾病的外来物质。

我国推行无偿献血制度，提倡18周岁至55周岁的健康公民自愿献血。采供血机构实行准入管理。我国采供血机构分为血站和单采血浆站。血站是采集、提供临床用血的机构，是不以盈利为目的的公益性组织。设立血站向公民采集血液，必须经国务院卫生行政部门或者省、自治区、直辖市人民政府卫生行政部门批准。单采血浆站是指根据地区血源资源，按照有关标准和要求并经严格审批设立，采集供应血液制品生产用原料血浆的单位。单采血浆站由血液制品生产单位设置，具有独立的法人资格。其他任何单位和个人不得从事单采血浆活动。血液制品生产单位设置单采血浆站应当符合当地单采血浆站设置规划，并经省、自治区、直辖市人民政府卫生行政部门批准。《单采血浆许可证》有效期为 2 年。单采血浆站必须使用单采血浆机械采集血浆，严禁手工采集血浆。单采血浆站所采集的每袋血浆必须留存血浆标本，保存期应不少于血液制品生产投料后 2 年。单采血浆站必须使用计算机系统管理供血浆者信息、采供血浆和相关工作过程。建立血浆标识的管理程序，确保所有血浆可以追溯到相应的供血浆者和供血浆过程，确保所使用的物料批号以及所有制备、检验、运输记录完整。血浆标识应当采用条形码技术，同一血浆条形码至少50年不重复。

6. 医疗质量评价管理　由于医疗质量是直接关系到患者的健康与生命，是医疗机构生存与发展的基本点和生命线，是医院管理管理水平的主要标志和工作效果的最终体现。

为加强医疗质量管理，不断提高医疗质量和医疗服务水平，建立和完善适合我国国情的医疗质量管理与控制体制和体系，指导各级卫生行政部门加强对医疗质量控制中心的建设和管理，更好地保障医疗质量和医疗安全，卫生部组织制定了《医疗质量控制中心管理办法（试行）》于 2009 年 5 月 31 日起实施。卫生部成立国家医疗质量管理与控制中心，根据需要，指定区域医疗质量控制中心。省级卫生行政部门根据实际情况制定本行政区域质控中心设置规划，逐步建立质控网络。省级卫生行政部门可以根据医疗机构不同专业的医疗质量管理与控制需要设立不同专业的省级质控中心，原则上同一专业只设定一个省级质控中心。质控中心定期对医疗机构进行专业质量考核，科学、客观、公正地出具质控报告并对报告负责。质控报告应以书面形式告知医疗机构，同时抄报省级卫生行政部门。省级卫生行政部门应于每年年初将上一年度本行政区域内质控中心设置和质控工作开展情况报国家医疗质量管理与控制中心。

二、药政管理

（一）药品及其特殊性

1. 药品定义

药品是指用于预防、治疗、诊断人的疾病，有目的地调节人的生理机能并规定有适应证、功能主治和用法用量的物质，包括中药材、中药饮片、中成药、化学原料药及其制剂、抗生素、生化药品、放射性药品、血清疫苗、血液制品和诊断药品。

2. 药品的特殊性

（1）特殊的用途：即药品的专属性，与一般商品不同，人们有病才会用药，患什么病用什么药，要对症治疗。药品是按处方药和非处方药管理的。处方药必须在执业医生的检查、诊断、指导下合理使用。非处方药必须根据病情，患者可自我诊断、自我治疗，合理选择药品，按照药品说明书、标签进行使用。

（2）特殊的两重性：药品具有防病治病的一面，也有不良反应的一面。药品既可以防病治病、保健康复，同时又有不同程度的毒副作用，使用不当，危及生命。

（3）特殊的质量要求：药品是治病救人的物质，只有符合法定质量标准的合格药品才能保证疗效，否则，疗效不能保证。因此，药品只能是合格品，不能像其他商品一样可分为一级品、二级品、等外品和次品。药品的真伪必须由专业人员依照法定的药品标准和测试方法进行鉴别。一般来说，患者不具备鉴定药品的能力，因此，药品监督的部门应加强药品的管理。

（4）特殊的时效性：药品的时效性有两种含义，一方面表示药品是具有有效期的，在规定的时间内，质量是可保证的，超过有效期的药品即为不合格“商品”，若继续经营销售，则被视为销售伪劣药品；另一方面表示药品这一商品一旦需要，必须及时保证供应，也就是说虽然人们只有防病治病时才需用药，但药品生产、经营部门平时就应有适当储备，做到药等病，不能病等药。有些药品虽然需用量少、有效期短，宁可到期报废，也要有所储备；有些药品即是利润小或无利润，也必须保证其生产、供应。

（5）特殊的消费方式：在药品销售或使用时，药品消费者（患者）与药品销售者（药师）或指导用药者（开方医生）之间是一种非常特殊的关系。消费者处于一种被动消费的状态，基本上没有选择自己所需要的“商品”的权力，而选择权集中在处方医生或驻店药师的手中。即使是OTC药品，消费者有自我判断适应证、自行选择药品的主动权，但大部分消费者仍在咨询医生或药师以后才会放心地购买所需的药品。所以，药品这一商品的特殊性决定了特殊的消费方式。

（二）药政管理的主要任务和内容

1. 主要任务　依照国家相关法律、党和政府的卫生工作方针、政策法令和防病治病的需要，对药品研制、生产、流通、价格、广告、使用和进出口的药品进行监督与管理，确保人民用药安全、有效。

2. 主要内容　国家对药品的监督管理包括制定一系列管理规范，对药品生产、经营、使用单位进行准入控制，在药品上市前后和上市后对药品进行系统的质量监控。依据《中华人民共和国药品管理法（修订）》，加强药品管理，制定和执行国家药品标准，审批新药，监督药品质量，管理麻醉药品、精神药品、毒性药品和放射性药品，建立国家基本药物制度。

（三）国家基本药物制度

国家基本药物制度是对基本药物目录制定、生产供应、采购配送、合理使用、价格管理、支付报销、质量监管、监测评价等多个环节实施有效管理的制度。

国家基本药物制度政策框架主要包括：①国家基本药物目录遴选调整管理；②保障基本药物生产供应；③合理制定基本药物价格及零差率销售；④促进基本药物优先和合理使用；⑤完善基本药物的医保报销政策；⑥加强基本药物质量安全监管；⑦健全完善基本药物制度绩效评估。

2009年卫生部发布国家基本药物目录，包括基层医疗卫生机构配备使用和其他医疗机构配备使用两个部分。《国家基本药物目录（基层医疗卫生机构配备使用部分）》（2009版），包括西药、中成药共307个药品品种。

建立国家基本药物制度目标：2009年每个省（区、市）在30%的政府办城市社区卫生服务机构和县（基层医疗卫生机构）实施基本药物制度，包括实行省级集中网上公开招标采购、统一配送，全部配备使用基本药物并实现零差率销售。基本药物全部纳入基本医疗保障药品报销目录，报销比例明显高于非基本药物。到2011年，初步建立国家基本药物制度；到2020年，全面实施规范的、覆盖城乡的国家基本药物制度。

保证基本药物及时、足量、保质供应，是建立基本药物制度、满足广大群众基本用药的重要环节。政府办医疗机构使用的基本药物，由省级人民政府指定机构按《招标投标法》和《政府采购法》的有关规定，以省为单位实行网上集中采购、统一配送。由招标选择的药品生产企业、具有现代物流能力的药品经营企业或具备条件的其他企业统一配送。要确保招标过程的公开、公平、公正，保证基本药物的质量，并及时配送到每个医疗卫生机构。

第二节　预防保健管理

一、疾病预防与控制管理

疾病预防与控制管理是指一个国家或地区通过法律法规和相关政策组织卫生资源对影响人群健康的重大疾病采取有效措施，以达到控制和降低这些疾病在人群中的发病率和死亡率，最终控制或消灭相应的疾病，提高人群健康水平的过程。

（一）疾病预防与管理控制的主要内容

疾病预防控制管理包括：传染病控制管理、慢性病控制管理、地方病控制管理、寄生虫病控制管理、职业病控制管理。

1. 传染病与寄生虫病管理　传染病是指由各种致病性微生物或病原体或它们的毒性产物所致的疾病，是对人类危害最大的疾病。寄生虫感染状况是衡量一个国家社会经济发展水平和文明程度的重要指标。医学上把“寄生虫的疾病”称为“寄生虫病”，我国重点防治的寄生虫病也是传染性疾病。广义上讲，细菌和病毒也是寄生虫。因此，预防和控制传染病在未来很长的时间内，仍将是我国疾病控制管理的主要任务。

传染病与寄生虫病管理是一项极其重要的工作，其最终目标是保护每个公民的健康。我国在新中国成立之后，党和政府十分重视传染病与寄生虫病的管理工作，国务院于1955年就批准颁布了《传染病管理办法》，1978年又将该办法修订为《急性传染病管理条例》。在这两个法规实施的基础上，于1989年2月21日经七届全国人大常委会第六次会议通过并正式公布了《中华人民共和国传染病防治法》，该法于1989年9月1日起实施，2004年进行修订，成为新中国成立以来第一部有关传染病管理的卫生法律，也标志着我国传染病管理走上了法制化管理的轨道。

中华人民共和国传染病防治法明确规定，传染病分为甲类、乙类和丙类，共38种。国家对传染病实行预防为主、防治结合、分类管理（甲类实行强制管理、乙类实行严格管理、丙类实行监测管理）的方针。

各级政府开展预防传染病的健康教育，实行计划免疫接种制度。加大艾滋病防治力度，完善政府组织领导、部门各负其责、全社会共同参与的防治工作机制。针对重点人群，加强宣传教育，推广各项有效干预措施。积极实施医疗救治，落实“四免一关怀”政策。加强肺结核管理，落实肺结核患者的归口管理和督导治疗。加大对鼠疫、霍乱、非典、人感染高致病性禽流感、甲型H1N1流感的预防控制。

加强控制血吸虫病、疟疾、棘球蚴病、黑热病和食源性寄生虫病等疾病流行。做好综合治理工作，加强部门和区域协调，落实健康教育、改水改厕、家畜圈养、人畜粪便无害化处理、高危地带灭螺、查治患者病畜等综合防治措施，继续开展联防联控。

2. 慢性病控制管理　广义的慢性非传染性疾病是指长期、不能自愈和几乎不能完全治愈的疾病。美国疾病预防与控制中心、国家慢性病预防与健康促进中心列入目标慢性病的是指符合广义慢性病概念、可预防且在死亡率、病死率和费用等负担均很重的那些疾病。主要包括：恶性肿瘤、心脑血管病、心脏病、高血压、糖尿病、精神病等一系列不能传染的疾病。当前备受关注的慢性病主要包括下面几种类型：心脑血管疾病、恶性肿瘤、慢性阻塞性肺疾患、代谢性异常、精神异常与精神病、慢性职业病、遗传性疾病、其他慢性疾病等。

随着我国工业化、城镇化和人口老年化进程的加快，我国居民医疗卫生服务需要量明显增加，尤其是慢性疾病持续上升，疾病负担日益加重。据第四次全国卫生服务总调查，2008年，调查地区居民两周患病率为18.9%。按2008年人口总数13.3亿推算，当年全国两周患病累计总人次数达65.4亿。在过去十年，平均每年新增1.5亿人次。城乡居民两周患病的结构在过去的十年间发生了重大变化：调查的两周病例中，新发病例的比例由1998年的61%下降到2008年的39%；而慢性病持续到两周内的病例由39%增加到了61%。可见，慢性疾病已经成为影响居民健康的主要问题。

2008年，调查地区居民慢性病患病率（按病例数计算）为20.0%。以此推算，全国由医生明确诊断的慢性病病例数达到2.6亿。过去十年，平均每年新增近1000万例。其中，高血压病和糖尿病的病例数增加了2倍，心脏病和恶性肿瘤的病例数增加了近1倍。

WHO确定的战略目标是：建立全球性的预防和控制慢性病的公共卫生方法，发展多种国际的预防活动，促进多数成员国家采取行动，将慢性病的预防和控制作为卫生工作的重点领域，发展综合防治措施和多部门参与的活动与计划，共同进行慢性病的预防与控制，改变全人口的健康状况。

我国慢性病控制与管理的行动原则是：以公共卫生系统为主导，建立支持环境，强调个人责任，立足社区，建立广泛的伙伴关系，依据科学行动，利用现有资源，在现有卫生体制中加强慢性病的工作。

WHO推荐的慢性病控制策略包括综合策略不仅是综合控制多种危险因素，而且要整合一、二、三级预防；通过健康促进理论，联合多部门和各学科间的密切协作来控制慢性病和相关危险因素；敦促各成员国，根据各国情况，发展慢性病控制的国家行动计划，确定时间表；通过健康饮食、身体活动和降低烟草使用来促进个人和社区健康，减少慢性病的危险和发病率；建立监测系统，确定可度量的过程和产出指标，评价控制措施的有效性，以指导资源投资和管理，并对需求作出迅速反应。

3. 地方病控制管理　地方病（endemic disease）是指相对局限于某些特定地区、在特定的自然条件和社会因素作用下，因长期暴露于有致病因素的环境中而经常发生或造成地方性流行的疾病。从广义的概念看，具有地区性发病特点的疾病都属于地方病范畴；从狭义的概念出发，地方病是指发生与当地地球化学因素有密切关系的疾病。

我国是地方病流行较为严重的国家，全国各地不同程度地存在地方病的流行，主要有血吸虫病、碘缺乏病、地方性氟中毒、地方性砷中毒、大骨节病和克山病等疾病。重病区多集中在偏远、贫困的农村。地方病的流行不仅危害病区广大群众的身体健康，而且严重制约病区经济发展和社会进步。据统计，全国592个国家级贫困县中，有576个是地方病流行的重病区。

党和政府历来关心和重视地方病防治工作。几十年来，在各级党委和政府领导下，各有关部门密切配合、齐抓共管，全社会广泛参与，不断加大防治投入，采取了一系列卓有成效的防治措施，地方病的严重流行趋势总体得到控制。2004年9月，针对我国地方病防治工作进程和所面临的形势，国务院批转了卫生部、国家发展改革委和财政部制定的《全国重点地方病防治规划（2004—2010）》，明确了重点地方病的防治目标，强化了各级政府及有关部门的工作职责。2004—2007年中央补助地方卫生项目的地方病防治专项资金达5.9亿元，有关省（自治区、直辖市）配套投入防治经费约2.03亿元，有力地促进了重点地方病的防治进程。

目前，我国地方病控制管理指导思想是，充分认识地方病防治工作的长期性和艰巨性，建立和完善“政府领导，部门协作，社会参与”的工作机制，确保地方病防治工作的科学性和经常性。按照“因地制宜，分类指导”的原则，对不同类型病区分别采取相应的防治策略。坚持“综合治理、科学防治”的方针，依靠科技进步，提高防治水平。

4. 职业病控制管理　职业病是指企业、事业单位和个体经济组织的劳动者在职业活动中，因接触粉尘、放射性物质和其他有毒、有害物质等因素而引起的疾病。

（1）前期预防：产生职业病危害的用人单位除了设立应当符合法律、行政法规规定的设立条件外，其工作场所还应当符合职业卫生的要求。在卫生行政部门中建立职业病危害项目的申报制度。新建、扩建、改建建设项目和技术改造、技术引进项目可能产生职业病危害的，建设单位在可行性论证阶段应当向卫生行政部门提交职业病危害预评价报告。建设项目的职业病防护设施所需费用应当纳入建设项目工程预算，并与主体工程同时设计，同时施工，同时投入生产和使用。职业病危害预评价、职业病危害控制效果评价由依法设立的取得省级以上人民政府卫生行政部门资质认证的职业卫生技术服务机构进行。国家对从事放射、高毒等作业实行特殊管理。

(2) 劳动过程中的防护与管理：用人单位应采取职业病防治管理措施。具体措施包括：设置或指定职业卫生管理机构或者组织，配备专职或者兼职卫生专业人员，负责本单位的职业病防治工作；制定职业病防治计划和实施方案；建立、健全职业卫生管理制度和操作规程；建立、健全职业卫生档案和劳动者健康监护档案；建立、健全工作场所职业病危害因素监测及评价制度；建立、健全职业危害事故应急救援预案。

(3) 职业病诊断与职业病病人保障：职业病诊断应当由省级以上人民政府卫生行政部门批准的医疗卫生机构承担，后者在进行职业病诊断时，应当组织三名以上取得职业病诊断资格的执业医师集体诊断。

职业病病人依法享受国家规定的职业病待遇。职业病病人变动工作单位，其依法享有的待遇不变。职业病病人依法享有工伤社会保险，并有权向用人单位提出赔偿要求。

(4) 法律责任：县级以上人民政府卫生行政部门依照职业病防治法律、法规、国家职业卫生标准和卫生要求，依据职责划分，对职业病防治工作及职业危害检测、评价活动进行监督检查。发生职业病危害事故或有证据证明危害状态可能导致职业病危害事故发生时，卫生行政部门可以采取责令暂停、封存和组织控制职业病危害事故作业、材料设备、现场等临时控制措施。职业卫生监督执法人员应当依法经过资格认定，出示监督执法证件，依法执行职务，不得存在任何违法行为。

二、妇幼卫生保健管理

妇幼卫生管理是指根据国家的卫生方针、政策、法律和法规以及人民对妇幼保健的需求，适应妇幼保健科学与技术的进展，运用现代科学管理理论和方法，合理筹集、分配和使用有限的妇幼卫生资源，提高妇幼保健水平和人口素质，以便获得最大的社会效益。各级妇幼保健机构是由政府举办，不以盈利为目的，具有公共卫生性质的公益性事业单位，是为妇女儿童提供公共卫生和基本医疗服务的专业机构。

(一) 妇幼卫生工作方针

妇幼卫生工作方针的突出特点是以保健为中心，坚持预防为主。解放初期，妇幼卫生工作坚持“预防为主”，以推广新法接生和妇科病普查普治为主要工作内容。20世纪60年代后期，妇幼保健机构逐步恢复和建立健全，服务功能不断完善；80年代，形成了“以预防保健为中心，指导基层为重点，保健与临床相结合”的工作方针；90年代，妇幼卫生工作在预防为主的基础上，强化管理，将保健与临床有机地结合，进一步发展完善为“以保健为中心，保健与临床相结合，面向群体，面向基层和预防为主”的工作方针。

(二) 我国目前的妇幼卫生行政管理机构

1. 妇幼卫生行政机构网络　中央级是在国务院领导下的卫生部基层卫生与妇幼保健司，国家计划生育委员会；在省、自治区、直辖市级卫生厅内设基层卫生与妇幼处；地、(市、州、盟) 级卫生局内设妇幼科；县 (旗、自治县、区) 级卫生局内设妇幼卫生科 (股)；各级均设有计划生育办公室。乡政府内设分管卫生的官员，全面负责乡内的妇幼保健、防疫和医疗工作。

2. 妇幼卫生行政机构的职能　各级妇幼卫生行政机构的职责范围是在各级政府卫生行政部门的统一领导下，负责本地区妇幼保健工作组织领导。

第一，根据国家卫生工作方针、政策，结合本地区妇幼卫生现状，制订妇幼卫生工作计划；同时负责布置、督促、检查和总结等工作，为此，应掌握必要的数据，及时向上级请示汇报，当好参谋助手。

第二，协助制定本地区妇幼卫生事业的规划，包括机构的设置，队伍的建设以及业务工作开展的目标。

第三，与有关部门共同组织本地区内各级妇幼保健专业机构与综合医院妇产科、儿科开展有关妇幼保健的医疗、预防、教学及科学研究工作，并督促检查其质量，协助解决某些困难。

第四，依据目前妇幼卫生队伍中素质较差、专业水平不高的现状，有计划有组织地培训进修，并协助有关部门制定培养妇幼保健高、中级人员的教学计划，对妇幼卫生人员的奖惩、任免及提升、晋级等工作提出办法和建议。

（三）妇幼保健的工作内容

1. 优生优育服务，提供婚前医学咨询和医学检查、婚前卫生指导和卫生咨询服务；产前诊断、预防和降低先天性、遗传性疾病，出生缺陷监测、筛查、终止妊娠工作。

2. 妇女保健，普及新法接生，围产期保健工作，孕产妇系统管理，妇女常见病、多发病防治；对经期、孕期、产期、哺乳期及更年期妇女进行“五期”劳动卫生保护指导；进行孕产妇死亡监测、预防、干预。

3. 儿童保健，对散居儿童进行儿童系统管理，对托儿所、幼儿园的儿童按照《托幼机构保健管理条例》开展集居儿童保健工作，儿童常见病、多发病的干预、筛查、监测、预防；指导母乳喂养、科学育儿，出生及5岁以下儿童死亡监测、评估；儿童计划免疫及儿童传染病管理。

第三节　中医药与民族医药管理

一、中医药管理

（一）中医药管理概述

中医药是中华民族创造的医学科学，是我国优秀民族文化中的瑰宝。它以其显著的临床疗效、浓郁的民族特色、独特的诊疗方法、系统的理论体系、浩瀚的文献史料屹立于世界医学之林，成为人类医学宝库的共同财富。至今仍然在保障人民群众健康方面发挥着重要作用，是我国卫生服务体系中不可或缺的重要组成部分。

2003年国务院颁布了《中医药条例》，为各级政府及其职能部门按照中医药特点管理和发展中医药事业提供了政策法律依据。

（二）中医药管理的基本内容

1. 中医医院管理　中医医院是运用中医中药防治疾病、保障人民健康的社会主义医疗卫生事业单位，必须贯彻执行党的卫生工作方针和中医政策，为社会主义现代化建设服务。

中医医院的任务是必须以医疗为中心，结合医疗搞好教学与科学研究，成为继承发扬中医药学、培养中医药人才的基地。

中医医院的特点主要有以下几点：以中医药理论指导医疗实践，运用辨证施治、四诊八纲、理法方药等诊疗疾病；中医医院的院级领导主要由中医药人员组成，中医药技术人员应占医药技术人员的 70%；病案书写的有关医疗文书，要具有中医特色，遵循中医药理论，反映资料全过程，并运用中医名词和术语，同时也有理化检查与西医诊断等。

2. 中医药教育管理　中医药教育管理的总任务是：根据党在社会主义初级阶段的基本路线，遵循中医药学中医药教育工作的客观规律，实施统筹规划，优化结构，协调发展，注重办学效益，提高教育质量，建立起与社会主义经济建设相适应的中医药教育运行机制，为保护劳动生产力，促进社会经济发展，为中医药事业的振兴与发展，培养和输送合格的中医药人才。

国家鼓励开展中医药专家学术经验和技术专长继承工作，培养高层次的中医临床人才和中药技术人才。各省（自治区、直辖市）人民政府负责中医药管理的部门依据国家有关规定，完善本地区中医药人员继续教育制度，制定中医药人员的培训规划。

3. 中医药科研管理　国家发展中医药科学技术，将其纳入科学技术发展规划，加强重点中医药科研机构建设。县级以上地方人民政府应充分利用中医药资源，重视中医药科学研究和技术开发，采取措施开发、推广、应用中医药技术成果，促进中医药科学技术发展。中医药科学研究应注重运用传统方法和现代方法开展中医药基础理论研究和临床研究，运用中医药理论和现代化科学技术开展对常见病、多发病和疑难病的防治研究。中医药科研机构、高等院校、医疗机构应加强中医药科研的协作攻关和中医药科技成果的推广应用，培养中医药学科带头人和中青年技术骨干。国家对中医药科学技术发展有重大意义的中医诊疗方法和中医药文献、秘方、验方的机构和个人，参照《国家科学技术奖励条例》的规定给予奖励。

国家支持中医药的对外交流与合作，推进中医药的国际传播。重大中医药科研成果的推广、转让、对外交流，中外合作研究中医药技术，应经省（自治区、直辖市）以上人民政府负责中医药管理的部门批准，防止重大中医药资源流失。属于国家科学技术秘密的中医药科研成果，确需转让、对外交流的，应符合有关保守国家秘密的法律、行政法规和部门规章的规定。

二、民族医药管理

（一）民族医药的地位与作用

我国是统一的多民族国家。全国少数民族占全国总人口的 7%左右，而少数民族所在地区占全国陆地面积的 64%。少数民族医药是我国少数民族人民在长期与疾病斗争中积累的宝贵经验，是各族人民智慧的结晶，深受少数民族人民的欢迎与信赖。在不少的民族地区，除运用现代医药、中医药理论与技术诊疗之外，民族医药在防治疾病与卫生保健中仍是少数民族人民乐于接受的重要手段与方法。因此，少数民族医药是我国医药宝库的重要组成部分，是中华民族优秀文化遗产的重要内容之一。民族医药人员是我国医药卫生队伍中的一支不可忽视的力量。

各个少数民族在发展过程中，受不同地域、文化等因素的影响，产生了各具特色的少数民族医学，主要包括藏族医学、蒙古族医学、维吾尔族医学、朝鲜族医学、壮族医学、傣族医学、彝族医学以及苗族、拉祜族、鄂伦春族等少数民族医药。

由于各个少数民族的历史和文化不同，使得民族医药的发展现状也各不相同，有的民族医药不仅有丰富多彩的诊疗方法，而且形成了独特的医药理论体系；有的民族则只保留了少量的医药书籍，而且散落在民间，目前尚在进行系统整理之中；有的则没有文字记载，只流传了一些单方验方或简易的诊疗方法，有待进一步发掘和整理。

一些少数民族医学除了吸收汉族医学外，还吸收了其他国家的医学，由此丰富了民族医学的内容。比如，藏族医学既吸收了汉族医学，也吸收了古印度医学；蒙古族医学既吸收汉、藏医学也曾吸收俄罗斯医学等。

（二）我国发展民族医药的方针政策

中国卫生工作方针明确指出“团结新老部分医药人员”。1951 年 12 月实施的《全国少数民族卫生工作方案》明确指出：“对于草药土方治病之民族医药，应尽量团结与提高”。1984 年 9 月，卫生部与国家民委联合召开首次全国民族医药工作会议，宗旨是加强各民族团结，保障各族人民的健康，促进少数民族医药卫生事业的发展。

（三）主要民族医药学

1. 藏族医学　藏医兴起于松赞干布至赤松德赞时期，是在藏族传统医学理论的基础上，吸收和借鉴汉医、印度医学理论而形成的。藏医理论认为，人体内存在着“隆”（气）（树图中蓝色）、“赤巴”（火）（树图中红色）、“培根”（土和水）三大因素；饮食精微、肉、血、脂肪、骨、骨髓、精七种物质基础；大便、小便、汗液三种排泄物。三大因素支配七种物质基础和三种排泄物的运行变化。“隆”主气血、肢体活动、五官感觉、食物的输送分解和生殖机能等；“赤巴”可生发热能、调解体温气色、管饥渴消化、胆识智慧等；“培根”输送液体、调解肥瘦、主管味觉、睡眠和性格等。藏族医学认为人生病的原因在于环境、气候和饮食起居的影响及体内三大因素的失调。

藏医治疗疾病有多种方法，其中以饮食疗法和药物疗法最为常用。除了饮食疗法、药物疗法外，藏医还有许多其他疗法，包括用器械外治、放血疗法、艾灸疗法、拔罐疗法等多种外治疗法。此外，藏医还十分重视起居生活与各种疗法互相配合。

藏医理论系统、完整，医学典籍众多。其中最著名的是公元 8 世纪宇脱·云丹贡布所著的《四部医典》。该书共分四个部分，内容从基础理论到各科临床实践，包括人体解剖、胚胎发育、病因病理、治疗原则、临床各科、方剂药物、诊断与治疗器械等，内容极为丰富。后经历代藏族医师的修订、增补，特别是经 11 世纪宇脱的 14 世后代、新宇脱·云丹贡布的全面修订，成为现今流行的版本。宇脱·云丹贡布对藏医学的建立和发展作出了巨大贡献，他也因此受到代代藏医和藏族人民群众的普遍尊敬，被列为“吐蕃九名医”之首，被称为“雪域医圣宇脱王”。

2. 蒙古族医学　在长期的医疗实践中逐渐形成与发展起来的蒙古族传统医学，简称蒙医学或蒙医。是中国传统医学的重要组成部分之一。蒙医以“赫依”、“希拉”、“巴达干”三根的关系来解释人体的生理、病理现象。所谓“赫依”，是指各种生理功能的动力。凡是思维、语言、动作及各脏器的功能活动，都受它支配。如果“赫依”功能失常，则会导致脏腑功能减弱，表现为神志异常、失眠、健忘等；“希拉”有火热之意。机体的体温、各组织器官的热能及精神的振奋等都是“希拉”在发挥作用。“希拉”偏盛，就会发生各种温热病，如口苦、吐酸、神情狂躁等表现；“巴达干”是指体内的一种黏液状物质，具有寒性的特征。“巴达干”的功能失调，除了表现为一般寒性征象外，还易导致水液的停滞不化而出现各种分泌物增多的现象。

3. 维吾尔族医学　中国新疆维吾尔族在漫长的医疗实践中，与疾病不断作斗争而创造出来的医学体系，有丰富的经验和独特的理论，是中国传统医学的重要组成部分之一，简称维医学或维医。维医对疾病的诊断原则是以维医基础理论和常见症状学为指导，利用各种检查方法获得第一手资料并结合各病种的特异症状和体征进行综合分析从而作出诊断。诊断的步骤包括：①通过望诊、问诊等判断患者在病前的气质和体液类型；②确定病人在病态期的异常气质和体液状况；③确诊主病和并发症；④估计或推测病情的轻重、急慢性和预后。维医的治疗方法主要有护理疗法、饮食疗法、药物疗法、手艺（手术）疗法等。手艺疗法分为全身性排泄和局部性排泄两类。

4. 傣族医学　中国傣族分布在云南省的南部和西部地区，绝大部分居住在西双版纳地区。傣族人民千百年来在各种疾病的长期斗争实践中，通过不断地摸索和完善，逐渐丰富了对各种疾病的认识，并总结出了一套独特的医药理论，形成了独特的医药体系。

由于当地的地理位置的特殊性，傣民根据那里特殊的热带、亚热带气候条件。依据各季节的发病特点，提出了相应的预防疾病的方法，即季节预防法；傣医还非常重视保护孕妇健康，提出了逐月保胎方法。

傣医药人员与其他民族的科研人员密切合作，把散在民间或流落国外的部分傣医药手稿本收集起来，用现代医学科学技术方法加以整理研究，翻译成汉文，用傣汉两种文字编辑出版了《西双版纳傣药志》共四集，收载傣药405个品种，225个科，377个属。1983年又翻译、编辑出版了《西双版纳古傣医药验方注释》第一集，与《傣医传统方药志》一道共收载古傣医药验方210个。

5. 苗族医学　苗医认为，毒、亏、伤、积、菌、虫是导致人体生病的六种因素，简称六因。诊断疾病是通过把脉、听声、观察颜色、询问病情，用手触、摸、扣、打、刮、按、搬、量等传统方法，来观察人体形态结构的变化和精神方面的异常情况。

苗医用药多是植物药、动物药及少量矿物药。药的特征归纳起来有热、冷和不热不冷三种；热药可治冷病，冷药可治热病，和药可补体质、治亏损病。据不完全统计，目前常见的药可达1500种之多，常用的约200种。

苗药主要分布于苗族聚居的苗岭山脉、乌蒙山脉及武陵山脉等地区。由于各地区纬度、地理环境、用药习惯的不同，各类药物分布有差异，有的种类如：见血飞、鱼腥草、银花、桔梗等几乎各地都有分布；而有的种类如：艾纳香、马槟榔、金铁锁、松萝、紫金莲等仅限于某些地区和一定的海拔高度才有分布。近年来，我国苗族聚居的广大地区建立了不少的药材种植生产基地，大力开发常用的药材如天麻、茯苓、杜仲等的人工栽培。

（四）少数民族医药管理的工作内容

少数民族的医药管理工作主要有：大力培养少数民族卫生管理干部；加强民族医药机构建设；发展民族医药教育事业，加速民族医药人才的培养；加强民族医药科研工作，提高民族医药的学术水平；做好民族医药古籍文献的搜集、整理、翻译、出版工作；搞好民族药品的产、供、销管理工作；争取内地和沿海地区对少数民族地区的对口支援工作；根据地区和疾病的实际情况，实行减费、免费、收费的医疗政策。

第四节　卫生服务研究

一、卫生服务研究概述

卫生服务研究是20世纪80年代来在我国卫生领域发展起来的一门新兴学科，国际上存在着众多的定义。世界卫生组织顾问委员会提出，卫生服务研究是系统开发和分析各种影响卫生服务的因素，重点研究覆盖面和服务可及性、医疗需求、卫生资源和服务利用等因素之间的相互关系，研究这些因素对卫生服务系统的影响，是一门介于社会科学范畴的交叉学科。

卫生服务研究的重点是系统，即应用系统研究的观点和方法分析社区内卫生资源配置及卫生机构合理规划，分析人群的医疗需要及需求，影响卫生服务利用的因素；应用系统的观点研究卫生资源、需要、利用以及与健康之间的关系，应用系统的观点从卫生服务的提供者和接受者即供需双方研究服务供给与改善人群健康状况之间的关系；通过研究改善卫生服务系统的功能与提高卫生资源的效益，最终实现提高健康水平与改善生活质量的目的。

卫生服务研究从“公平”、“效益”和“效果”三个维度来论述应该实现的理想境界。公平是从社会、资源分配、服务供给和健康状况四个方面衡量卫生服务公平程度的基本内涵；效益是指卫生机构配置资源以较少投入取得较大产出量，使有限卫生资源取得较大经济效益；效果是衡量人群接受卫生服务以后对健康状况改善的程度。

综上所述，卫生服务研究是研究居民健康、医疗需要与需求、卫生服务利用和卫生资源之间的相互关系，研究卫生部门为一定的目的合理使用卫生资源提供卫生服务的过程。目前世界各国在卫生服务领域内普遍关注下列3个问题：提高卫生服务的普及程度和增加群众接受卫生服务的能力；降低医疗费用，提高卫生事业的经济效益；提高卫生服务质量，提高居民健康水平和生活质量。

二、卫生服务需要、需求与利用

卫生服务需要量是居民健康状况的实际反映，通常是根据居民患病的频率、疾病对健康的危害程度及其在人群中的分布，提出对各种卫生服务的客观需要量；卫生服务需求量是居民愿意利用且有支付能力的卫生服务需要量；卫生服务利用量则是居民实际利用卫生服务的数量。

（一）卫生服务需要

卫生服务需要是指从消费者健康状况出发，在不考虑实际支付能力的情况下，由医学专业人员根据现有的医学知识，分析判断消费者是否应该获得卫生服务及卫生服务的数量。广义的卫生服务需要包括消费者认识到的需要和由医学专家判定的需要。有时两者是一致的，有时两者并不一致。有时人们认识到自己患了疾病或为了预防疾病需要获得某种服务，同时，从健康的角度以及医学专家的判断也确实需要获得卫生服务，此时两者是一致的。有时从医学专家的判断人们需要获得某种服务，但消费者自己尚未认识到，如许多肿瘤疾病的早期症状，人们很难认识到自己是否需要获得卫生服务，此时两者是不一致的。

（二）卫生服务需求

卫生服务需求是从经济和价值观念出发，指在一定时期内、一定价格水平上人们愿意而且有能力消费的卫生服务量。一般可分为以下两类：

1. 由需要转化而来的需求　人们的卫生服务需要只有转化为需求，才有可能去利用医疗卫生服务。但在现实生活中，并不是人们素有的卫生服务需要都能转化成需求。需要能否转化成需求，除了与居民本身是否觉察到有某种或某些卫生服务需要外，还与其收入水平、社会地位、享有的健康保障制度、交通便利程度、风俗习惯以及卫生机构提供的服务类型和质量等多种因素有关。

2. 没有需要的需求　通常由不良的就医和行医行为造成。有时候居民提出的一些"卫生服务需求"，可能是经医疗卫生专家按服务规范判定是不必要的或被认为是过分的要求。求非所需和供非所求的两种情况均导致没有需要的需求量大量增加，具有这类需求的人常常与真正需要卫生服务的人竞争有限的卫生资源，进而造成卫生资源的浪费与短缺。

（三）卫生服务利用

卫生服务利用是需求者实际利用卫生服务的数量，是人群卫生服务需要量和卫生资源供给量相互制约的结果，可以直接反映人群健康提供卫生服务的数量和工作效率，间接反映卫生系统通过卫生服务对居民健康状况的影响，但是不能直接用于评价卫生服务的效果。

我国卫生服务利用的资料主要来源于常规的卫生工作登记及报表。卫生服务利用可分为医疗服务（包括门诊服务和住院服务）、预防保健服务及康复服务利用等几类。

1. 门诊服务利用　掌握居民就诊的水平、流向和特点，分析其影响因素，可以为合理组织门诊服务提供重要依据。居民门诊服务利用的主要指标有两周就诊率、两周就诊人次数、患者就诊率及患者未就诊率等，以此反映居民对门诊服务的需求水平和满足程度。

2. 住院服务利用　反映住院服务利用的主要指标有住院率、住院天数及未住院率，可用于了解居民对住院服务的利用程度，还可以进一步分析住院原因、住院医疗机构与科别、辅助诊断利用、病房陪住率以及需住院而未住院的原因等，从而作为确定医疗卫生机构布局、制定相应的病床发展及卫生人力规划的依据。

3. 预防保健服务利用　预防保健服务，包括计划免疫、健康教育、传染病控制、妇幼保健等。与医疗服务相比，测量预防保健服务利用比较复杂困难。预防保健服务利用指标有：传染病漏报率、传染病访视率、疫情调查率、病家消毒率、计划免疫覆盖率、产前检查率、住院分娩率、产后访视率等。分析预防保健服务利用程度，可以了解卫生服务部门提供卫生服务的普及性和主动性，有助于提高卫生保健工作质量。

（四）影响卫生服务需要、需求与利用的因素

1. 人口数量及其年龄、性别构成　在其他因素不变的情况下，服务人口数越多，卫生服务需要量和利用量越大。一般情况下，老年人的患病率高，其卫生服务利用量也大；由于女性有月经期、孕期、产期、哺乳期和更年期等特殊需要，女性对卫生服务需要的时间跨度以及对门诊和住院的利用量要多于男性。

2. 社会经济因素　社会经济因素不仅可以直接影响居民健康状况，而且可以通过卫生服务间接对居民的健康产生影响，不同的社会经济发展水平是造成不同国家或地区居民水平差异的一个重要原因。

3. 文化教育　受过较多教育者对预防保健和疾病自我意识的能力及早期治病的愿望要强于受教育少者，从表面上看，这会增加卫生服务需要，但是最终仍将会降低卫生服务需要和利用。

4. 卫生服务质量及设施　提高服务质量可以缩短医疗时间，提高治愈率，进而减少对卫生服务的需要和利用，积极开展预防保健服务的成效，在短期内可能不会明显改变人群总的卫生服务需要量，但从长远的观点看，预防保健工作奏效了，疾病减少或消灭了，就势必

会减少卫生服务需要量和利用量。在一个缺医少药的落后地区，居民获得规范的卫生服务量也势必是很低的。

5. 医疗保健制度　医疗保障制度是一个重要的影响因素。享受不同程度医药费用减免者，其所利用的医疗卫生机构级别及利用量存在明显不同，公费劳保者利用较高级别医疗卫生机构服务的比例、就诊率、住院率、住院天数以及医药费用均明显高于自费医疗者，而且公费劳保者能够获得定期的免费健康检查或疾病普查的机会，有助于及时发现潜在的不良健康问题，从而认识到卫生服务需要。

三、卫生服务评价

（一）卫生服务评价的内容

卫生服务评价是卫生管理与决策的工具，常被用来了解或研究卫生服务提供和管理的现状以及所面临的问题，并向有关管理与决策部门提供相应的措施与策略。评价工作内容的主要特征包括下列6个方面：

1. 适宜程度　指所制订和执行的各项卫生服务计划是否适应社会、经济、文化、卫生发展水平和现行的卫生政策，提出的目标和措施、卫生资源的配置是否适应当地居民的健康需要，在经济、技术、民意支持方面是否可行，由此评价计划、政策、活动、措施以及卫生服务机构及其功能的合理性。

2. 足够程度　指所指定的卫生服务计划对各种重要的卫生问题和措施是否已经明确，给予足够的重视，并在卫生资源配置上给予足够保证。

3. 进度　指计划实施的进展程度，即根据计划预期目标检查计划的实施与落实情况，卫生资源提供与利用状况，总结成功经验，找出差距，提出需要引起重视的问题，并及时向决策者或项目组织者反馈，必要时对计划和行动进行调整，以保证计划的顺利实施。

4. 效率　指卫生服务计划实施后，卫生服务提供在数量和质量方面的产出与卫生资源（包括人力、物力、财力）投入之间的比值，即投入每单位资源所产出的符合规范要求的服务量。效率评价的目的在于改善卫生服务系统的工作效率，提高管理水平。

5. 效果　指卫生服务计划在实施过程或结束阶段，对解决某个卫生问题所取得的成效与计划预期目标实际达到的程度。效果评价的目的是对一项卫生服务计划的价值作出科学评判，在可能的情况下，尽量采用一些定量或半定量的指标对目标达到的程度进行测量，以更确切地反映评价目标，便于比较与分析。事实上，不少卫生服务的效果是能够进行定量测量的。

6. 影响　指一项卫生服务计划实施对社会、经济、卫生发展和居民健康的贡献和影响，或对其结果的可持续性作出评价。

（二）卫生服务综合评价模式

卫生服务利用应以适度为佳，过度利用则造成资源浪费、医药费用上涨，加重国家、企业（集体）和个人的经济负担，利用不足又使人群医疗卫生服务需要（求）量得不到满足。1976年世界卫生组织提出了综合评价模式，将人群健康需要、卫生服务利用量以及资源投入量3类指标的平均数作为划分高低的标准，组成8组组合，以此对一个国家或地区的卫生服务状况进行综合评价，为制定卫生服务发展规划、合理配置卫生资源提供参考依据。如表8-1所示：

表 8-1　卫生服务综合评价模式

卫生服务利用	高需要		低需要	
	高资源	低资源	高资源	低资源
高	A 型 资源分配适宜	B 型 资源利用率高	E 型 过度利用	F 型 资源利用率高
低	C 型 低资源利用率低	D 型 资源投入低	G 型 资源投入过度	H 型 资源分配适宜

思考题

1. 医政管理的对象包括哪些？
2. 药品监督管理的主要环节有哪些？
3. 妇幼保健的主要内容有哪些？
4. 影响卫生服务需求与利用的因素是什么？
5. 卫生服务评价的内容包括哪些？

（张美丽）

第九章 基层卫生管理

内容提要

人人享有卫生保健的含义和总目标。初级卫生保健的组织实施、评价。农村卫生的机构管理与人才管理。21世纪农村初级卫生保健的发展。社区卫生服务管理的概念与特点、内容与方式、体系建设与机构设置。

第一节 初级卫生保健

一、人人享有卫生保健

1. “人人享有卫生保健”的提出

1977年，第三十届世界卫生大会上确立了“2000年人人健康”的全球性卫生发展总目标。大会提出WHO及其成员国的主要卫生目标是：到2000年使世界所有的人，在社会和经济生活两方面达到富有成效的那种健康水平，即“2000年人人健康”（Health for all by the year 2000；HFA/ 2000）。

1978年9月世界卫生组织和联合国儿童基金会在前苏联的阿拉木图市举行的国际初级卫生保健会议上提出：初级卫生保健是“2000年人人健康”的关键措施和基本途径，并明确提出二十二条具体建议以及一个关于初级卫生保健的完整报告，此后“2000年人人享有卫生保健”的观念逐渐深入人心，得到各国政府的重视。

1981年，第三十四届世界卫生大会通过了了“2000年人人享有卫生保健”的全球策略。WHO在1981年制定了一系列的评价指标，并要求其成员国自愿加入这一庄严的卫生协议，相应地制订、加强和执行这个策略，制订适合本国实际情况的指标，以检查本国“2000年人人享有卫生保健”的进展情况并评价其效果。

2. “2000年人人享有卫生保健”的含义

“2000年人人享有卫生保健”是一项以全人类卫生保健为宗旨的全球性卫生战略目标，其基本精神是：人人有权享受初级卫生保健，人人有义务参与初级卫生保健并为初级卫生保健作贡献。WHO曾特别提出：人人健康不是指2000年将为每一个人治愈全部已有的疾病，也不是指2000年不再有人生病或成为残疾。它指的是，健康是从家庭、学校和工厂开始的，人们必须在其生活和工作的地方保持健康；人们将运用比现在更好的办法去预防疾病，减轻不可避免的疾病和伤痛，通过更好的途径进入成年和老年，并安然地告别人世；在居民中公平地分配一切卫生资源；所有的个人和家庭在能接受和提供的范围内通过充分参与，享受基本卫生服务；人们将懂得自己有能力避免可以预防的疾病的桎梏，并明白疾病不是不可避免的。之所以将人人享有卫生保健与初级卫生保健两者并提，是因为前者是目标，后者是手段。

3. “21 世纪人人享有卫生保健”的总目标

“2000 年人人享有卫生保健”目标提出 20 多年过去了，尽管取得了一定的成果，但由于各个国家对实施“人人享有卫生保健”的政策承诺不足、社会经济发展缓慢、卫生资金短缺、疾病流行病学的变化以及自然与人为的灾难（如战争）等种种原因，使“2000 年人人享有卫生保健”的进程受到了较大阻碍。当然，发展中国家存在的问题更多，由于其人口增长过快，贫困人口增加，特别是在一些落后地区，对于当地居民来说，政府连基本的生活保障都无法提供，卫生保健就更无从谈起。

在 1998 年召开的 51 届世界卫生大会上，世界卫生组织为此而修订和增补了全球卫生战略，提出了“21 世纪人人享有卫生保健”的新策略，其目的在于实现 1978 年阿拉木图会议上所发起的“人人享有卫生保健”的理想。它为 21 世纪的前 20 年确定了全球卫生工作的重点和具体目标，这也将为全世界人民能够在其一生中保持全面健康创造了有利条件，世界卫生组织同时也特别强调了健康教育和全民的自我保健（特别是中老年人的自我保健）是实现这一目标的重要措施。

人人享有卫生保健是一个理想，是一个导致人民健康逐步改善的过程，而不是一个单纯的时限目标，21 世纪我们必须将初级卫生保健看作一个新的起点，一个灵活的框架。WHO 提出 21 世纪人人享有卫生保健的全球总目标为：

（1）使全体人民增加期望寿命和提高生活质量；

（2）在国家间和国家内部促进卫生公平；

（3）使全体人民获得可持续的卫生系统和服务。

因此我们有理由认为，初级卫生保健是一项继往开来的事业，有着无限的发展空间。

二、初级卫生保健概述

1. 初级卫生保健的概念

初级卫生保健（Primary health care，PHC）是一种基本卫生保健，指技术上适宜的、学术上可靠的、人人都能得到的、体现社会平等权利的、人民群众和政府都能负担得起的基本卫生保健服务。它是由国家主动提供的，要求个人及其家庭积极参与，所采用的方法和技术切实可行、方便可靠。在地理上，它离群众最近、最方便、可及性强，反应也最迅速；在内容上，它是综合性的、连续性的，包括所有年龄、性别和所有类型的健康问题；在方式上，它是主动的、协调性的、全社会负责和参与的；在心理上，它是最亲切的，也是最容易接受的。

2. 初级卫生保健的内容

根据《阿拉木图宣言》，初级卫生保健要着眼于解决居民的主要卫生问题，提供保护健康的服务，包括增进健康、预防疾病、合理诊疗和康复防残四个方面和八项基本内容。

（1）对当前主要卫生问题及其预防和控制方法的宣传教育；

（2）增进必要的营养和供应充足的安全饮用水；

（3）提供基本清洁的卫生环境；

（4）开展妇幼保健和计划生育工作；

（5）对主要传染病的预防接种；

（6）对地方病的预防及控制；

（7）常见病及外伤的妥善处理；

（8）提供基本的药物。

初级卫生保健的内容并非是固定不变的，在1981年第三十四届世界卫生大会上，又增补了一项基本内容：使用一切可能的方法，通过影响生活方式、控制自然和社会心理环境，来预防和控制非传染性疾病，促进精神卫生。

初级卫生保健的基本内容是世界各国实施初级卫生保健时必须完成的最基本的任务，但不同的国家和地区、不同的人群所面临的健康问题是不一样的，各国可根据自己的国情对基本内容有所侧重和发展。

从初级卫生保健内容的演变来看，其重心逐渐从公共政策和政府责任，转向慢性病防治、与传统的医疗实践整合、社区规划等，因此加强基层医疗与初级卫生保健的整合和发展，建立能有效地提供初级卫生保健服务的基本医疗保健体系是初级卫生保健发展的重要基础。

3. 初级卫生保健的原则

国际公认的初级卫生保健的基本原则有以下5条：

（1）公平合理分配卫生资源，合理布局医疗机构，让人们接受卫生服务的机会均等；

（2）政府各部门协调行动，鼓励全社会（全社区）参与；

（3）以预防为主，治疗与预防、保健、康复结合，不仅仅强调治疗；

（4）采用适宜技术，初级卫生保健应该采用社会和大众能够接受的、同时经济上能够负担起的技术；

（5）合理利用各种社会资源。

4. 初级卫生保健的目标及指标体系

（1）“2000年人人享有卫生保健”的具体目标

1）世界各国人民都能方便地享有初级卫生保健和第一级转诊设施的服务；

2）人人都积极参加自己及其家庭的保健工作，参加社区的卫生活动；

3）各地都有基层的卫生保健组织，都能在其政府指导下承担起服务范围内所有居民卫生保健的责任；

4）各国政府都要对其人民的健康担负起责任；

5）人人都享有安全的饮水和环境卫生设备；

6）人人都能得到足够的营养；

7）所有的儿童都接受了预防主要传染病的免疫接种；

8）发展中国家的传染病发病率到2000年不超过发达国家1980年的水平；

9）采取一切可能的措施，通过改变生活方式来控制和改善自然、社会和心理环境，以预防和控制非传染性疾病，促进精神卫生；

10）人人都能得到基本的药物供应。

（2）“2000年人人享有卫生保健”的指标

1）卫生政策指标。人人健康的政治义务、资源分配、卫生资源分配的公平程度、实现人人享有卫生保健目标的社区参与、组织体制和管理程序；

2）与卫生有关的社会及经济指标。人口增长率、国民生产总值、收入分配、工作条件、成人识字率、住房、食物供应；

3）提供卫生保健的指标。保健可得性、物质可及性、经济和文化可及性、卫生服务利用情况、初级卫生保健普及面、转诊制度普及面、卫生人力状况；

4）健康状况指标。儿童营养状况及社会心理发展、婴儿死亡率、儿童死亡率、产妇死亡率、期望寿命。

(3)“21世纪人人享有卫生保健”的具体目标

1）增进卫生服务的公平性。到2005年，将在国家内和国家间使用卫生公平指数作为促进和检测卫生公平的基础，首先将儿童生长发育测定用于评价卫生公平性；

2）生存指标。到2020年将实现孕妇死亡率100/10万，5岁以下儿童死亡率45‰，所有国家的出生期望寿命均达到70岁以上；

3）主要流行病的全球流行趋势。2020年，全世界疾病负担将极大减轻。这将通过实施降低结核、HIV/艾滋病、疟疾、烟草相关疾病和暴力或意外损伤等引起的疾病发病率和残疾上升趋势得到控制；

4）根除消灭某些疾病。到2010年，恰加斯病的传染将被阻断，麻风实现消灭；到2020年，麻疹、淋巴丝虫病、沙眼将被消灭，维生素A和碘缺乏症将实现消除；

5）水、食品、环境卫生、住房得到改善。到2020年，所有国家将通过部门间行动，在提供安全饮用水、数量充足和质量良好的食物、适当环境卫生和住房方面取得重大进展；

6）健康促进措施。到2020年，所有国家将通过行政管理、经济、教育、组织和以社区为基础的综合规划，推行并积极管理和监测有利健康的生活方式和减少有损健康的生活方式的策略；

7）国家政策。到2005年，所有成员国将已经制定、实施和监测与人人享有卫生保健政策相一致的各项具体规范和运行机制；

8）连续性卫生保健服务。到2010年，全体人民将终生获得由基本公共卫生设施提供的综合、基本和优质卫生保健服务；

9）信息监测。到2010年，将建立起适宜的全球和国家卫生信息监测和警报系统；

10）支持卫生政策与体制研究。到2010年，卫生政策和体制运行机制的研究在全球、区域和国家各级予以实施。

三、初级卫生保健的组织实施

1. 政府领导

初级卫生保健是实现“人人享有卫生保健”的全球卫生战略目标的关键，是国家的基本任务，也是社会经济发展的组成部分。我国《宪法》明确规定了人民的健康权利。《中共中央关于制定国民经济和社会发展“九五”计划和2010年远景目标的建议》将“发展各类卫生保健事业，实现人人享有初级卫生保健的目标，加强重大疾病的防治，重点改善农村医疗卫生条件”列入改革开放的主要任务和部署。1997年《中共中央、国务院关于卫生改革与发展的决定》强调“加强农村卫生工作，实现初级卫生保健规划”的目标。

为促进初级卫生保健工作的开展，各级政府要在调查研究的基础上，按照卫生事业分级管理及地方化、区域化发展的原则，制定当地初级卫生保健规划及计划，确定初级卫生保健的具体目标、重点及措施，并组织落实。按照统一筹划、

2. 部门协调

相关社会经济部门，特别是卫生与农业、畜牧、食品、工业、教育、住房、群众工作等部门，应根据初级卫生保健规划目标，结合本部门工作情况与特点协调活动，并将初级卫生

保健规划目标与内容列入本部门工作规划与计划。

3. 社区参与

社区是社会基层组织。如农村的乡村，城镇的街道及居委会，企业、学校等。社区参与卫生保健是指社区组织社区成员参与卫生保健的调研、决策、实施、评价，以及卫生资源筹措等。国内外初级卫生保健的实践表明，离开了社区和群众的积极参与，初级卫生保健就不可能实现。开发社区资源，每个单位、每个家庭及个人都对其自身健康承担责任，积极参与社区卫生活动，是实现人人享有卫生保健的一个重要条件。

4. 健全网络

WHO要求各国政府每年至少有5%的国民生产总值用于卫生事业，其中要有适当比例的卫生经费用于地方卫生保健；加强服务机构建设，以健全卫生服务网络，实施初级卫生保健措施。

5. 科学管理

整体规划、因地制宜，分类指导，实行目标管理，从而摆脱传统的经验管理模式，对其实施科学管理是发展初级卫生保健的关键环节。

四、初级卫生保健的评价

评价是管理的基本职能，也是初级卫生保健工作的一项重要管理程序。论证并制定的各项规划目标需要评价，实施规划目标也需要不断地进行系统评价，以便调整和落实规划。

1. 目的和意义

开展初级卫生保健的评价工作，是为了了解初级卫生保健工作的进度和效果，及时总结经验，找出差距，加强实施过程的质量控制，完善实施计划，提高各项初级卫生保健工作的效率。同时，探索影响城乡居民身体健康的因素，寻找如何提高居民健康水平的必要措施，指导初级卫生保健所需卫生资源的分配和利用。

2. 评价内容

(1) 制定和执行的各项卫生规划与措施是否符合国家的卫生工作方针、政策和任务，是否符合国家或本地区的经济状况及发展趋势。各项规划、措施和卫生保健服务是否适应当地居民的基本卫生服务需求，由此判断这些规划、活动、服务和机构是否合理；

(2) 制定的卫生措施和卫生规划中的各种问题是否明确肯定，是否得到足够的重视；

(3) 规划实施的进展程度，即将实际执行的活动与计划安排进行比较，将实际活动的结果与预期结果进行比较，评价进展状况，总结成功和不足的原因，并提出改进措施，促进各项措施的实际执行；

(4) 将现有的资源（人力、物力、财力）、技术和时间的花费与常规服务的规范目标相比，看是否能够用较小的投资获得较大的收益，改进具体的实施工作；

(5) 规划实现的程度，即用实际效果检验规划制定是否符合实际，规划的实施是否协调有力；

(6) 规划、服务和机构对卫生和社会经济发展的影响，目的是确定是否需要变动初级卫生保健规划的方向，以提高对卫生和社会经济发展的贡献。

3. 评价方法

根据规划目标实施的进程，进行定期与不定期的考核评价，如项目评价与综合评价，阶段性评价与终末评价等。

在阶段评价的基础上，对不适应社会经济发展并明显低于居民健康需求的，或因客观条件发生不可预测的变化不能按计划进行下去的，以及经过实践确实难以达到的原定指标的应加以调整。但对规划的任何调整和变更，必须提交当地初级卫生保健领导协调组织审定，并将调整的内容纳入调整后的规划，付诸实施。

政府或相关组织考核评价和拟定考核评价计划。评价工作可采取自我评价、地区间互评和上级评价等形式，以抽样调查、典型解剖、查阅资料、实地勘察和座谈讨论等方法进行。

4. 人人享有卫生保健的最低限度评价指标

为了实施2000年人人享有卫生保健全球策略，监测和评价全球卫生目标的实现程度，1981年第31届世界卫生大会通过了12项供全球使用的最低限度评价指标，并且进行了两次全球性的“2000年人人享有卫生保健”的进度评价。全球卫生目标有下列12项：

（1）人人享有卫生保健策略已获批准成为官方最高一级的政策；

（2）已经建立或加强了吸收人民参加实施策略的机构；

（3）至少有5%的国民生产总值用于卫生事业；

（4）有一个适当比例的卫生经费用于初级卫生保健；

（5）资源分配公平；

（6）发达国家的卫生经费至少有0.7%转拨给发展中国家；

（7）全体居民都享有初级卫生保健；

（8）至少90%的新生儿出生体重在2500克以上，至少90%的儿童体重符合相应参考值的标准；

（9）婴儿死亡率在50‰以下；

（10）出生期望寿命在60岁以上；

（11）成年男女受教育的比例超过70%；

（12）人均国民生产总值超过500美元。

参照世界卫生组织的上述指标，我国相继制定了城市实现2000年人人享有卫生保健评价指标体系和农村实现2000年人人享有卫生保健评价指标体系。

第二节　农村卫生管理

一、农村卫生管理概述

我国大多数人口在农村，但农村医疗卫生基础薄弱。落实党和政府“以农村为重点”的卫生工作方针，做好农村卫生工作，保护和增进农民健康，是我国卫生事业最具战略意义的研究课题。农村卫生工作对于深化农村改革，推进农村经济和社会全面协调，构建和谐社会和建设小康社会具有重要意义。2002年10月中共中央、国务院《关于进一步加强农村卫生工作的决定》和2006年卫生部在总结我国农村卫生服务体系建设和发展经验的基础上制定的《农村卫生服务体系建设与发展规划》中，对农村卫生工作从指导思想、具体规划及科学管理做了统一安排和系统部署。

农村基层卫生组织是指县（包括县级市）、乡（镇）、村三级卫生组织机构。经过60年的努力，我国已形成了县、乡、村三级医疗预防保健网以及中国特色的新型农村合作医疗制度，在部分经济发达的农村还开展了社区卫生服务试点

（一）农村卫生事业管理的概念和发展目标

农村卫生事业管理是指对农村基层卫生组织机构及其所提供的医疗、预防、保健、健康教育与健康促进、康复服务的管理。

2006 年 8 月卫生部、国家中医药局、国家发展改革委和财政部联合发布了《农村卫生服务体系建设与发展规划》，其中指出农村卫生事业管理的发展目标是：通过加大投入，改善农村卫生机构的基础设施条件，改革管理体制和运行机制，加强卫生技术人员的培养等措施，到 2010 年，建立起基本设施比较齐全的农村卫生服务网络、具有一定专业素质的农村卫生服务队伍、运转有效的农村卫生管理体制和运行机制，与建立和完善新型农村合作医疗制度和医疗救助制度协同发展，满足农民群众人人享有初级卫生保健的服务需求。

（二）农村卫生管理中存在的问题和原因分析

新中国成立以来，在党和政府的高度重视下，我国贯彻以农村为重点、预防为主、中西医并重的卫生工作方针，广泛开展爱国卫生运动，实施初级卫生保健，基本建立了农村三级（县、乡、村）卫生服务网和农村卫生队伍，农村卫生事业有了长足的发展，农民健康水平得到较大提高。但是，从整体上看，农村卫生落后面貌仍没有得到根本改变，特别是随着农村经济体制改革不断深化和经济社会的快速发展，城乡之间、东西部之间农民健康水平的差距逐步扩大。

当前存在的突出困难和问题有：

1. 农民受重大传染病、地方病危害严重，城乡居民健康水平差距拉大。

2. 农村卫生资源严重短缺，占全国人口总数 71％的农村人口，仅拥有全国卫生资源的 20％。

3. 农民看不起病、吃不起药、因病致贫、因病返贫问题突出。

4. 农村卫生专业技术人才匮乏、卫生服务水平低下。

造成上述问题的主要原因：

1. 资金投入不足，政府用于农村卫生的投资和事业费比例偏低　预防保健和基本医疗服务设施改造及设备更新难以进行，预防保健等公共卫生和基本医疗服务的必要经费投入不足。

2. 体制改革滞后、运行机制不活　农村卫生机构布局不尽合理，资源总体不足和局部浪费问题并存；乡（镇）卫生院上划县级政府管理工作尚未完成，管理体制尚未理顺；人事、分配制度改革滞后，人浮于事、人才奇缺的现象较为普遍，管理水平、服务质量和效率低下。

3. 农民缺乏基本医疗保障　卫生部 2004 年进行的“第三次国家卫生服务调查”显示，79.1％的农村居民没有任何社会医疗保障。2009 年 2 月公布的第四次国家卫生服务调查中显示，农村地区，拥有各种社会医疗保险人口的比例达到 92.5％，89.7％的调查居民参加了新型农村合作医疗，2.9％拥有其他社会医疗保险。可见，在当前深化医疗卫生体制改革的前提下，仍有部分农村居民无任何医疗保障。

二、农村卫生机构管理

农村县乡村三级医疗卫生服务网络是我国医疗服务体系的重要组成部分。在 2009 年 1 月的十七届三中全会的决定中要求，建立健全农村三级医疗卫生服务网络的重点，坚持政府主导，整合城乡卫生资源”，建立健全以县级医院为龙头、乡镇卫生院为骨干、村卫生室为基础的农村三级医疗卫生服务网络，发挥好公共医疗卫生机构提供基本医疗卫生服务的骨干作用。“重点办好县级医院”，使其发挥县域服务和培训中心的作用；“在每个乡镇办好一所卫生院”，使其发挥医疗卫生服务的枢纽作用；采取多种形式，“支持村卫生室建设”，使其发挥服务网点的基础性作用。

（一）县医院

县医院是全县医疗服务中心和医疗技术教育指导中心，是农村三级医疗预防保健网的顶层。其主要任务包括：

1. 开展农村常见病、多发病和一般疑难危重病人的诊疗与抢救。

2. 接受乡村两级卫生机构的转诊。

3. 指导乡镇卫生院和乡村卫生室医务人员开展医疗服务和进行业务培训。

4. 引进、推广各种医疗服务新技术，开展以基层医疗保健为主的教学科研活动。

5. 协助区域内防疫、妇幼保健、计划生育等部门开展相关工作，进行技术指导。

（二）其他县级卫生机构

其他县级卫生机构主要还包括：

1. 县中医医院（民族医医院） 是农村中医药（民族医药）医疗、预防、保健中心，承担农村中医药（民族医药）预防保健、基本医疗等任务，接受乡村两级卫生机构的转诊，承担中医药（民族医药）诊疗技术的挖掘整理和适宜技术推广、乡村中医药（民族医药）人员培训及业务指导等任务。

2. 县疾病预防控制机构 是全县疾病预防控制的技术管理与指导中心，承担疾病预防和控制、计划免疫、卫生检验、公共卫生健康危害因素监测、卫生信息服务和相关业务技术指导与咨询等，负责传染病和各类中毒等突发公共卫生事件的调查、报告和应急处理以及对乡村两级卫生人员的培训、监督指导等。

3. 县卫生执法监督机构 是依法承担辖区内公共卫生、健康相关产品、医疗卫生机构和卫生服务人员的卫生监督执法任务，协助卫生行政部门对突发公共卫生事件进行应急处理。

4. 县妇幼保健机构 是全县妇幼保健、生殖保健中心，承担妇幼保健、生殖保健、妇女儿童健康信息监测等任务以及对乡村两级的业务技术指导，受县级卫生行政部门委托承担全县降低孕产妇死亡率、婴儿和5岁以下儿童死亡率、提高出生人口素质的综合协调与管理职责。

此外，部分县还设有特定传染病、地方病防治机构。

（三）乡（镇）卫生院

乡（镇）卫生院是农村三级卫生服务网的中心，按功能分为一般卫生院和中心卫生院。一般卫生院提供预防、康复、保健、健康教育、基本医疗、中医、计划生育技术指导等综合服务，承担辖区内公共卫生管理和突发公共卫生事件的报告任务，负责对村级卫生组织的技术指导和村医的培训等。中心卫生院除具有一般卫生院的功能外，还是一定区域范围内的医疗服务和技术指导中心。

1. 乡（镇）卫生院的主要任务

（1）预防保健：辖区内卫生防疫工作，包括计划免疫及传染病、寄生虫病与地方病防治，在县疾病预防控制中心的指导下，实施公共卫生管理工作；在县妇幼保健所指导下，开展妇幼、婴幼儿多发病的普查普治，开展孕产妇和儿童系统保健，推广科学接生等工作。采取多种形式开展健康教育，针对危害辖区内人群健康的因素，普及卫生知识，提高人群的自我保健能力和整体健康水平。

（2）计划生育手术和技术指导工作。

（3）医疗服务：完成辖区内居民常见病、多发病的门诊、住院（含家庭病床）诊治任务，进行急、重、危病人的救护，并组织转诊；向群众普及急救知识与技术，院内医务人员必须掌握有效的徒手心肺复苏术；根据条件开展辖区内的康复医疗、精神卫生服务、慢性非传染性疾病的人群防治工作。

（4）卫生行政管理：在当地政府和上级卫生行政部门的领导下，依据当地社会经济发展规划，协助制定和实施初级卫生保健规划；配合有关部门动员组织群众开展爱国卫生运动，逐步改善卫生状况；贯彻执行国家各种卫生法规，对辖区内有关行业实行卫生监督管理；负责村级卫生组织和个体开业医生的管理和技术指导，培训乡村医生、卫生员和接生员。

2. 乡（镇）卫生院的管理体制

（1）行政管理体制：目前存在县卫生局管理、乡（镇）政府管理、县卫生局和乡（镇）政府分级管理三种体制；

（2）业务管理体制：业务上接受县卫生局及县级卫生机构的领导与指导；院内业务分为医疗、防保和后勤三部分管理；

（3）经济管理体制：主要实行"独立核算、按劳分配、自负盈亏、民主管理"的原则，但从实际运作结果看，普遍存在资源利用和服务效率都不高的现象。

（四）村级卫生组织

村级卫生组织是农村三级卫生服务网的最基层单位，承担传染病疫情报告、计划免疫、妇幼保健、健康教育、常见病、多发病的一般诊治和转诊服务以及一般康复等工作。目前，这一级组织的名称多样，村卫生室是规范的称呼。

1. 设置条件

每500名农村居民配备1名乡村医生，有2名以上乡村医生的卫生室至少要有1名是女医生或接生员。每个卫生室至少有30平方米用房，并配备基本医疗器械、防疫和妇幼保健设备和80种以上的基本药物。

2. 基本任务

（1）以行政村为单位，在上级卫生管理部门和业务机构的领导下，开展初级卫生保健工作；

（2）承担或协助做好计划免疫任务和传染病、地方病防治管理；

（3）开展妇幼保健服务和系统管理；

（4）开展诊治常见病、多发病服务和指导康复，承担危重病人的初级救护与转诊；

（5）开展爱国卫生运动，进行健康教育；

（6）开展计划生育技术指导工作。

3. 管理体制

随着新型农村合作医疗制度的试点和推广，村级卫生组织正进入逐步恢复与重建阶段。目前村卫生室办医形式和管理体制多样，大体可分为：

（1）"乡村一体化"模式：村卫生室纳入乡镇卫生院管理，以门诊所形式提供服务；

（2）乡村医生办医模式：乡村医生个人承办或数人合办，体制上属于个体医性质；

（3）乡村医承包模式：卫生室资产属于村集体，乡村医生或离退休医生个人以其自身的技术承包卫生室并提供卫生服务。

三、农村卫生人才管理

农村卫生专业技术人才匮乏、卫生服务水平低下，是制约我国农村卫生发展的主要因素。以乡（镇）卫生院为例，具有大专以上学历的只占10%，无专业学历者多达36%。农村卫生服务队伍应有由执业医师、执业助理医师、辅助技术人员和乡村医生、卫生员共同组成。

按照《中共中央、国务院关于进一步加强农村卫生工作的决定》要求，全国乡（镇）卫生院临床医疗服务人员要尽快具备执业助理医师及以上执业资格，其他卫生技术人员要具备初级及以上专业技术资格；到2010年，全国大多数乡村医生要具备执业助理医师及以上执业资格。加大医学教育和人员培训力度，改革人事、分配制度，制定优惠政策，逐步建立起稳定的以执业助理医师和执业医师为主体的农村卫生服务队伍。

《农村卫生服务体系建设与发展规划》提出加强农村卫生服务队伍建设应从以下几个方面做起：

（一）加大农村适用卫生技术人才的培养力度

在西部省份继续推动医学院校开展面向农村的初中毕业生5年制医学教育试点工作。对省级政府有政策与资金支撑的“定点招生、定向就业”，为农村培养医学人才的办学形式，国家给予政策支持。引导、鼓励医学类毕业生到农村服务，在卫生技术职务聘任、工资福利等方面实行优惠政策，在毕业后教育、继续教育安排上给予照顾。鼓励乡村医生参加学历教育培训，医学院校应该结合乡村医生工作、生活实际情况，实行弹性学制，增加中医药（民族医药）课程比重，按农村医疗工作需要调整教学内容。从2006年起连续5年，每年招聘一定数量的高校毕业生，主要安排到乡镇开展医疗支援工作，时间一般为2到3年，工作期间给予一定生活补贴。服务期满后，综合本人意愿和在服务期间的表现，由卫生行政部门在本系统内推荐就业或自主择业。

（二）建立城市卫生支援农村卫生工作的制度

实施“万名医师支援农村卫生工程”，组织城市医疗卫生机构的医务人员到县级医疗卫生机构和乡（镇）卫生院提供医疗卫生服务、开展人员培训和技术指导，中央财政对中西部地区给予适当补助。实行城市二、三级医院和疾病预防控制机构取得执业医师资格证书的新聘用人员，以及城市医生在晋升主治医师或副主任医师前到农村服务一年的制度。

（三）稳定农村卫生人才队伍

建立健全继续教育制度，对农村各类卫生专业技术人员和管理人员开展业务知识和技能培训，各级医疗机构对农村卫生机构进修人员给予费用减免。结合农村实际，由省、自治区、直辖市人事部门会同卫生行政部门制定卫生专业技术职务聘任和晋升的具体办法。改革农村卫生技术人员分配制度，制定优惠政策。地方政府应采取措施，保障贫困地区农村卫生技术人员的基本生活。

（四）加强乡村医生管理

严格执行乡村医生执业注册制度，开展对乡村医生、卫生员和接生员的培训与考核工作。新进入村卫生室的从业人员须取得执业助理医师及以上资格。到2010年，全国大多数乡村医生须取得执业助理医师及其以上资格。

四、21世纪农村初级卫生保健的发展

进入21世纪后，我国政府一如既往地重视广大农村地区的初级卫生保健工作，制订了多项相关的制度性、纲领性的文件，在2006年提出了发展目标："到2010年，满足农民群众人人享有初级卫生保健的需求"。

（一）中国农村初级卫生保健发展纲要

为了全面推进初级卫生保健在21世纪的发展，推动我国农村卫生的改善提高，卫生部等七部委于2002年5月下发了《2001—2010年中国农村初级卫生保健发展纲要》，纲要总目标提出：通过深化改革，健全农村卫生服务体系，完善服务功能，实行多种形式的农民医疗保障制度，解决农民基本医疗和预防保健问题，努力控制危害严重的传染病、地方病，使广大农村居民享受到与经济社会发展相适应的基本卫生保健服务，不断提高农民的健康水平和生活质量。到2010年，孕产妇死亡率、婴儿死亡率以2000年为基数分别下降1/4和1/5，平均期望寿命在2000年基础上增加1～2岁。

（二）中国农村初级卫生保健发展纲要的主要任务

1. 落实疾病预防控制措施，重点控制传染病、地方病、寄生虫病、职业病和其他重大疾病，加强精神卫生工作，防止各种意外伤害。稳定计划免疫接种率，提高现代结核病控制策略的人口覆盖率。预防、管理慢性非传染性疾病，做好老年保健。

2. 提高乡、村卫生机构常见病、多发病的诊疗水平，规范医疗服务行为，为农村居民提供安全有效的基本医疗服务。

3. 加强对孕产妇和儿童的管理，提高农村孕产妇住院分娩率，稳步降低孕产妇死亡率和婴儿死亡率，改善儿童营养状况，不断提高妇女儿童健康水平。

4. 加大农村改水、改厕力度，提高农村自来水及农村卫生厕所普及率，结合小城镇和文明乡镇建设，创建卫生乡镇，改善农村居民的劳动和生活环境。

5. 开展健康教育和健康促进，积极推进"全国亿万农民健康促进行动"（原"全国九亿农民健康教育行动"），提高农村居民基本卫生知识知晓率和中小学健康教育开课率，倡导文明健康的生活方式，增强农村居民的健康意识和自我保健能力，促进人群健康相关行为的形成。

6. 依法加大对公共卫生、药品和健康相关产品的监督力度，控制危害农村居民健康的主要公共卫生问题，努力抓好食品卫生、公共场所卫生和劳动卫生。

7. 充分利用中医药资源，发挥中医药的特点与优势，不断提高农村中医药服务水平。

8. 完善和发展农村合作医疗，探索实行区域性大病统筹，逐步建立贫困家庭医疗救助制度，积极实行多种形式的农民医疗保障制度。

第三节 社区卫生服务管理

随着社会、经济、科技的发展，卫生事业已进入综合保健时代。综合保健是指从全民多维健康着眼，对人的生命周期采取从促进健康、预防、合理治疗到康复的全面保健措施，组织发动全社会支持和参与，以达到延长健康寿命，提高生活质量的目标。要实现综合保健的目标，最好的途径是开展全科医学、发展社区卫生服务。

1997年《中共中央、国务院关于卫生改革与发展的决定》提出："发展社区卫生服务，

动员全社会和全体人群积极参加，提高全体人群的素质和健康水平”，“改革城市卫生服务体系，积极发展社区卫生服务，逐步形成功能合理、方便群众的卫生服务网络”。1999 年 7 月卫生部、国家发展计划委员会、教育部、民政部、财政部、人事部、劳动和社会保障部、建设部、国家计划生育委员会、国家中医药管理局等十个部委联合下发了《关于开展城市社区卫生服务的若干意见》，并与 2006 年发布《国务院关于发展城市社区卫生服务的指导意见》，提出了发展社区卫生服务的指导思想、基本原则和工作目标，并对推进社区卫生服务体系建设、完善发展社区卫生服务政策措施通过各部委下发的 9 个配套文件做了具体的部署。全国 31 个省、市、自治区均出台了各自的发展社区卫生服务工作的基本政策文件。同时，社区卫生服务每年都在快速增加。

一、社区卫生服务概述

（一）社区

“社区”一词源于拉丁语，原意是指亲密的关系和共同的东西。德国社会学家 F. Tonnies 认为社区是以家庭为基础的历史共同体，是血缘共同体和地缘共同体的结合。我国社会学家费孝通给社区下的定义是：社区是若干社会群体或社会组织聚集在某一地域所形成的一个在生活上相互关联的大集体。世界卫生组织曾提出的社区概念是：一个有代表性的社区，社区是以某种经济的、文化的、种族的或某种社会的凝聚力，使人们生活在一起的一种社会组织或团体。其人口数大约在 10～30 万人之间，面积在 5000～50000 平方公里。

社区在结构上是一个地理和政治划分的局部区域；在功能上是由区域内具有认同感与归属感以及有共同传统文化和习俗的居民组成。

（二）社区的构成要素

1. 人群　一定数量的人口是社区存在的必要因素，也是构成社区的第一要素。这些人不是孤立的、抽象的，而是在共同的社会活动中，相互结成一定的社会关系，构成社区活动的基础。

2. 地域　社区是以一定范围的地域条件为前提，才能进行共同生产和其他社会活动，一定范围的地域空间是社区存在的自然环境条件。

3. 生活服务设施区　作为人们生活的基本场所，要求它必须具有满足人们生活需求的各种服务设施。如住房、商业、服务业、交通、通讯、医疗保健、文化教育事业等。它们不仅为社区成员提供现实的社会活动服务，而且还为社区的发展提供物质基础，因此社区服务设施的完善往往是衡量社区发达程度的重要标志。

4. 特有的文化背景、生活方式和认同意识　也就是一定特征的社区文化，社区文化是社区发展的内在因素，主要表现为社区中人们特有的精神和物质生活方式，是使社区人群融为一体的纽带，使社区成员对所属社区在情感上和心理上有认同感和归属感。

5. 生活制度和管理机构　为保障社区生活秩序，保障社区人们的安全和发展，必须建立健全社区的生活制度和管理机构，使其更贴近于人们的生活，一定的生活制度和管理机构对人们的生活具有广泛制约和调整作用，对社区身心保健也具有广泛的影响。

（三）社区卫生服务的产生与发展

在发达国家，医疗卫生保健重点经历了基层（家庭）→医院→基层（社区）的转移过程：即在 20 世纪以前，以单家独户的个体医疗为主；20 世纪开始，逐渐形成了以医院为中心的医疗保健模式；第二次世界大战以后，世界各国普遍重视发展社区卫生服务，60 年代起，医疗保健的重点又回到了基层。英国率先实行社区卫生服务，其主要内容是以社区为基础，开展社区居民健康状况、职业与健康、个人卫生与健康教育的研究。这次医疗保健重点转移的原因有两个：第一是疾病观念的改变，人们对健康的要求不仅是不得病，而且是身心方面的完好状况；第二是卫生费用急剧上升，开展社区卫生服务是控制卫生费用、提高卫生服务效益的有效措施。因为社区卫生服务是综合性保健服务，重视预防，不仅可以节约资源，也能较好地满足居民对卫生保健的需求。在发展中国家经济水平低，卫生资源有限，更应发展社区卫生服务，推行简便技术，改善居民健康状况。

（四）社区卫生服务的概念

社区卫生服务（community health services，CHS）是社区建设发展的重要组成部分，是在政府领导、社区参与、上级卫生机构指导下，以基层卫生机构为主体，以全科医师为骨干，合理使用社区资源和适宜技术，以人的健康为中心，以家庭为单位，以社区为范围，以需求为导向，以妇女、儿童、老年人、慢性病人、残疾人等为重点，以解决社区主要卫生问题，满足基本医疗卫生服务需求为目的，融预防、医疗、保健、康复、健康教育、计划生育技术服务为一体的、高效的、经济的、方便的、综合的、连续的基层卫生服务。

（五）发展社区卫生服务的总体目标和基本原则

发展社区卫生服务，要以邓小平理论为指导，坚持党的基本路线和基本方针，坚持新时期卫生工作方针，深化医疗卫生体制改革，满足人民卫生服务需求，与经济社会发展相同步，构筑面向21世纪的、适应社会主义初级阶段国情和社会主义市场经济体制的城市卫生服务体系。到2000年基本完成社区卫生服务的试点和扩大试点工作，部分城市应基本建成社区卫生服务体系的框架；到2005年，各地基本建成社区卫生服务体系的框架，部分城市建成较为完善的社区卫生服务体系；2006年，国务院印发了《关于发展城市社区卫生服务的指导意见》，并召开全国城市社区卫生工作会议动员部署，国务院各有关部门和各级政府积极贯彻落实，大力推进社区卫生服务体系建设，取得积极进展，为建立基本卫生保健制度打下了重要基础；到2010年，在全国范围内，建成较为完善的社区卫生服务体系，成为卫生服务体系的重要组成部分，使城市居民能够享受到与经济社会发展水平相适应的卫生服务，提高人民健康水平。

发展社区卫生服务，要以邓小平理论为指导，坚持党的基本路线和基本方针，坚持新时期卫生工作方针，深化卫生改革，满足人民卫生服务需求，与经济社会发展相同步，构筑面向21世纪的、适应社会主义初级阶段国情和社会主义市场经济体制的现代化城市卫生服务体系。2000年基本完成社区卫生服务的试点和扩大试点工作，部分城市应基本建成社区卫生服务体系的框架；2005年，各地基本建成社区卫生服务体系的框架，部分城市建成较为完善的社区卫生服务体系；2010年，在全国范围内，建成较为完善的社区卫生服务体系，成为卫生服务体系的重要组成部分，使城市居民能够享受到与经济社会发展水平相适应的卫生服务，提高人民健康水平。

发展社区卫生服务应遵循以下基本原则：

1. 坚持为人民服务的宗旨，依据社区人群的需求，正确处理社会效益和经济效益的关系，把社会效益放在首位；

2. 坚持政府领导，部门协同，社会参与，多方筹资，公有制为主导；

3. 坚持预防为主，综合服务，健康促进；

4. 坚持以区域卫生规划为指导，引进竞争机制，合理配置和充分利用现有卫生资源；

努力提高卫生服务的可及性，做到低成本、广覆盖、高效益，方便群众；

5. 坚持社区卫生服务与社区发展相结合　保证社区卫生服务可持续发展；

6. 坚持实事求是，积极稳妥，循序渐进，因地制宜，分类指导，以点带面，逐步完善。

（六）我国发展社区卫生服务的意义

1. 提供基本卫生服务，满足人民群众日益增长的卫生服务需求，提高人民健康水平的重要保障　社区卫生服务覆盖广泛、方便群众、能使广大群众获得基本卫生服务，也有利于满足群众日益增长的多样化卫生服务需求。社区卫生服务强调预防为主、防治结合，有利于将预防保健落实到社区、家庭和个人，提高人群健康水平。

2. 深化卫生改革，建立与社会主义市场经济体制相适应的城市卫生服务体系的重要基础　社区卫生服务可以将广大居民的多数基本健康问题解决在基层。积极发展社区卫生服务，有利于调整城市卫生服务体系的结构、功能、布局，提高效率，降低成本，形成以社区卫生服务机构为基础，大中型医院为医疗中心，预防、保健、健康教育等机构为预防、保健中心，适应社会主义初级阶段国情和社会主义市场经济体制的城市卫生服务体系新格局。

3. 建立城镇职工基本医疗保险制度的迫切要求　社区卫生服务可以为参保职工就近诊治一般常见病、多发病、慢性病，帮助参保职工合理利用大医院服务，并通过健康教育、预防保健，增进职工健康，减少发病，既保证基本医疗，又降低成本，符合“低水平、广覆盖”原则，对职工基本医疗保险制度长久稳定运行，起重要支撑作用。

4. 加强社会主义精神文明建设，密切党群干群关系，维护社会稳定的重要途径　社区卫生服务通过多种形式的服务为群众排忧解难，使社区卫生人员与广大居民建立起新型医患关系，有利于加强社会主义精神文明建设。积极开展社区卫生服务是为人民办好事、办实事的德政民心工程，充分体现全心全意为人民服务宗旨，有利于密切党群干群关系，维护社会稳定，促进国家长治久安。

二、社区卫生服务的内容与方式

（一）服务人群

1. 健康人群　世界卫生组织指出：“健康不仅是没有疾病和虚弱现象，而且是一种躯体上、心理上和社会适应方面的完好状态”。因此健康人群应是躯体健康——躯体的结构完好和功能正常；精神健康——正确认识自我、正确认识环境、及时适应环境；良好的社会适应能力——其能力能在社会系统内得到充分的发挥、有效的扮演与其身份相适应的角色、其行为与社会规范相一致。

2. 亚健康人群　在生理、心理、社会三维健康和有着明显疾病两类人群之间还存在一种介于二者之间的人群，虽然他们没有明显的疾病，但呈现体力降低、反应能力减退、适应能力下降等，这类人群称为亚健康人群。

3. 高危人群　存在明显的对健康有害因素的人群，其发生疾病的概率明显高于其他人群。包括：①高危家庭的成员：凡是具有以下任何一个或更多标志的家庭即为高危家庭：单亲家庭、吸毒、酗酒者家庭、精神病患者、残疾者、长期重病者家庭、受社会歧视的家庭；②具有明显危险因素的人群：危险因素是指在机体内外环境中存在的与疾病发生、发展及死亡有关的诱发因素（不良的生活方式、职业危险因素、社会和家族危险因素）。

4. 重点保健人群　由于各种原因需要在社区得到系统保健人群。如儿童、妇女、老年人、疾病康复期人群、残疾人等。

5. 患者　患有各种疾病的病人。

（二）服务内容

社区卫生服务是融预防、医疗、保健、康复、健康教育和计划生育技术服务六位为一体的卫生服务。概括起来，我国当前社区卫生服务的主要内容有：

1. 社区诊断；

2. 全人群死因监测和疾病监测；

3. 建立居民家庭健康档案，并进行计算机管理；

4. 慢性病人社区系统管理和保健；

5. 老年人社区系统管理和保健；

6. 残疾人健康管理与社区康复服务；

7. 精神病人的社区保健、康复和就业指导；

8. 针对不同人群开展系列健康教育，针对不同个体进行健康咨询，开设健康处方；

9. 社区、家庭和个人不良行为干预；

10. 社区康复；

11. 优生优育、计划生育，孕产妇、儿童、妇女社区系统保健；

12. 就医指导和医疗服务，主要有：常见病、多发病、慢性病门诊服务、家庭出诊、建立家庭病床等；院外急救；社区护理；会诊、双向转诊和陪同就医；慢性病的筛查、行为干预和管理；社区和家庭临终关怀；开展多种形式的社区住院服务（白昼医院、老人院、疗养院、夜间医院、周末医院、精神病人服务中心等）；

13. 配合公共卫生监督机构、爱国卫生运动委员会等机构，做好食品卫生监督检查、环境保护和公共场所卫生管理。

（三）服务方式

社区卫生服务方式可根据社区具体情况、人群需求、卫生资源等采取多种形式，具体包括：

1. 在社区卫生服务中心和卫生服务站开展各项服务工作；

2. 上门服务　通过卫生服务小分队、医生联系卡、医生传呼机、24 小时电话预约等送医送药入户；

3. 特定服务　居民选择医生签订社区卫生服务合同书，根据合同内容提供定期与不定期的医疗卫生服务；

4. 社区医生责任制　1 名全科医生负责 3～4 个居民区的公共卫生、预防保健、健康教育和医疗等全面服务；

5. 医疗咨询热线服务　开通热线电话，提供各类服务，包括就医指南、健康心理和医疗咨询、联系住院、出诊、会诊和建立家庭病床等服务；

6. 双向转诊服务　社区卫生服务中心和服务站与大型综合医院、专科医院建立双向转诊服务机制，保证病人得到连续的医疗服务。一级机构向二级机构转诊的指征有：诊断不明确的病人、治疗效果不佳的病人、疑难重症病人、缺乏基本诊断和治疗设备的病人；二级机构向一级机构转诊的指征有：诊断明确后可在社区治疗的病人、出院后需要在社区继续治疗和康复的病人、出院后需继续随访的病人、提供检查结果、提供特殊治疗结果。医院和社区卫生服务机构都应确定负责双向转诊和会诊的管理者和医生，制定转诊运行制度和质量保证制度。

通过社区卫生服务，保证社区居民得到公平的、经济的、综合的、方便的、有效的基本卫生服务，使医疗服务和公共卫生服务在社区得到融合，人民健康水平不断提高。

三、社区卫生服务的体系建设

（一）基本含义

改革卫生服务体系，积极发展社区卫生服务，逐步形成功能合理、方便群众的卫生服务网络，是党和政府做出的一项重要决策，是实施基本医疗卫生服务的组织基础，是落实人人享有卫生保健的基本途径。

坚持政府主导、鼓励社会参与，建立健全社区卫生服务网络。地方政府要制订发展规划，有计划、有步骤地建立健全以社区卫生服务中心和社区卫生服务站为主体，以诊所、医务所（室）、护理院等其他基层医疗机构为补充的社区卫生服务网络。在大中型城市，政府原则上按照3～10万居民或按照街道办事处所辖范围规划设置1所社区卫生服务中心，根据需要可设置若干社区卫生服务站。社区卫生服务中心与社区卫生服务站可实行一体化管理。社区卫生服务机构主要通过调整现有卫生资源，对政府举办的一级、部分二级医院和国有企事业单位所属医疗机构等基层医疗机构进行转型或改造改制设立。现有卫生资源不足的，应加以补充和完善。要按照平等、竞争、择优的原则，统筹社区卫生服务机构发展，鼓励社会力量参与发展社区卫生服务，充分发挥社会力量举办的社区卫生服务机构的作用。

（二）建设内容

社区卫生服务网络建设是一项涉及面很广的社会系统工程，各级政府必须充分认识积极发展社区卫生服务和网络建设的必要性、紧迫性和重要意义，把这项工程作为关系到人民群众切身利益的大事，作为政府义不容辞的责任，列入政府重要议事日程。因此，各级政府要协调计划、财政、物价、民政、体改、人事、教育、建设、计生委、宣传等有关部门，共同建设社区卫生服务网络。

1. 社区卫生服务的政府支持与部门协作

各级政府要切实加强对社区卫生服务网络建设工程的领导，协调有关职能部门，完善相关配套政策，支持社区卫生服务的发展。

2. 社区卫生服务团队合作

（1）社区卫生服务机构内部的团队合作：我国社区卫生服务的一个重要特点就是以全科医生为核心，以基层医疗单位为枢纽，以健康保险为基础，建立首诊、转诊和各级医疗单位分工合作的机制。社区卫生服务团队应以全科医生为核心，还包括其他医生、护士、公共卫生人员、社区团体（学校、工厂等）、社区机构（居委会、妇联、爱委会、计生委等）、社区行政管理部门（区政府、街道办事处、卫生局等）、社区居民代表及志愿者等。

我国社区卫生服务机构的团队主要有两种形式：一种是经过系统培训的全科医生1～3名，根据不同情况，适当配备必要的协同人员。如预防保健、医技、药剂、临床心理、康复、社工等人员；另一种是内、外、妇、儿各科的专科医生经过全科医学训练后组成小组，共同开展全科医疗服务，根据需要也配备必要的协同人员。

（2）社区卫生服务机构外部的团队合作：社区卫生服务机构一般能够解决社区居民80%以上的健康问题。为对社区居民的健康负责，全科医生必须学会使用转诊和会诊手段，与各级各类医疗卫生机构及医生联合，充分发挥医疗预防保健网的作用，合理使用有限的卫生资源。在一定区域内，病人首先得到的是全科医疗的基层卫生服务，当病情处于特定阶段时转向专科治疗中心诊治，待病情处于慢性阶段或趋于恢复时，又回到社区及家庭接受全科医疗服务。

四、社区卫生服务的机构设置

（一）社区卫生服务机构的设置原则

1. 大力推进城市社区建设，改善社区居民的卫生条件，提高人民群众的生活水平和生活质量，促进城市经济和社会协调发展，积极构筑以社区卫生服务为基础的城市卫生服务体系新格局，必须把城市卫生工作的重点放到社区，积极发展社区卫生服务，不断丰富城市社区建设内涵。

2. 社区卫生服务是社区建设的重要组成部分，社区卫生服务机构的建设须纳入社区发展规划和区域卫生规划，要与城镇医药卫生体制改革、城镇职工基本医疗保险制度改革紧密结合，并充分利用中医和西医卫生资源。

3. 社区卫生服务机构属非营利性医疗机构，是为社区居民提供预防、保健、健康教育、计划生育和医疗、康复等服务的综合性基层卫生服务机构。

4. 设置社区卫生服务机构由地市级政府卫生行政部门审批。

5. 社区卫生服务机构以社区卫生服务中心为主体。社区卫生服务中心一般以街道办事处所辖范围设置，服务人口3～5万人。对社区卫生服务中心难以方便覆盖的区域，以社区卫生服务站作为补充。社区卫生服务机构设置应充分利用社区资源，避免重复建设，择优鼓励现有基层医疗机构经过结构和功能双重改造成为社区卫生服务机构。

6. 社区卫生服务机构业务用房、床位、基本设备、常用药品和急救药品应根据社区卫生服务的功能、居民需求配置、卫生人力应按适宜比例配置。

7. 社区卫生服务机构的建设要坚持社区参与的原则。

8. 社区卫生服务机构的设立、运行应引入竞争机制。

9. 社区卫生服务中心的命名原则是区名＋所在街道名＋识别名（可选）＋社区卫生服务中心。

10. 社区卫生服务站的命名原则是所在街道名＋所在居民小区名＋社区卫生服务站。

（二）社区卫生服务中心的设置原则

1. 城市社区卫生服务中心应按照国家有关规定提供社区基本公共卫生服务和社区基本医疗服务。

2. 床位　根据服务范围和人口合理配置。至少设日间观察床5张；根据当地医疗机构设置规划，可设一定数量的以护理康复为主要功能的病床，但不得超过50张。

3. 科室设置　至少设有以下科室：

（1）临床科室：全科诊室、中医诊室、康复治疗室、抢救室、预检分诊室（台）。

（2）预防保健科室：预防接种室、儿童保健室、妇女保健与计划生育指导室、健康教育室。

（3）医技及其他科室：检验室、B超室、心电图室、药房、治疗室、处置室、观察室、健康信息管理室、消毒间。

4. 人员

（1）至少有6名执业范围为全科医学专业的临床类别、中医类别执业医师，9名注册护士。

(2) 至少有1名副高级以上任职资格的执业医师；至少有1名中级以上任职资格的中医类别执业医师；至少有1名公共卫生执业医师。

(3) 每名执业医师至少配备1名注册护士，其中至少具有1名中级以上任职资格的注册护士。

(4) 设病床的，每5张病床至少增加配备1名执业医师、1名注册护士。

(5) 其他人员按需配备。

5. 房屋

(1) 建筑面积不少于1000平方米，布局合理，充分体现保护患者隐私、无障碍设计要求，并符合国家卫生学标准。

(2) 设病床的，每设一床位至少增加30平方米建筑面积。

6. 设备

(1) 诊疗设备：诊断床、听诊器、血压计、体温计、观片灯、体重身高计、出诊箱、治疗推车、供氧设备、电动吸引器、简易手术设备、可调式输液椅、手推式抢救车及抢救设备、脉枕、针灸器具、火罐。

(2) 辅助检查设备：心电图机、B超、显微镜、离心机、血球计数仪、尿常规分析仪、生化分析仪、血糖仪、电冰箱、恒温箱、药品柜、中药饮片调剂设备、高压蒸汽消毒器等必要的消毒灭菌设施。

(3) 预防保健设备：妇科检查床、妇科常规检查设备、身长（高）和体重测查设备、听（视）力测查工具、电冰箱、疫苗标牌、紫外线灯、冷藏包、运动治疗和功能测评类等基本康复训练和理疗设备。

(4) 健康教育及其他设备：健康教育影像设备、计算机及打印设备、电话等通讯设备，健康档案、医疗保险信息管理与费用结算有关设备等。

设病床的，配备与之相应的病床单元设施。

7. 规章制度　制定人员岗位责任制、在职教育培训制度，有国家制定或认可的各项卫生技术操作规程，并成册可用。

8. 各省、自治区、直辖市卫生行政部门可以此为基础，根据实际情况适当提高部分指标，作为地方标准，报卫生部核准备案后施行。由医院转型的社区卫生服务中心，可根据当地实际和原医院规模等情况，给予一定过渡期，逐步调整功能和规模，达到本标准要求。

（三）社区卫生服务站的设置原则

1. 城市社区卫生服务站应按照国家有关规定提供社区基本公共卫生服务和社区基本医疗服务。

2. 床位　至少设日间观察床1张。不设病床。

3. 科室　至少设有以下科室：

全科诊室、治疗室、处置室、预防保健室、健康信息管理室。

4. 人员

(1) 至少配备2名执业范围为全科医学专业的临床类别、中医类别执业医师。

(2) 至少有1名中级以上任职资格的执业医师；至少有1名能够提供中医药服务的执业医师。

(3) 每名执业医师至少配备1名注册护士。

(4) 其他人员按需配备。

5. 房屋　建筑面积不少于150平方米，布局合理，充分体现保护患者隐私、无障碍设计要求，并符合国家卫生学标准。

6. 设备

(1) 基本设备：诊断床、听诊器、血压计、体温计、心电图机、观片灯、体重身高计、血糖仪、出诊箱、治疗推车、急救箱、供氧设备、电冰箱、脉枕、针灸器具、火罐、必要的消毒灭菌设施、药品柜、档案柜、电脑及打印设备、电话等通讯设备、健康教育影像设备。

(2) 有与开展的工作相应的其他设备。

7. 规章制度　制定人员岗位责任制、在职教育培训制度，有国家制定或认可的各项卫生技术操作规程，并成册可用。

8. 各省、自治区、直辖市卫生行政部门可以此为基础，根据实际情况适当提高部分指标，作为地方标准，报卫生部核准备案后施行。

思考题

1. 简述21世纪初级卫生保健的基本方向。

2. 论述完善农村三级医疗预防保健网的策略和措施。

3. 结合实际，谈谈我国现阶段社区卫生服务的方式和服务内容。

（宋　彬）

第十章　突发公共卫生事件应急管理

内容提要

突发公共卫生事件的概念、界定、分类和特征。危机管理的概念、职能、过程和基本要求。危机管理者的职责与要求、危机管理的主要影响因素。突发公共卫生事件应急管理体系的组成。突发公共卫生事件应急管理的运行机制。

第一节　突发公共卫生事件概述

突发性公共卫生事件是指短期内对人类健康和生命造成严重影响的重大事件，如传染病暴发流行、核及有毒化学物质大面积泄漏，战争、灾害等其他突发事件引起的突发性公共卫生事件。突发公共卫生事件应急管理能力的强和弱，体现了一个城市或地区乃至一个国家的综合管理能力和文明程度。

一、突发事件的概念

突发事件是相对于人类生活中正常的社会关系、秩序而言的导致社会偏离正常轨道的危机的非均衡状态，对社会安全稳定造成较大影响。具有以下四方面的特点：一是高度的不确定性；二是事件演变迅速；三是事件的独特性使得无法照章办事；四是信息不全，小道消息流行。

二、公共卫生的概念

公共卫生学即通常所说的公共卫生（public health），也称公众卫生，它涵盖疾病预防、健康促进、提高生命质量等所有和公众健康有关的内容。随着社会经济发展，公共卫生的范围也变得越来越广泛，如因不合理的饮食结构、不良生活方式和不良行为的增加引发的慢性非传染性疾病，因空气、水源、噪声、化学性污染等环境危害引发的健康问题，甚至以自杀、交通事故等为主的伤害也在被纳入为公共卫生的范围。但是，公共卫生的外延不管如何扩大，核心的问题还是公众的健康问题，尤其是重大疫情和突发性公共卫生事件的处理问题。

三、突发公共卫生事件的概念

突发公共卫生事件是指突然发生、造成或者可能造成社会公众健康严重损害的重大传染病疫情、群体性不明原因疾病、重大食物和职业中毒以及其他严重影响公众健康的事件。

这种突发公共卫生事件指在某一短促时间内意外发生，能造成众多伤亡或对人群的生命和身心健康构成严重威胁，从而产生一定强度或广度的公共卫生影响，需要卫生机构联合多方面力量，紧急采取行动救援，处理这些由各种自然或人为原因所引起的事件。

四、突发性公共卫生事件的界定和分类

1. 重大传染病疫情　包括发生甲类传染病鼠疫、霍乱等；乙类传染病如病毒性肝炎、痢疾、流行性出血热、流行性感冒等传染病暴发、流行。《中华人民共和国传染病防治法》规定管理的传染病分为甲类、乙类和丙类。国务院可以根据情况，增加或者减少甲类传染病病种，并予公布；国务院卫生行政部门可以根据情况，增加或者减少乙类、丙类传染病病种，并予公布。

2. 群体性不明原因疾病　由于科技和卫生事业的发展，人类发现和战胜了许多疾病。然而，新的疾病也在不时发生，如艾滋病等。这次全球性的非典型性肺炎（SARS），就属于群体性不明原因疾病。

3. 重大食物中毒　包括中毒人数多或出现危重病人的细菌性、化学性食品污染和中毒；有毒动物、植物的重大食物中毒。

4. 职业中毒　职业中毒是指从事有毒、有害作业而造成的许多人的职业性中毒。《中华人民共和国职业病防治法》等法律法规都有明确规定。

5. 其他严重影响公众健康的事件　其他严重影响公众健康的因素是多方面的。如自然灾害、毒云、地震、洪水灾害等可能产生的疾病、疫情，核辐射、核泄漏事件，环境严重污染造成的事件。

五、突发公共卫生事件的特征

1. 突发性　突发公共卫生事件往往是在人们意想不到的时间、地点突然发生，较难预测，有的甚至不可预测，常常使人措手不及，难以防范。

2. 公共性　突发公共卫生事件往往同时波及多人甚至整个工作或生活的群体。

3. 危害性　由于其发生突然，波及面广，使广大人民群众的生命和财产安全受到极大的威胁或损失，往往引起社会惊恐不安，危害相当严重。它体现在很多方面，其危害可涉及局部地区或普遍范围的经济、政治、文化、心理等各个领域。这次 SARS 的发生，对中国和全球的影响就是一个典型的例证。

4. 复杂性　由于突发公共事件发生突然，时间紧迫，缺乏充足的有效信息，其现场抢救、控制和转运救治，原因调查和善后处理涉及多系统多部门，十分复杂。必须统筹兼顾，科学决策，在政府领导下综合协调处理。

第二节　突发公共卫生事件的危机管理

对于突发事件尤其突发公共卫生事件的管理并非无章可循，而是已经形成了一门专门的学科。在发达国家，对突发事件危机管理的研究已经达到了量化，建立了各种以数学计算为基础的危机预警、处理模型，这种精确的研究成果对政府处理危机的参考价值是显而易见的。

一、危机的定义与特征

（一）危机的定义

危机（Crisis）一词来源于希腊语中的 Krinein，原始含义是游离于生死之间的状态。危机对策研究的先驱赫尔曼曾对危机下过一个经典的定义："危机是威胁到决策集团有限目标的一种形势，在这种形势下，决策集团作出反应的时间非常有限，且形势常常向令决策集团惊奇的方向发展"。

在通常情况下，紧急情况、灾难或危机，是使用不同的描述方法来描述同一概念。虽然一些人认为这些词都分别强调了危机这个概念中不同的侧面或重点，大多数仍然主张灾难、紧急情况和危机一样涵盖了同样观点和概念。在很多情况下，这些词可以互换。

（二）危机的特征

虽然"危机"的各种定义措辞不同，强调的重点也不同，但是这些定义还是有一些共同点，这就是危机的四大特性：

1. 威胁性　危机一定是对过去的稳定状态构成了一定的威胁，这种威胁既可能是重大的利益，也有可能是社会的基本结构，还有可能是某些核心价值观。

2. 不确定性　一方面，很多危机的暴发都是极其突然的，在暴发前往往都被人们认为是不可能的。

3. 时间的有限性　决策者对于危机情形的处理，在决策上只有有限的反应时间，决策者面临着巨大的决策压力和紧迫感。

4. 危机的双重效果性　危机会带来各种损失，但危机也是机会和转机，如果决策者正确面对危机，危机可以促进制度的革新和环境的变革。如 SARS 时疫情对中国社会的政治、经济、文化以及外交等方面造成的影响是不可低估，但由于中国政府和中国人民能够积极应对，取得了抗击 SARS 的阶段性胜利，不仅加强了公共卫生建设的步伐，而且也增强了人们健康意识、法制意识、文明意识，促进了我国政治文明的进步和法制建设的发展。

二、危机的阶段与分类

（一）危机的阶段

有关危机生命周期的划分，得到学术界较多认同的有芬克（Fink）的四阶段生命周期模型、米特罗夫（Ian I. Mitroff）的五阶段模型和最基本的三阶段模型。

1. 危机潜伏期　由于社会系统或组织矛盾积累，使危机处于量变阶段。这是解决危机最容易的时期，但却因没有明显的标志性事件而不易被人察觉。在这个阶段，诱发危机的各种因素渐渐集聚，对危机区域不断施加压力，寻找适当的时机突然暴发，冲击既有的和谐持续与稳定状态。隐患的因素有的是可以凭借考察和归纳获悉的，比如说春天是流行病易发的季节，而冬季是我国西北地区灾害频发的时候，但是有许多的隐患是现阶段的技术和观测力量不易察觉的，比如说新疾病的种类在增多，防不胜防，而社会其他的不稳定因素也比较难以进行评估。一般来说这是一个较长的时期，危机的苗头还没有出现，但是造成危机的结构、问题已经形成，培育危机的"温床"已经准备就绪。

2. 危机发展期　我们习惯于称之为"导火索"，事件在不可预知的时空发生，初期表现影响甚小，危害不大，一般不能引起普遍的关注，信息交换和对策研究仅仅局限在特定的群体和特定的领域。在这个阶段由于信息的垄断和传播不广，公共影响力小，可称为“弱效应阶段”。这个阶段持续时间或长或短，不仅苗头开始出现，而且强烈度逐渐增强。

3. 危机暴发期　关键性的危机事件突然暴发，而且会迅速演变。它在四个阶段中持续时间最短，但会立刻引起社会普遍关注，对社会冲击、危害最大。事件的破坏力持续作用，危害性凸现。信息的发布渠道变多，很难有序地全面地传播信息，灾难与危险的描述冲击着公众的感官和心理，各种残余力量和评价体系被充分调动起来，资源和政策面对信息的爆炸和局势的进展显得相对稀缺，公共行政备受考验，需要在短时间内拟定政策付诸实施。由于原有的常态秩序被打破，带来社会层面的剧烈情绪和心理变动，在隐患时期潜伏的危机因素也活跃起来，形成合力对抗努力恢复秩序的公共力量。这个阶段在危机进程中可以被视为有决定意义的战略阶段。这也是危机管理中最困难、最急迫的时期。一般而言，这是一个持续时间短而猛烈的时期，不过有些危机可能没有明显的暴发期。

4. 危机恢复期　为数不多的事件能够起到彻底的、颠覆性的解构作用，大多数公共事件总是会随着危机因素的消除或者短时偃息而在一定程度上得到解决。公众和媒体平静下来，开始反思和探讨危机。这个时期长短不一，但其重要性不可忽视。如果处理不当，危机恢复期可能成为新的危机发展期。危机管理有句名言，就是“最危险、最容易犯错误的时候，往往是危机看似过去而实际上尚未过去的时候”。

（二）危机的分类

分类是研究和了解客体的基本途径，从不同的角度对相同的研究对象进行分类和归纳，可以让我们从不同角度理解研究对象，从而掌握更丰富、更全面的管理研究对象的办法。西方危机研究的学者对危机的分类作过多种的尝试：

1. 二分法　从直接原因看危机主要分为两种：一是天灾，即自然灾害；二是人祸，即人为危机。自然危机具有不可抗拒性，人们对自然危机的认识研究相对较早且深入，对自然危机的管理机制也比较成熟。政府基本能够比较准确的预测自然危机，提前采取措施，而且能够在自然危机发生后通过全球性合作采取积极、有效地救治行为，比如地震、洪水、台风等天灾能够通过全球性预警、救治系统提前预警和积极救治，把自然危机造成的损失降到最低。人为危机的发生机理与自然危机不同，更具有偶然性，危害也更大，政府对人为危机的预警、救治措施研究也相对要少。

此外，危机可以分成核危机和非核危机、冲突性危机和自愿参与性危机等。二分法的好处是比较简明，因此也就意味着这种划分比较有效，但问题是大多数二分法面对现实显得太过简单。一个“非核危机”无法概括如今那么纷繁多样的危机，“天灾”和“人祸”也不是能轻易分开的。

2. 多分法　更多的人按照各种标准把危机化分成两种以上的多种危机：

按照危机的层次划分：危机可分为全球和区域危机、国际危机、国家危机、地区危机、组织危机和个人危机。

按照危机的性质，我们可以列出政治危机（政变、选举纠纷、政治动乱等政治失序现象）、经济危机（例如美国1929年经济衰退）、民族宗教危机（例如印度教派冲突、美国洛杉矶1965年和1991年的黑人骚乱等）、生态危机（沙漠化、核泄漏、疯牛病）等。当政治、经济、社会、民族宗教等几种危机同时在国家层次暴发，使国家濒临崩溃时，我们则把这种综合危机也成为国家危机，印尼和阿根廷危机就是如此。

根据危机发生的原因可分为五类：由于不可抗力引起的自然灾害，地震、干旱、洪水等；由于人的因素造成的重大事故，如飞机失事、火车出轨、煤矿爆炸、集体中毒、疾病流行等危机；由于人为因素造成的社会动乱，如党派纷争、民族冲突、宗教对抗；恐怖活动造成的危机，如美国的9.11恐怖袭击事件；由于国家或国家集团之间的武装冲突或战争造成的危机。

三、危机管理的概念

早在20世纪70年代，危机管理（risk management）理论已被提出，它是通过专门的组织机构来预测、控制和处理危机，以达到避免损害，减少法律诉讼的目的。危机管理理论认为，危机处理与对策是现代组织最为关注和耗费人力、物力、精力最多的一个领域。所谓危机管理是指研究危机事件的发生、发展、变化规律并针对危机不同阶段的特点，采用最可行、最确实的对策和行为，在最短的时间内以最少的资源来避免或减轻危机所带来的威胁恶化的管理。危机管理奉行“危机不仅意味着威胁、危险，更意味着机遇”的积极行为准则，也就是说危机管理的实质和最高准则是转危为机。一旦发生危机，国家将动用各部门，包括国家安全、警察、消防、医疗、卫生、交通、社会保障等部门的一切力量尽快地控制危机，减少危机所带来的危害。

从广义上讲，危机管理包括对危机事前、事中和事后所有方面的管理，不仅仅是危机发生之后的处理。传统的危机管理只强调对危机反应的管理，而不重视前因后果的管理。事前最主要的是建立预警系统，建立一个通畅的公共信息系统。危机发生后，除了在技术上紧急处理，更为重要的是进行良好的危机公关。事后一定要对危机的原因、过程进行反思，对危机管理系统进行调整，使人们在视觉和心理上恢复或巩固信心。危机管理的任务是尽可能控制事态，在危机发生后把损失控制在一定的范围内，在事态失控后更争取重新控制住。就其本质而言，危机管理是一种非程序化决策，这类决策极为复杂而困难，往往关系到组织的安危。有效的危机管理需要做到如下方面：转移或缩减危机的来源、范围和影响；提高危机初始管理的地位；改进危机冲击的反应管理；完善修复管理，以迅速有效地减轻危机造成的损害。

四、危机管理的职能和过程

危机管理的表达方式有多种，但通用的说法是预防（Prevention）、准备（Preparation）、反应（Response）和恢复（Recovery）（PPRR）。而联邦安全管理委员会（USA）对其加以修正：缓和（Mitigation）、预防（Prevention）、反应（Response）和恢复（Recovery）（MPRR）。

有学者采用了一系列更为鲜活的术语，突出了管理者必须有效完成的工作，这些术语是：缩减（Reduction）、预备（Readiness）、反应（Response）、恢复（Recovery）（4R）。管理者需要主动将危机工作任务按4R模式划分为四类，减少危机情景的攻击力和影响力，使他们做好处理危机情况的准备，尽力应对已发生的危机，以及从中恢复。

每一类工作可按图归纳出一些重要的特征。因此，4R模式常用来表明管理者和主管进行危机管理的中心结构。

另外还有的学者把前两个阶段予以合并，将危机管理归纳为预防、处理和评估三项基本职能。预防职能是危机管理的第一道防线，指的是在危机潜伏阶段所进行的一切有效预警工作，目的是防患于未然，包括危机检测、危机预控等具体功能；处理职能是危机管理的第二道防线，指的是在危机暴发、持续阶段所进行的一切积极救治工作，目的是减少危机损失，包括制定危机处理计划、危机决策和危机处理等具体职能；评估职能是危机管理的最后环节，指的是在危机结束后对危机管理进行认真系统的总结，目的是进一步提升组织的危机应对能力，包括危机调查、危机评价等具体职能。危机管理的三大基本职能是相互依存、相互衔接的，危机预防职能是危机处理的基础，危机评估职能是危机预防、处理的反馈和有益总结，它们共同构成了一个完整的危机管理过程。

五、危机管理的要求

1. 战略审视　危机管理是一项系统工程，需要总揽全局，照顾周全，而不是“头疼医头，脚疼医脚”，不是等问题出现了才考虑如何管理。危机管理要求管理者从战略的高度审视自己管理的对象，对可能出现的危机作出判断、预防和反应。同时要求管理者系统思维，统筹兼顾，科学决策。对于危机每个发展阶段，都要精心部署，及时反应，防止顾此失彼。

2. 权变思考　面对突发事件，人们常常会用求实的思维方式来思考问题，而危机管理时的重大决策却绝对不能受惯性思维方式所左右，必须灵活多变、以变制变，有时甚至还需要进行逆向思维，以求迅速走出危机困境。

3. 权威决断　危机具有威胁性和时间的紧迫性，要求管理者在信息十分有限的情况下，能够迅速准确的找到危机的原因和关键因素，以便有效地缩小或化解危机。在危机来临时，决策者必须首先抓住主要矛盾，分清轻重缓急。要以公众为中心，以公众的切身利益为中心，以公众关注的优先顺序为中心。大难临头，任何犹豫不决、举棋不定或拖延决策都有可能带来致命的伤害。因此，危机管理的决策方式必须从平时的民主决策切换为战时的权威决策。

4. 勇担风险　危机的另一个特性是紧迫性。这种紧迫性必然给危机的参与者带来紧张感，有时是决策者内心有紧张感（例如古巴导弹危机），有时则是整个社会都有紧张感（例如“9.11”事件）。在这种情况下，对危机管理者的心理素质提出更高的要求，需要危机管理者冷静、沉着、勇敢，不计个人利益得失并勇于承担风险。唯有这样，才能在危机发生时冷静地分析情况，准确地判断形势，正确的作出部署。否则，畏首畏尾，优柔寡断，不仅无法抓住有利时机有效控制危机，甚至可能使危机进一步加剧。

5. 协调沟通　突发事件不仅危害重大，而且涉及面极宽，因此有效的危机管理需要运用大卫生观，动员多方面的参与，通常包括国家安全、军队、警察、消防、交通、社会保障等诸多部门。由于涉及部门多，关系复杂，组织协同存在一定的难度。加之危机发生后，正常的秩序遭到破坏，信息沟通失灵，各个部门内均可能出现一定程度的混乱，部门间的协调则显得更加困难。因此，各个部门应在国家危机管理机构的统一指挥下，加强组织内外的沟通和协商，在有限的时间内调动所有资源，形成解决突发事件的合力。另外，还必须做好与社会公众及其他相关人员的沟通工作，及时向他们传递准确的信息，以便化解危机和防止危机的蔓延与扩大。

6. 正确把握　危机的未来是多种多样的，不仅仅意味着危险，也意味着转机。在管理危机时如果充分意识到了这一点，决策者就可以努力把危机向最佳结果引导；否则只能是被动应战。即使危机已经造成了严重的消极影响，英明的决策者也会认识到“亡羊补牢”的意义，采取一切可能的措施使损失降低到最小并防止危机进一步恶化，还会千方百计地把危机中表现出来的缺失尽快弥补上。

7. 重在预防　突发事件虽然发生突然，但危机的形成却是一个从量变到质变的渐进过程，按时间顺序通常可将危机分为危机潜伏、危机来临前及危机发生后三个阶段。通常的危机管理是危机处理，它主要通过提高危机发生后的应对能力来改进管理，因而多处于被动状态。要想改变危机管理的被动状态，变被动为主动，关键是针对几个阶段的特点，搞好预防工作，防患于未然。即危机潜伏期，搞好预测；危机来临前，搞好预警；危机发生时，搞好预报。只有这样才能在危机发生前有效地控制和减少危机，危机发生时正确应对和处理危机，危机发生后及时地消除危机。

六、危机管理者的职责与要求

1. 危机管理者对危机情景要防患于未然，要有危机意识，要有“先见之明”，并将危机影响最小化。

2. 危机管理者要未雨绸缪，在危机发生之前就做出响应和恢复计划，对员工进行危机处理的培训，并为组织或社区做好准备以反应未来可能出现的危机及其冲击。

3. 在实施危机管理时，危机管理者还应当特别注意，除了正规的官方信息渠道以外，一定要有自己的非正规信息渠道。这是危机管理的一条重要经验和基本技巧。

4. 在危机情景出现时，危机管理者需要及时出击，在尽可能短的时限内遏制危机苗头。

5. 危机管理措施一旦出台，危机管理者就必须亲赴前线监督执行情况，及时发现措施中存在的漏洞并立即弥补。

6. 当危机威胁紧逼，冲击在即，危机管理者需要面面俱到，不能忽视任一方面。这意味着此时要运用与危机初始期不尽相同的资源、人力和管理方法。

7. 危机管理者实施危机管理的过程中，面对部下必须军令如山，雷厉风行，令行禁止；面对公众必须以诚相待，始终如一。

8. 危机过后，管理者需要对恢复和重建进行管理。需要及时总结经验教训，修改风险评估机制，改进风险防范措施，增强组织对危机的免疫能力，从而构成下一轮危机管理的头一道工序。

七、危机管理的主要影响因素

1. 决策核心是否坚强有力　危机管理的首要职能就是科学决策，决策的正确与否决定了危机处理的成效。因此危机管理要求决策者有很强的决断力，尤其是决策层中最高领导人的坚强决心、顽强的意志和非凡的决策与组织能力是最重要的。此外，决策者应该尽量利用“外脑”，吸收具有专门知识的专家学者的意见。在通常情况下，决策者既要能够听取不同专家的意见，从而获得更多的政策备选方案，又能够权衡得失、当机立断，尽快控制危机局面的蔓延与发展。

2. 信息收集、传递是否迅速全面、准确　决策的基础是信息，如果决策系统比作人的大脑的话，那么信息系统就是神经系统，它的主要职能是为决策者提供及时、准确的情报。同时还承担着向公众传递适当信息的职责。危机中最缺乏的资源就是信息，在占据充分信息的基础上，危机管理的参与者更可能作出正确的决定。很多危机正是由于缺乏权威的信息造成的。专业情报收集部门对危机管理有着至关重要的作用，美国中央情报局在“9.11”事件中发挥的作用就是一例。

3. 危机处理机制责权是否明晰　危机决策的执行机构是一个由安全、医疗卫生、交通、消防等部门组成的庞大系统，其职责是保证决策的贯彻落实，互相配合，从而化解危机。如果危机暴发后几个参与部门职责不清，分工不明，协作不力，互相推诿扯皮，危机管理必然失败，危机可能进一步扩大。如果责权明确，政府的各个专业部门事前可以制定预案，危机一旦发生预案自动运行；专门的危机处理部门可以迅速将信息汇报给最高决策者，同时调动和集中各种必要的资源，协调和统帅与危机有关的各部门的行动，并且听取各种渠道的意见，使危机管理系统能够高效有序运转，并在最短时间调度必需的社会资源来解决危机。

4. 物资、技术保障是否能满足需要　应对危机所需的物资、技术必须得到满足甚至超过实际可能。这也是危机管理的一个重点和难点。如果出现以下情况，危机在本质上就会变得更加复杂，没有足够的资源解决危机，物资技术资源的稀缺，意味着必须根据事情的轻重缓急作出选择；在危机事发当时、当地，专门物资和技能不能企及；初始危机的冲击可能产生大量不同的影响，并且对每一个影响的有效管理都需要有专门的物资。如危机发生后，卫生物资、技术保障应当迅速由平时状态转为危机管理状态。尤其在处置危机事件的初始阶段，对物资、技术需求将会是超乎寻常的。这就要求政府各部门一方面尽可能提供更多的物资、技术保障，另一方面更要提高物资、技术的使用效益和效率，后者对于解决供不应求矛盾时显得尤为重要。对于需要集中提供物资、技术保障以弥补危机带来破坏性的地方，只有提高快速保障能力，才能有效地控制危机。

5. 危机处置队伍的素质是否过硬　危机处置过程中，参与各项主要工作的人员必须有较好的心理素质和技能素质，由其承担决策计划职责的危机管理人员、危机处置的专业技术人员更是如此。因此在平时的建设、训练及危机处理中，应加强针对性训练，着力锻炼管理人员、危机处置专业技术人员的心理素质，提高危机管理人员的辨别能力和决策能力，提高危机处置人员的专业技能和紧急救治水平。培养一支素质过硬、技能高超、临危不惧、敢于胜利的危机处置队伍。

第三节　突发公共卫生事件应急管理体系

应急管理体系是指应急管理的组织结构系统。组织结构是为了实现既定目标，按照一定的规则和程序而设置的多层次、多岗位、具有相应人员隶属关系的权责角色结构。应急管理体系是为应对突发公共卫生事件而建立的组织结构。

一、统一协调的指挥体系

突发公共卫生事件是一些突然暴发的灾难，事件发生必然影响到社会生活各个领域，而应对这种灾难的应急处理工作，必须要有社会各个方面的积极参加和支持，这就必须要有各级人民政府的统一领导、指挥和协调，各级政府的领导是通过应急指挥部来实现的。应急指挥部按两级结构组建，分全国应急指挥部和省区应急指挥部。

应急指挥部是全国或一个省区负责应对突发公共卫生事件的领导中心，承担着组织领导、应急决策和动员协调等项职能。应急指挥部应当根据应急工作的需要，设立若干的职能机构，如防治组、卫生检疫组、科技攻关组、后勤保障组、农村组、宣传组、社会治安组、外事组、指挥部办公室等，各司其职，开展应急工作。

二、反应灵敏的预警体系

通过科学监测，迅速、准确地做出突发公共卫生事件预警报告，做好应对突发公共卫生事件的充分准备，是有效预防和控制突发公共卫生事件的基础，也是做好突发公共卫生事件应急处理工作的基础。对突发公共卫生事件的监测，是向社会有关方面发出突发公共卫生事件预警的依据，是做出应对突发公共卫生事件决策的基础。对突发公共卫生事件的监测，必须有一个反应灵敏的监测网络，要有对所获信息的科学处理分析系统，主要包括重大疫情动态监测系统和对突发公共卫生事件监测信息的分析处理系统。

突发公共卫生事件的预警，是由卫生行政部门根据监测网络提供的信息，及时向社会发出突发公共卫生事件可能发生的预警报告。这种预警报告，不仅应有准确及时的监测信息作基础，而且要用科学预测的方法进行，以科学预测的结果为依据，这样的预警报告才能在预防控制突发公共卫生事件中发挥重要作用。突发公共卫生事件的预警，主要包括对突发公共卫生事件进行科学预测和对突发公共卫生事件的预警报告。

三、高效运行的救控体系

突发公共卫生事件发生后，立即对受到危害群众进行救治和控制疫情的扩散是应急工作的首要任务，建立高效运行的救控体系是承担这些艰巨任务的载体。高效运行的救治体系不仅要充分发挥现有医疗机构的作用，还可根据救治工作的需要临时组建专业医疗机构，使受到危害的群众都能得到及时的救治。同时，还要发挥疾病预防控制中心的作用，及时开展对疫情的控制和流行病学调查工作，为彻底控制和消除疫情提供依据。

医疗救助是使受到突发公共卫生事件危害的群众得到及时救治，挽救生命、恢复健康，是时间性最强、任务非常艰巨的医疗工作。高效运行的医疗救控体系，不仅包括医疗救治机构医疗救治工作，还包括疾病控制机构的疫情控制工作。

四、准确透明的信息发布体系

在突发公共卫生事件的应急处理中透明的信息有着十分重要的作用，因此，应急处理体系中必须有一套准确透明的信息发布体系。现代社会是信息社会，也是信息透明度最高的社会，政务公开、经济公开，涉及群众利益的社会生活各个方面公开透明，是一个社会文明的表现，是应对突发公共卫生事件十分必要的举措。

通过信息发布，不仅体现公众的知情权，而且对消除公众的疑虑和恐慌，凝聚社会向心力都具有十分重要的意义。突发公共卫生事件发生后要按照信息发布的基本要求发布有关信息，所发布的信息要有权威性、及时性、准确性和全面性。

五、有效运行的检测、预防、监督体系

突发公共卫生事件发生后，对疫病样本的检测、预防和各种防控措施落实情况的检查监督，是应急处理工作的重要组成部分，因此，应该建立有效运行的检测、预防和监督体系。

特别是重大传染病疫情发生后，对疫情性质的判定，对病人的诊断都需要大量的实验室检测工作的支持。因此，科学准确的实验室检测工作是突发公共卫生事件应急处理体系的重要组成部分。突发公共卫事件的预防，特别是医院内预防交叉感染以及做好社会预防工作等问题十分重要，社会层面上的预防工作主要包括增强预防突发公共卫生事件的思想观念，加强对突发公共卫生事件的有效预防等措施。依法和按照科学的方法与程序，对突发公共卫生事件发生前各项准备工作的检查和突发公共卫生事件发生后各项应急措施的落实进行检查监督，是突发公共卫生事件应急工作的重要内容，是应急管理体系不可缺少的组成部分。

六、储备充足的物资保障体系

储备充足的物资、资金是做好突发公共卫生事件应急工作的物质保证，据此，必须建立起物资充足、资金到位的应急物资保障体系。

《突发公共卫生事件应急条例》规定：县级以上各级人民政府应当建立突发公共卫生事件应急流行病学调查、传染源隔离、医疗救护、现场处置、监督检查、监测检验、卫生防护等有关物资、设备、技术与人才资源储备，所需经费列入本级政府财政预算。还规定：突发事件发生后，国务院有关部门和县级以上地方人民政府及其有关部门，应当保证突发事件应急处理所需的医疗救护设备、救治药品、医疗器械等物资的生产、供应；铁路、交通、民航等部门应当保证及时运送。《应急条例》的这些条文，是对应急物资保障体系的明确规定。《应急条例》还规定，应急处理各项工作所需经费列入各级政府的财政预算，这就为应急工作资金来源提供了法律依据。

七、刚性保障的法律体系

法律是突发公共卫生事件应急管理的最高准则。改革开放以来，我国的卫生立法建设有了较快进展，制定的卫生法律 7 部、法规 20 多件，但涉及突发公共卫生事件应急管理仅有一部三件，即《中华人民人和国传染病治法》、《中华人民共和国传染病防治法实施办法》、《突发公共卫生事件应急条例》以及《传染性非典型肺炎防治管理办法》等，尤其是《突发公共卫生事件应急条例》的实施对建立和完善突发公共卫生事件应急处理体系，有效应对当前或今后可能发生的突发公共卫生事件的危害，保障公众身体健康与生命安全、维护正常的社会秩序都将发挥重要的作用。

八、科学先进的评估体系

突发公共卫生事件应急处理工作的评价，是总结应急工作绩效和经验的重要手段。通过科学客观的评价衡量应急工作计划的实现程度、应急工作取得的成绩、存在的问题，以及应急处理工作的经验教训。同时，对突发公共卫生事件对社会影响的评估，是应急处理工作评估的另一个重要组成部分，通过这些评估可以为防止和控制突发公共卫生事件的发生提供依据。

对突发公共卫生事件的应急管理，要遵循正确的方针和科学原则，使突发公共卫生事件得到及时有效的控制和正确的解决。

第四节　突发公共卫生事件应急管理的运行机制

机制是指一个系统在其结构的基础上形成的内在工作方式，包括系统结构组成部分的相互关系，以及其间发生的各种变化过程的内在的联系。运行机制即指系统运动变化过程中系统各组成部分之间的内在运作方式。突发公共卫生事件的应急管理是一个复杂系统，要使这一系统得以有序、有力和有效的运转，就必须深入研究它的运行机制，使突发公共卫生事件应急管理得以经济、有效和顺利的实现。

一、动力机制

健康需求是推动突发公共卫生事件应急管理的初始力量。健康的保持是维持生命存在和提高生命质量的基本条件，消除疾病折磨以至挽救生命是人的本能需求，是人们维持日常生活的最基本的安全需求。恩格斯写给博尔吉乌斯的信中指出："科学状况却在更大程度上依赖于技术的状况和需要。社会一旦有技术上的需要，则这种需要就会比十所大学更能把科学推向前进。"正是这种维持生命健康的基本需求，推动着医学技术和整个卫生事业的发展，特别是像烈性传染病这样直接威胁人们生命的突发性公共卫生事件，更会引起社会的广泛关注，人们迫切要求对它们能进行有效的控制，尽力防止它的蔓延。众所周知，疾病灾难不仅使人觉醒，而且使人认识到提高生命质量的宝贵，更使人增强保护生命质量的社会责任感、社会互动感和社会凝聚力，使全社会增强了团结，协调一致地去同疾病抗争，从而不断促进突发性公共卫生事件应急管理的科学发展。

二、主导机制

对疾病灾害的防治和突发公共卫生事件的应急管理，主要靠科学技术。科学技术的日益发展，在思维方式、社会决策、动员组织群众群防群治，养成卫生习俗，消除非科学的思维方式和生活方式，采取具体防治技术措施等方面，都发挥着主导作用。以科学技术为指导是组织人民群众战胜突发事件造成灾害的重要武器，任何偏离科学的思想和行为都是要不得的。以科学技术为指导要贯彻到党的领导工作中去，贯彻到社会生活中去，贯彻到人们思维和行动中去。这样，不但可以战胜各种突发性的灾害，做好应急工作，而且会使封建迷信意识、盲目冒险意识和侥幸投机意识难以发挥其危害社会的作用。同时，养成科学的态度和进行科学的决策更为重要，因为，决策是否完善，不但影响着人们行为的后果和社会效应，也直接牵动着群众的利益能否实现。决策是否科学和完善，特别是在面临突发事件时的决策是否科学和完善，直接影响着人们能否战胜灾害的问题。

三、激励机制

抗击突发公共卫生事件必须充分调动各个方面的积极性和主动性，发挥社会上各种积极因素、各个阶层各个行业和社会每个成员的积极性和主动性。为了做到这点，必须充分应用精神上的和物质上的激励机制，提升积极因素的社会作用，尽量把消极因素的影响降低到最低限度。激励通常包括激发动机、鼓励行为和形成动力等一系列的作用机制。可以说，激励是从接受外部刺激作用的推动下，使人形成一种内在动力，向着期望目标奋斗的过程。我们在这里所说的激励，包括精神激励与物质激励，是指在突发公共卫生事件到来之时，如何调动全体社会成员，特别是与灾害斗争的主力军的积极性和创造性的一种手段。这种激励是指各级领导和党组织采用科学有效的方法，激发人们的抗御灾害的动机，开发人的能力，把人的积极性和创造性充分调动起来，使社会全体成员特别是与灾害作斗争的主力军焕发出极大的工作热情的过程。激励对于实现与突发性公共卫生事件作斗争和取得胜利，具有十分重要的作用。

四、整合机制

像SARS这样一类的突发公共卫生事件，它们对社会的扰动性大，影响面广，对社会生活会产生多方面的干扰。因此，要做好应对，必须全民动员，在统筹兼顾的原则下，发挥各个行业、各个单位、各个社区的合力。把这些力量充分整合起来，团结协作，是解决好这一类事件的重要前提。由于应急行动是国家处于某种紧急状况下必须采取的应对方式，而突发公共卫生事件又涉及整个社会，甚至涉及全球，因此，首先必须充分发挥国家的主导作用，实行统一指挥，动员各级政府和政府的相关职能部门按照自己所承担的责任和职能，协调一致的行动，是进行突发公共卫生事件应急管理的根本前提和必由之路。其次，必须最大限度的发挥社区的组织作用，社区是人们因在共同区域生活而结成的团体，社区医疗卫生工作作为社会医疗保健网的一个基础部分，它敏感地监测着一切不利于社区人群健康的种种因素，因而它更容易接触这方面的一切征兆和苗头，包括可能出现的突发公共卫生事件，因而它也成为应对突发公共卫生事件的一个基础层面。坚持国家为主导的机制和充分发挥社区医疗卫生工作的优势，形成一个强烈的社会医疗保护网，是同一个问题的两个不同的方面。以国家为主导的机制对各部门各行业进行统筹安排、归根到底要落实到基层，落实到社区。社区健全的保护社区成员健康的运行机制，又为国家的指导提供了切实的保证。同此，还应该加强国际合作，实现资源共享。在经济全球化的今天，健康需求和满足人们健康需求的运作方式，也日益成为一个全球性的问题。尤其在一些突发的公共卫生事件面前，在国际上实现资源与信息共享，实现国际上的互相合作是十分必要的。

五、监督机制

对政府工作和社会中人们的行为进行监督，是保证工作顺利进行，使之符合最大多数人利益和愿望的必不可少的手段，也是保证卫生监督工作不伤害人民利益、不出偏差的必不可少的手段。卫生监督工作是在健全的法律运行机制的前提下展开的。依照法律开展卫生监督和疾病监测工作应当是一项常备不懈的任务，特别是一些突发公共卫生事件，由于它们是新冒出来的尚未被人们认识的事物，在开始时极易被误认为其他事物或被忽视，因之，提高卫生监督人员和医务人员的业务素质，提高他们的警觉，一旦发现有异常情况的变化，就必须进行系统的监测和及时的报告，以期把灾害的影响限制在最小的范围内。在对突发公共卫生事件进行有效监督时，必须依法办事，做到有法必依，执法必严，违法必究。由于突发性公共卫生事件的应急处理是一项细致而讲究实效的工作，为了做好监督工作，必须建立工作评估体系，以便保证工作的顺利进行，及时调整工作中不足或缺陷，及时总结经验。

六、引导机制

大众传播工具是舆论的代表者，借助传播活动表达意见，扩大对社会舆论的影响。在应急状态下，通过媒体传播表明自身的立场、观点，显得尤为重要。现代大众媒体日益向人们日常生活中渗透，在突发公共卫生事件中这种引导凝聚，并把大众实际凝聚在一起，是体现它的党的喉舌作用，推动积极舆论顺利发展的重要表现。在突发性公共卫生事件发生后，政府的领导尤其是从事信息工作的人员，必须坚持正确的舆论导向，实事求是地反映事物的真相和规律，形成真实有力的和正确的判断，对提高人民群众的信心，坚持正确的行为，战胜灾难等具有引导作用。

思考题

1. 突发公共卫生事件的概念、分类和特征是什么？
2. 危机管理的概念、职能、过程和要求是什么？
3. 试分析突发公共卫生事件应急管理体系的组成。
4. 试述突发公共卫生事件应急管理的运行机制。

（王明旭　张新昀）

第十一章　医学教育与科研管理

内容提要

我国高等医学教育的职能、特征、分类管理及评估。我国高等医学教育制度的专业、层次和类型结构。我国卫生科研管理的规定，我国医学科研体系的构成，医学技术准入管理，医学实验室管理的有关规定。医学科研论文及写作方法。

第一节　医学教育管理

一、医学教育管理概述

医学教育是培养医药专门人才，提高卫生人力素质，保障卫生人力来源的教育活动，是卫生事业健康、可持续发展的基础和保障。医学教育管理是研究医学教育领域一般过程、基本活动及其发展规律的科学。医学教育管理是优化医学教育资源配置，调整医学教育结构，推进医学教育改革与发展，解决卫生人力供需矛盾的重要手段。

（一）医学教育的主要职能

医学教育的特定任务是为国家培养医学专门人才，为医疗卫生事业造就一支德才兼备、素质优良、结构合理的卫生专业人才队伍，维护、提高人民健康水平，为社会主义现代化建设服务，主要有以下三个职能：

1. 培养医药专门人才　培养医药专门人才是医学教育最基本的职能。通过学历教育，培养中、高级各类卫生专门人才。通过成人教育对在职卫生人员进行培训和继续医学教育。

2. 开展医学科学研究　开展科学研究是医学教育的一项重要职能。通过研究创新以及引进借鉴，发展并普及医学科学和技术。通过建立现代医学教育网络和医学科技信息网络，提升和强化医学教育和医学科技信息的管理水平，搭建与国际接轨的医学学习交流平台。

3. 进行各种形式的社会服务　医学教育的社会服务职能，集中表现在医疗服务、参加群众性防病治病、计划生育、协助当地卫生部门培训卫生技术人员以及担负卫生咨询服务等。

积极牵头并参与重大的防病、治病和卫生社会工程项目等课题的攻关。

（二）医学教育的特征

1. 社会性　社会性是医学教育的本质属性。医学是研究人的健康和疾病的科学，它的服务对象是生活在一定社会中的人。人类健康与疾病既有其自身发展的生物学规律，同时还受诸多社会因素的影响，医学既有自然性，又有社会性。医学教育产生并存在于一定的社会环境之中，就必须适应社会卫生事业发展的需求，注重医学生综合素质的培养，不但要培养医学生的专业技术能力，更要关注他们的伦理道德素质和文化修养。

2. 专业性　医学是研究人体的科学，其形态结构和生理功能既复杂又专业。现代医学科学分科越来越细，交叉学科也越来越多，使得医学教育的专业设置不断扩大，课程门类繁多。只有通过医学教育培养的卫生技术人才才能职业化地从事人民健康与生命保护工作，其专业技能关乎生命健康，也是卫生服务质量的保障。

3. 实践性　医学是实践性很强的应用科学。医学的目的是防病治病，保障健康，增强体质，延长寿命，提高人们的生存质量。医务工作者必须应用医学知识、医疗技能和手段，进行医疗实践。在医学教育中要加强实践教育环节，着重培养医学生医疗、预防的实践能力。强化基本技能训练，培养医学生发现问题、分析问题和解决问题的能力。

4. 特殊性　医学教育区别于普通教育的特征是小规模、长学制、高投入，卫生人力资源具有替代性小、培养周期长、使用滞后、供需不平衡等特点。我国医学教育管理既有教育管理的普遍规律，也有自身适应的特殊规律，体现为办学形式和管理模式的多样性。

（三）医学教育的作用

医学教育是我国卫生事业发展的重要内容。医学教育在卫生事业乃至整个社会经济发展中起着重要的作用。

1. 医学教育是保障卫生人力来源的主渠道　医学教育是补充、更新卫生人力资源的重要途径。随着我国现代化建设进程的加快，人们生活水平的提高，促进了人们对卫生服务的需求，对卫生服务的质量也提出了越来越高的要求，对医学人才的培养质量也有了更高的要求。医学教育的质量，决定了卫生队伍的素质和水平，代表了卫生事业发展的规模和速度。

2. 医学教育是提高卫生人力素质的重要途径　医学教育还承担着岗位培训和知识更新的重任。目前我国的卫生技术人员队伍的人才层次结构不合理，总体素质需要提高。医学教育对于提高、完善我国卫生队伍的整体素质和水平，加强卫生工作人员的职业道德建设，提高我国卫生队伍的专业素质，调整卫生队伍的知识结构，以适应医学科学技术进步和卫生事业改革发展的需要具有重要作用。

随着我国政治、经济、文化与科学技术的发展，我国的医学教育快速发展，取得了巨大成就，形成了一整套具有中国特色的医学教育管理体制和运行机制，建立了包括学历教育、毕业后医学教育和继续医学教育的连续统一的医学教育体系。医学教育的规模、质量、效益不断提高，为我国卫生事业培养了大量医药卫生人才。为提高我国人民身体健康水平，保障我国社会经济健康持续发展，服务现代化建设作出了重要贡献。

二、医学教育分类管理

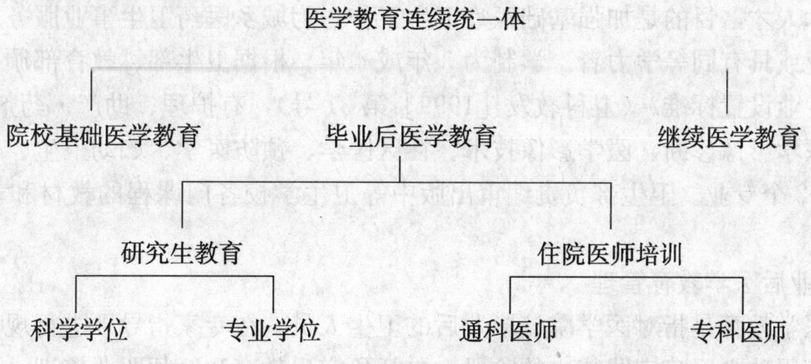

图 11－1　我国医学教育模式

我国医学教育模式由基础医学教育、毕业后医学教育和继续医学教育三个阶段组成。医学教育通常按这个模式来进行分类管理。

（一）院校基础医学教育管理

1. 高等医学教育管理　我国高等医学教育是建立在普通教育基础上的专业教育，其主要任务是在教育、卫生工作方针指导下，培养德、智、体全面发展的合格的高级医药卫生人才，同时承担医学科学研究和提供高水平的医疗卫生保健服务。

(1) 学制：我国高等医学教育现行学制分本科和专科两个层次。专科学制为三年制；本科学制有四年制、五年制、六年制，以及长学制七年制、八年制。

(2) 专业设置：全国高等医学教育分为8大类16个专业。分别是基础医学类、临床医学与医学技术类、口腔医学类、预防医学类、中医学类、法医学类、护理学类、药学类；专业是基础医学、预防医学、临床医学、麻醉学、医学检验、医学影像学、口腔医学、中医学、针灸推拿学、蒙医学、藏医学、护理学、法医学、药学、中药学、中药制剂。此外，有些院校还设有生物医学工程、卫生事业管理和妇幼保健等专业。各类医药卫生专业设置须符合教育部《普通高等学校本科专业目录》（1998年修订）、教育部、卫生部《关于举办高等医学教育的若干意见》（2002年8月颁布）与《关于印发〈我国护理、药学和医学相关类高等教育改革和发展规划〉的通知》（2004年5月颁布）等规定。

(3) 教学管理：教学管理是根据特定目标，按照管理原则、程序和方法，组织管理教学过程中的人力、物力、财力、时间、技术和信息等教学资源，建立和维护教学工作秩序，保证教学工作的顺利进行，确保教学任务完成。其主要包括：①教学计划、教学大纲及教材。由各高等医学院校根据培养目标，依据教育部和卫生部的指导意见，根据不同专业的服务对象和特点，结合院校实际和生源状况自行制定。要把加强基础与强调适应性有机结合，着力培养基础扎实、知识面宽、能力强、素质高的人才，注重学生能力培养。加强教材建设，建全、完善教材评审、评价和选用机制，严把教材质量关。开发新教材，锤炼精品教材，确保高质量的新版教材进课堂。②课程设置。高等院校各专业的课程设置根据人才培养目标确定，是教学计划的重要内容。我国医学课程按层次分为公共基础课、基础课和专业课。目前，我国大部分医学院校采用的是以学科为基础的课程模式。要大力推进校、省、国家三级精品课程体系建设，形成多学科、多课程的网络共享平台，共享优质教学资源。要继续推进课程体系、教学内容、教学方法和手段的改革，构建新的课程结构，加大选修课程开设比例，积极推进弹性学习制度建设。注重第一课堂和第二课堂的有机结合。

2. 中等医学教育管理　中等医学教育是培养面向我国城乡各级医疗卫生机构第一线的中级卫生技术人才，目的是加强基础医疗卫生工作，为城乡医药卫生事业服务。招生对象一般为初中毕业或具有同等学力者。学制为3年或4年。根据卫生部、教育部颁发的《中等医学教育主要专业设置标准》（卫科教发［1999］第31号），有护理、助产、药剂、医学检验、卫生检验、医学影像诊断、医学影像技术、社区医学、预防医学、妇幼卫生、口腔医学、口腔工艺技术12个专业。卫生部负责编审出版中等卫生学校各门课程的教材和教学大纲供学校使用。

（二）毕业后医学教育管理

毕业后医学教育是指对医学院校毕业后的卫生人员，在专家指导下进行规范化的专业化培训，进而获得独立医疗实践能力的阶段。包括研究生教育和医师职业培训。

1. 住院医师培训　住院医师培训是指对从医学院校毕业的医学生，通过进一步理论学习、临床实践，在规定的时间内，达到规定的要求，使他们把学到的知识尽快转化为分析和解决实际问题的能力阶段。卫生部统一领导和管理住院医师规范化培训工作。卫生部从1993年起相继颁布了《临床住院医师规范化培训试行办法》、《临床住院医师规范化培训大纲》、《住院医师规范化培训合格证书颁发管理办法（试行）》等规定，规范医学生毕业后教育制度。住院医师在培训期间完成大纲要求的培训任务，经考核、考试合格者，可取得“住院医师规范化培训合格证书”。

2. 全科医师培训　全科医师培训是面向个人、家庭与社区，培养从事社区卫生服务工作的全科卫生技术人才的主要途径。2001年12月卫生部科教司颁布的《全科医师规范化培训试行办法》对全科医师的培训管理做了明确的规定。全科医师培训时间为4年，分三阶段进行。各阶段考试考核均合格者，经省卫生行政部门审核后，发给卫生部统一印制的“全科医师规范化培训合格证书”。

3. 专科医师培训　专科医师培训是指医学专业毕业生完成院校教育之后，在经过认可的培训基地中，以住院医师的身份，接受以提高临床能力为主的系统和规范的培训。分普通专科培训和亚专科培训两个阶段。我国专科医师培训目前还处在试点阶段，现阶段对专科医师培训管理的规范性文件有卫生部颁布的《专科医师培训暂行规定》（征求意见稿）、《专科医师培训基地认定管理办法》（供试点基地用）和《专科医师培训标准总则》（供试点基地用）等。

（三）继续医学教育管理

继续医学教育是继毕业后医学教育之后，以学习新理论、新技术为主的一种终身性的医学教育。目的是使卫生技术人员在整个专业生涯中，保持高尚的医德医风，不断提高专业工作能力和业务水平，跟上医学科学的发展。继续医学教育是整个医学教育连续体中持续时间最长的，它伴随着每位医生的职业生涯。

为了规范对继续医学教育的管理，卫生部先后颁发了《全国继续医学教育委员会章程》、《继续医学教育暂行规定（试行）》、《国家级继续医学教育项目申请、认可办法》、《继续医学教育学分授予办法》、《国家级继续医学教育基地认可标准及管理办法》、《继续医学教育评估体系与实施办法》等文件。

全国和省级继续医学教育委员会负责对继续医学教育的指导、协调和质量监控工作。国家级基地经全国继续医学教育委员会评审后，由卫生部批准公布。卫生部和省级卫生行政部门定期认可继续医学教育项目。主办单位负责考核参加继续医学教育活动的卫生技术人员，实行继续医学教育学分制。各单位负责继续医学教育建档及学分登记。

我国的继续医学教育还包括一部分为改变专业和提高学历层次的医务工作者提供的成人教育。

乡村医生教育是加强农村卫生工作，保障农村居民健康的基础性工程，也是实行乡村医生准入制度的基础。乡村医生教育的形式主要有在岗培训和学历教育两种，其中在岗培训是重点。

卫生部颁发的《2001—2010年全国乡村医生教育规划》（2001年12月制定），《中国2001—2015年人力发展纲要》（2002年4月颁布）和国务院颁发的《乡村医生从业管理条例》（2004年1月施行）是乡村医生教育管理的主要指导性文件和规范性法规。提出了乡村医生教育2015年总目标是：“农村地区乡村医生要全部达到中专以上学历水平，其中85%的乡村医生完成向执业助理医师的转化。”2006年8月，卫生部、国家中医药管理局等四部委共同制定了《农村卫生服务体系建设与发展规划》，其中重点强调了农村卫生服务队伍建设的主要任务、目标和举措，为新时期加快发展乡村医生教育工作提供了理论指导、思想依据和政策保障。

三、医学教育评估

医学教育评估是根据一定的教育目标和标准，通过系统地收集医学院校的主要信息和实地考核，准确了解实际情况，对结果进行科学分析，进而对医学院校的教学质量和教育管理做出评价的过程。通过评估使学校及其主管部门对学校的办学水平做出全面的、客观的、科学的评价，从而促进学校不断明确办学指导思想，改善办学条件，推动学校的基本建设，提高管理水平和办学质量。医学教育评估的对象是所有举办医学教育的机构。

医学教育评估作为医学教育管理的重要内容和基本环节，是医学教育决策的基础，对于医学教育工作具有重要的评价、指导、反馈、导向和激励作用。医学教育评估有利于加强学校主管部门对学校的管理与指导，促进学校内部改革和自我完善；有利于各校间的相互学习、相互促进；有利于社会对学校的了解和监督，是医学教育主动适应卫生人力需求，适应社会经济发展，提高办学水平，更好地为社会经济建设服务的重要手段。

我国教育部从 2003 年起，建立了五年一轮的普通高等院校本科教学评估制度和经常性的、一年一次的高等院校基本状况数据发布制度。本科教学评估由教育部高等教育教学评估中心组织实施，主要是对普通高等院校的教学工作、综合办学实力及各项工作进行评估。评估结果作为高等医学院校增设专业、确定招生计划、进行资源分配等有关工作的重要依据。评估工作以《高等教育法》为依据，贯彻“以评促改、以评促建、以评促管、评建结合、重在建设”的方针。

第二节　卫生科研管理

卫生科研管理就是遵循科研工作的客观规律，依循其基本程序，实施科学管理，促进卫生科研的发展。目前，我国国家科研计划实施课题制管理。

一、卫生科研课题管理

（一）卫生科研选题

选题是指科研人员选择确定所要研究的课题，是医学科研工作的第一步，也是科研项目申报成功与否的关键一步。选题往往与科研人员从事的专业和科研工作紧密相连，是科研人员在原有工作基础上或是在非常熟悉的研究领域，经过长期的观察和反复思考后拟定的。一般都反映了科研工作的局部和整体。卫生科研选题的基本程序包括提出问题、查阅文献形成假说、确立题目。

首先，科研人员在既有的理论知识与实践经验的基础上，深入分析、探求所观察到的事物的细微变化，发现其“不同”、“差异”、“矛盾”等，形成初始意念，提出问题。

其次，查阅文献，总结和借鉴他人研究工作的经验，掌握相关学科领域的最新研究进展，结合自己的研究工作实践，使初始意念系统化、深刻化、完善化，形成科学的假说，再设计出可行的研究方案和具体的研究目标。

最后，在形成科学假说的基础上，确立题目。

总之，医学科研的选题是一个不断取舍的过程，是科研人员对课题的主要内容、研究方法和技术路线等逐步认识、补充、完善直至确定的过程。

（二）卫生科研项目与立项

我国卫生科研课题根据来源级别分为国家级项目、部级项目、省级项目和其他科研项目。

1. 国家级项目

（1）国家自然科学基金：国家自然科学基金由国家自然科学基金委员会进行管理，其经费主要来源于中央财政拨款。

国家自然科学基金包括面上项目、重点项目、重大项目三个层次。

国家自然科学基金项目还包括国家杰出青年科学基金、国家基础科学人才培养基金、研究成果专著出版基金、重点学术期刊专项基金、优秀国家重点实验室研究项目基金、主任基金等。

（2）科技部项目：包括：①“973”计划。“973”计划是国家重点基础研究发展规划项目，是对农业、能源、信息、资源环境、人口与健康、材料等领域的重大科学问题，开展多学科综合性研究，提出解决问题的理论依据和科学基础。②“863”计划。“863”计划是国家高技术研究发展计划项目，是针对高技术和高新技术中的重大问题组织攻关的大型项目，与医学相关的领域有：生物技术、基因工程药物、疫苗和基因治疗、蛋白质工程等。③国家科技攻关计划。科技攻关计划分重大项目、重点项目和引导项目三类。涉及医学领域的重大项目主要有中医药现代化与产业开发；重点项目主要是重大传染病与常见病防治研究、心脑肺血管疾病即恶性肿瘤防治；引导项目主要是肿瘤诊断、治疗及免疫制剂的开发。④国家软科学研究计划项目。主要支持科技发展与改革中战略性、政策性问题，科技促进经济增长与社会进步的重大问题以及国民经济与社会发展的前瞻性问题的研究。

（3）国家社会科学基金项目：主要资助以改革开放和现代化建设中的重大理论和实践问题为主攻方向的研究项目，由国家哲学社会科学规划办公室主管。

2. 部级项目

（1）教育部：①留学回国人员科研启动基金。②高等学校博士学科点专项科研基金。资助领域为基础研究和应用基础研究，分为面上课题、优秀年轻教师课题和重点课题三类。③霍英东教育基金。对从事科学研究和在教学与科研中做出优异成绩的青年教师进行资助。④人文社会科学研究项目。包括社科规划基金项目、博士点社科基金项目、青年社科基金项目和社科研究专项任务项目。⑤哲学社会科学研究重大课题攻关项目。⑥长江学者和创新团队发展计划、新世纪优秀人才支持计划等。

（2）卫生部：卫生部青年科学研究基金，主要资助医药卫生部门有创新精神和开拓能力的优秀青年科学工作者（不包括在读研究生）开展基础和应用研究项目。

（3）国家中医药管理局：专项资助领域为中医药科学技术研究中的基础、临床、管理和开发研究，分为普通课题、民族医药课题、青年课题、中医药科技管理研究课题等。

3. 省级项目　省级项目在不同的省份情况各异，一般包括重点项目、省自然科学基金、省青年科技基金等。

科研立项是医学科研管理的重要环节，主要遵循下列原则：项目的研究目标要与项目投标指南要求相符；有重要的研究意义和充分的立论依据；有明确的研究目的；突出创新性等。

（三）卫生科研课题管理

2001 年 12 月 20 日科技部、财政部、国家计委、国家经贸委联合颁布了《关于国家科研计划实施课题制管理的规定》。该规定明确了国家科研计划实施课题制管理。课题制是指按照公平竞争、择优支持的原则，确立科学研究课题，并以课题或项目为中心、以课题组为基本活动单位进行课题组织、管理和研究活动的一种科研管理制度。实施课题制，应遵循科技发展规律，建立科学、高效的科研管理新机制，完善科研管理制度体系，提高科研管理水平。课题制适用于以国家财政拨款资助为主的各类科研计划的课题以及相关的管理活动。卫生科研课题管理包括课题的确立、课题的组织管理、经费管理、课题验收与资产、成果管理、课题的监督与检查等。

二、卫生科研成果管理

卫生科研成果是卫生科研工作者通过创造性的科学研究活动，在探索人类的生命现象、疾病防治，维护人类健康等方面所做出的符合科学规律的、具有学术价值和意义的新发现、新认识、新方法、新药物、新设备等的创造性成果。卫生科研成果通过鉴定和评估，促进医学科学技术的发展与进步，引导医学实践，产生社会效益和经济效益。

（一）成果鉴定

科技成果鉴定是由政府有关管理部门组织，对某项科学研究结论进行严格的科学审查，对其科学意义、学术水平、成熟程度、实用价值、研究难度以及研究工作的效率等做出学术评价，并颁发鉴定证书的过程。科技成果的表现形式有科技论文、专著、专利等。

国家科委，省、自治区、直辖市科委，国务院各部委，被授权的省级人民政府的主管部门负责组织鉴定工作。申请人根据科研课题任务的来源和隶属关系提出申请，隶属关系不明确的可向所在省、自治区、直辖市申请鉴定。项目负责人提出成果鉴定申请，同时提交有关材料后，由单位进行初审；主管部门对申报的成果材料进行复审；复审合格的科研成果，由成果鉴定委员会组织鉴定，作出鉴定结论，并发给科技成果鉴定证书。鉴定形式主要有检测鉴定（检验、测试），会议鉴定（现场考察、测试、答辩）和函审鉴定（书面审查）等。

（二）成果登记

为充分运用知识产权信息资源，利用现代信息技术，促进全国科技成果信息的交流，选准高起点，避免重复研究，我国科学技术部 2000 年 12 月 7 日颁发了《科技成果登记办法》，教育部 2001 年 4 月 13 日公布了《科技成果登记办法实施细则》，对科技成果进行登记管理。

本着客观、准确、及时的原则，科技成果完成人（含单位）按直属或属地关系向相应的科技成果登记机构办理科技成果登记手续。科技成果分为应用技术成果、基础理论成果、软科学研究成果三个类别。登记时应当提交《科技成果登记表》及《科技成果登记办法实施细则》要求提供的技术文件、资料、证明等。

凡存在争议的科技成果，在未解决前，不予登记；已经登记的科技成果，发现弄虚作假，剽窃、篡改或者以其他方式侵犯他人知识产权的，除注销登记外，同时将作弊者记录在案。

（三）成果奖励

对优秀科研成果给予奖励，是发展科学技术事业、鼓励科学研究、推动科技进步的一种重要手段。目前，我国对科技成果的奖励仍然以政府奖励为主，社会力量奖励尚处于发展阶段。政府奖励分为国家奖励和省部级奖励两种。

1. 国家科学技术奖励　为了奖励在科学技术进步活动中作出贡献的公民、组织，调动科学技术工作者的积极性和创造性，加速科学技术事业的发展，提高我国综合国力，国务院于 1999 年 5 月 23 日颁布了《国家科学技术奖励条例》，2003 年 12 月 20 日国务院又对《国家科学技术奖励条例》进行了修改，明确了国家科学技术奖励的有关规定。

国家科学技术奖包括国家最高科学技术奖、国家自然科学奖、国家技术发明奖、国家科学技术进步奖和中华人民共和国国际科学技术合作奖五项。科技部负责国家科学技术奖评审的组织工作。由国家设立的国家科学技术奖励委员会聘请有关方面的专家、学者组成评审委员会，依照《国家科学技术奖励条例》，负责国家科学技术奖的评审工作。

2. 省部级科学技术奖励　为了规范省、部级科学技术奖励的设立和备案工作，加强对省、部级科学技术奖励工作的管理和指导，我国科技部于 1999 年 12 月 26 日发布了《省部级科学技术奖励管理办法》。该办法规定：省、部级科学技术奖应当制定公平、公开、公正的评审规则，建立科学的评价指标，严格规范推荐、评审、授奖程序，保障科学技术奖励的科学性、公正性和权威性，保证科学技术奖励的质量和水平。省、自治区、直辖市人民政府可以设立一项省级科学技术奖。省级科学技术奖可以分类奖励在科学研究、技术创新与开发、推广应用先进科学技术成果以及实现高新技术产业化等方面取得重大科学技术成果或者作出突出贡献的个人和组织。省、自治区、直辖市人民政府成立省级科学技术奖评审机构，负责评审的组织工作和日常管理工作。

3. 社会力量设立科学技术奖励　社会力量设奖是指国家机构以外的社会组织或者个人利用非国家财政性经费，在我国境内面向社会设立的经常性的科学技术奖。社会力量设奖是我国科技奖励体系的重要组成部分，为鼓励社会力量支持科学技术事业，加强社会力量设立科学技术奖的规范管理工作，保证社会力量设奖的质量和有序发展，科技部于 2006 年 2 月 5 日对 1999 年 12 月 26 日发布的《社会力量设立科学技术奖管理办法》进行了修改，进一步明确了对社会力量设奖的管理规定。

社会力量设奖必须遵守国家法律，不得违背社会公德；各级人民政府对社会力量设奖应当大力支持、积极引导、规范管理，保证社会力量设奖坚持公平、公正的评审原则，建立科学、民主的评审程序，实行公开授奖制度；科学技术部和省、自治区、直辖市科学技术行政部门对社会力量设奖实行登记管理制度，登记管理机关负责对社会力量设奖及其承办机构、评审组织进行监督检查。

4. 中华医学科技奖　中华医学科技奖由中华医学会设立，是全国医药卫生行业科学技术奖，包括自然科学、技术发明、科学技术进步、国际科学技术合作等奖励内容。目的是为了奖励在医学科学技术进步活动中作出突出贡献的个人和集体，充分调动广大科学技术工作者的积极性和创造性，促进我国医学科学技术的发展，提高人民健康水平。2001 年 3 月 24 日，中华医学会通过了《中华医学科技奖奖励条例（试行）》，对中华医学科技奖的组织管理、评审原则、操作程序等做出了明确规定。

（四）成果的推广应用

卫生科研成果的推广应用，直接将卫生科研最新成果服务于人类，为防病治病和卫生保健事业服务，对促进医药卫生事业的发展具有重要作用。卫生科研成果的推广应用，有利于加速医学科学发展与技术进步，有利于卫生科研工作面向维护人类身心健康的实际，关注人们的卫生需求。使卫生科研成果迅速产生社会效益和经济效益。卫生科研成果的推广包括发表论文专著，进行学术交流，举办培训班以及技术市场内外的技术贸易等。

三、医学技术准入管理

医学技术准入管理制度是指国家为了保护和促进人类健康，通过制定具有一定强制性、规范性的医疗卫生技术评估、准入和技术应用的规章制度，对医疗卫生技术应用加强监管而实行的管理制度。我国现已开展的医学技术准入项目有：人类辅助生殖技术，人类精子库管理以及人体器官移植技术。

（一）人类辅助生殖技术管理

人类辅助生殖技术，是指运用医学技术和方法对配子、合子、胚胎进行人工操作以达到受孕目的的技术，分为人工授精、体外受精-胚胎移植及其衍生技术。为保证人类辅助生殖技术安全、有效和健康发展，规范人类辅助生殖技术的应用和管理，保障人民健康，我国卫生部于 2001 年 2 月 20 日颁布了《人类辅助生殖技术管理办法》，同年 5 月 14 日又发布了《人类辅助生殖技术规范》，对人类辅助生殖技术开展的目的、资格审批、技术实施及处罚措施都作了明确规定。

人类辅助生殖技术的应用应当在医疗机构中进行，以医疗为目的，并符合国家计划生育政策、伦理原则和有关法律规定。禁止以任何形式买卖配子、合子、胚胎。医疗机构和医务人员不得实施任何形式的代孕技术。

开展人类辅助生殖技术的医疗机构应当符合下列条件：①具有与开展技术相适应的卫生专业技术人员和其他专业技术人员；②具有与开展技术相适应的技术和设备；③设有医学伦理委员会；④符合卫生部制定的《人类辅助生殖技术规范》。申请开展丈夫精液人工授精技术的医疗机构，由省、自治区、直辖市人民政府卫生行政部门审查批准；申请开展供精人工授精和体外受精－胚胎移植技术及其衍生技术的医疗机构，由省、自治区、直辖市人民政府卫生行政部门提出初审意见，卫生部审批。

（二）人类精子库管理

人类精子库是指以治疗不育症以及预防遗传病等为目的，利用超低温冷冻技术，采集、检测、保存和提供精子的机构。为了规范人类精子库管理，保证人类辅助生殖技术安全、有效应用和健康发展。卫生部于 2001 年 2 月 20 日颁布了《人类精子库管理办法》，同年 5 月 14 日又发布了《人类精子库技术标准和技术规范》，对人类精子库的审批、采集、提供与处罚作了明确的规定。

申请设置人类精子库的医疗机构应当符合下列条件：①具有医疗机构执业许可证；②设有医学伦理委员会；③具有与采集、检测、保存和提供精子相适应的卫生专业技术人员；④具有与采集、检测、保存和提供精子相适应的技术和仪器设备；⑤具有对供精者进行筛查的技术能力；⑥应当符合卫生部制定的《人类精子库基本标准》。

设置人类精子库由省、自治区、直辖市人民政府卫生行政部门初审后报经卫生部审批。

精子的采集与提供应当严格遵守卫生部制定的《人类精子库技术规范》和各项技术操作规程。

（三）人体器官移植技术临床应用管理

人体器官移植技术是指将他人的具有功能的心、肺、肝、肾等器官移植给患者以代替其病损器官的技术。我国卫生部于 2006 年 3 月 16 日颁布了《人体器官移植技术临床应用管理暂行规定》，以规范人体器官移植技术临床应用，保证医疗质量和医疗安全，保护患者健康。

卫生部主管全国人体器官移植工作，并成立人体器官移植技术临床应用委员会，负责组织相关专家拟订全国人体器官移植技术临床应用规范，对省级卫生行政部门上报的人体器官移植技术临床应用规划提出评议意见。省、自治区、直辖市卫生行政部门根据人体器官移植医疗需求、本行政区域人体器官移植技术和人才队伍水平等综合因素，制定本行政区域人体器官移植技术临床应用规划，报卫生部备案，同时对本行政区域开展人体器官移植的医疗机构进行合理布局，严格控制数量，严格技术准入。县级以上地方卫生行政部门应当严格加强对医疗机构开展人体器官移植的监督管理。

《人体器官移植技术临床应用管理暂行规定》对诊疗科目登记和临床应用管理也作了明确规定。

四、实验室管理

实验室是国家科技创新体系的重要组成部分，是国家组织高水平基础研究和应用基础研究、聚集和培养优秀科学家、开展学术交流的重要基地。实验室的主要任务是根据国家科技发展方针，围绕国家发展战略目标，针对学科发展前沿和国民经济、社会发展及国家安全的重大科技问题，开展创新性研究。其目标是获取原始创新成果和自主知识产权。实验室是依托大学、科研院所和其他具有原始创新能力的机构建设的科研实体。具有相对独立的人事权和财务权。

（一）重点实验室管理

2002 年 4 月科技部颁布的《国家重点实验室建设与管理暂行办法》和教育部 2003 年 4 月制定的《高等学校重点实验室建设与管理暂行办法》对重点实验室的管理职责、立项与建设、运行与管理、考核与评估等作了具体规定。

1. 管理职责　国家对实验室实行分级分类管理。科学技术部（以下简称科技部）是实验室的宏观管理部门，国务院部门（行业）或地方省市科技管理部门是实验室的行政主管部门，依托单位（高等学校、科研院所和其他科研实体）是实施实验室建设和运行管理的具体负责单位。

2. 设立与建设　实验室的立项与建设管理主要包括申请、审批、实施、验收、调整等。依据《国家重点实验室建设规划》，申报实验室由依托单位提出、主管部门择优推荐（无主管部门的机构，可直接向科技部申报），并报送《国家重点实验室建设申请报告》，科技部组织专家评审。评审通过后，由申请单位填报《国家重点实验室建设计划任务书》，经主管部门初审，报科技部批准立项。实验室立项后进入建设实施期，依托单位在实施实验室建设期间，要定期向主管部门报告进展情况。实验室建成后，应提交验收申请，经主管部门初审后报科技部，科技部组织验收通过后予以批准。

3. 运行与管理　实验室实行“开放、流动、联合、竞争”的运行机制，试行依托单位领导下的主任负责制。主任由依托单位推荐，主管部门聘任，报科技部备案。学术委员会是实验室的学术指导机构，学术委员会由国内外优秀专家组成，人数不超过十五人，主要任务是审议实验室的目标、任务和研究方向，审议实验室的重大学术活动、年度工作，审批开放研究课题。实验室实行课题制管理和试行下聘一级的人事制度，由实验室主任公开聘任。实验室要建立健全内部规章制度，重视和加强管理。注重仪器设备和计算机网络的建设与使用效率。要重视学风建设和科学道德建设，加强数据、资料、成果的科学性和真实性审核以及保存工作。

4. 考核与评估　依托单位应当每年对实验室工作进行年度考核，考核结果报主管部门备案。科技部委托中介机构按不同领域定期组织实验室周期评估，评估工作依据《国家重点实验室评估规则》，本着“公开、公平、公正”和坚持“依靠专家、发扬民主、实事求是、公正合理”的原则进行。评估结果作为升级降级或淘汰的依据。

（二）实验室生物安全管理

为保护实验室工作人员和公众的健康、安全，我国国务院于 2004 年 11 月 12 日颁布了《病原微生物实验室生物安全管理条例》，卫生部于 2006 年 8 月 15 日发布了《人间传染的高致病性病原微生物实验室和实验活动生物安全审批管理办法》，加强对实验室及其从事实验活动的生物安全管理。

1. 病原微生物管理　病原微生物，是指能够使人或者动物致病的微生物。根据病原微生物的传染性、感染后对个体或者群体的危害程度，将病原微生物分为四类：第一类病原微生物，是指能够引起人类或者动物非常严重疾病的微生物，以及我国尚未发现或者已经宣布消灭的微生物。第二类病原微生物，是指能够引起人类或者动物严重疾病，比较容易直接或者间接在人与人、动物与人、动物与动物间传播的微生物。第三类病原微生物，是指能够引起人类或者动物疾病，但一般情况下对人、动物或者环境不构成严重危害，传播风险有限，实验室感染后很少引起严重疾病，并且具备有效治疗和预防措施的微生物。第四类病原微生物，是指在通常情况下不会引起人类或者动物疾病的微生物。

第一类、第二类病原微生物统称为高致病性病原微生物。

2. 实验室实行分级管理　根据实验室对病原微生物的生物安全防护水平，并依照实验室生物安全国家标准的规定，将实验室分为四级。一级、二级实验室不得从事高致病性病原微生物实验活动。三级、四级实验室需要从事高致病性病原微生物实验活动，必须由卫生部对其资格进行审批，同时还要具备《人间传染的高致病性病原微生物实验室和实验活动生物安全审批管理办法》规定的相应条件。

3. 监督管理　县级以上地方人民政府卫生主管部门、兽医主管部门依照《病原微生物实验室生物安全管理条例》规定，履行相应的监督管理职责：①监督检查病原微生物菌（毒）种、样本的采集、运输、储存情况；②监督检查从事高致病性病原微生物相关实验活动的实验室是否符合本条例规定的条件；③监督检查实验室或者实验室的设立单位培训、考核其工作人员以及上岗人员的情况；④监督检查实验室是否按照有关国家标准、技术规范和操作规程从事病原微生物相关实验活动。

第三节　医学科研论文与写作方法

医学科研论文是医疗卫生工作者的医学科研成果的总结，是卫生科研工作中的重要组成部分，是对卫生研究工作者科研水平和学术水平的重要考量指标。医学论文具有一定规范的格式和结构。形成医学论文是促使科研成果交流、传播和推广，并转化为社会生产力的一种重要手段。

一、医学科研论文的特点与类型

（一）医学科研论文的特点

1. 具有明确的目的性　医学论文写作的目的是为了发表，将科研成果公之于世。通过医学论文的写作，医学科技信息的传播突破空间和时间上的局限，得以更广泛、更长久地交流、储存。

2. 具有较强的时效性　当今时代科技迅猛发展，科技文献的增长态势加快，推动知识的老化速度也非常快。因此，医学论文的写作，发表必须及时、敏锐的抓住时机，公布科研成果。抢先在该研究领域取得先机，占有一席之地。

3. 具有较强的专业性　卫生科研以维护人类的健康为目的，为此，其研究领域具有特定性和专业性。医学论文的读者群主要是从事卫生工作的专门人员，具有稳定性和专业性。医学论文中的医学术语，浓聚了丰富的医学专门知识，具有单义性、稳定性和严肃性，其反应的科研成果，具有高度的概括性和专业性。

4. 具有严格的规范性　医学论文作为一种特殊文体，格式规范、统一、固定，句式单一、严整。写作要求简洁、明了、确切。医学论文的双重语言符号系统的使用以及医学术语是医学论文写作语言的重要特点。

（二）医学科研论文的类型

从不同的角度，可以把医学论文分为以下类型。

1. 按论文资料来源分类　根据医学论文使用资料的来源，可以把医学论文分为原著论文和编著论文两大类。

（1）原著论文：原著论文是医学论文中最基本、最具代表性的论著，又称原始论文。是作者的第一手资料（直接资料）。它包括实验研究、临床研究、临床报告、现场调查研究等，均属于一次性文献，是报道基础、临床、预防等科研成果和实践经验的学术性论文。原著论文应有作者自己的见解和新观点、新理论以及新方法。原著论文是单位和个人科研水平的重要标志，包括论著、著述、短篇报道等。刊登在医学期刊的文章以原著论文为主。

（2）编著论文：编著论文的内容主要来源于已经发表的资料，以间接资料为主，属于第三次文献。作者根据自身的研究和经验，按照个人的观点和体系，把来自多种渠道、分散的、零星的资料加以梳理、归纳、编排，使之条理化、完整化、系统化和理论化。读者通过编著在较短时间内就能了解某一学科领域或某一专题的学术发展水平及进展。医学图书中，编著作占的比例较大，如教科书、参考书、专著等。医学期刊中以综述为代表，讲座、专题笔谈、专题讨论等多属于编著论文。编著论文为原著论文提供大量最新信息，是医学论文的重要组成部分。

2. 按论文的内容及学科分类

（1）试验性医学论文：基础医学论文和应用基础医学论文，研究的内容均属于实验性医学范畴。基础医学论文属于基础理论研究范围的较多，包括实验室研究和现场调查研究等。

（2）应用性医学论文：临床医学论文、医学调查报告、预防医学论文等，研究内容均属于应用性医学范畴。临床医学论文，其研究范围可分为诊断、医疗、护理等方面，预防医学论文，其研究范围可分卫生保健、防疫、流行病学调查等。

（3）理论性医学论文：医学哲学、医学方法学、医学统计学、医史学、医学伦理学、医学社会学、医学经济学、医学新闻学等，研究内容均属于医学理论范畴。

另外，按论文的论述体裁不同可以把科研论文分为论著、经验交流、技术方法和技术革新、文献综述等。按论文的写作目的可以把论文分为学术论文和学位论文两类。

二、医学科研论文的一般格式及撰写要点

医学科研论文是研究者运用逻辑思维对其研究成果所作的一种表述。医学论文的撰写和

基本格式，遵循我国文献工作标准化技术委员提出的《科学技术报告、学位论文和学术论文的编写格式》，将论文布局分为三个主要部分：前置部分、主体部分（正文）和附录部分。其中，前置部分由文题，作者署名、单位，摘要，关键词组成；主体部分由前言，材料和方法，结果，讨论组成；附录部分由参考文献，致谢和附录组成。

（一）前置部分

1. 文题　文题又称题名、题目、标题、篇名。是对论文主要内容的高度概括，其特点是简明、具体、确切地反映论文的特定内容，是论文写作的总纲。其作用是使读者一目了然，迅速了解论文的主要内容，便于选定关键词，做文摘、编制题录索引等。

所以，标题的拟定必须做到：一要清楚，二要精炼，三要准确，四要醒目，反映论文最实际的内容，提供最准确的信息。文题写作的具体要求如下：

（1）醒目：文题要鲜明、简洁，确切地反映全文的特定内容，能引起读者的兴趣，明了本文的目的和意义，便于检索和标引。

（2）简洁：文题应言简意赅。一般中文文题不超过20个字，最多也不超过30个字，英文文题应在10个实词以内。文题应尽量少用或不用副题。必须用副题时，可用破折号或括号与正题分开。同一课题、一组文章，应分别独立命题，不用统一一个文题加序号。文题中不用简称。文题一般不用标点符号。文题中的数字，10以下的应用汉字，10以上的用阿拉伯数字。

（3）准确：文题用词要准确、贴切。科技论文的科学性、专业性很强，信息传递必须真实、准确地反映文章性质、研究的范围和深度，概括准确，用词恰当。文题可用标记词来反映文章性质，如研究、观察、综述、临床分析、临床应用、尸检报告等。在文题中要能够反映研究对象和研究的手段。文题可用偏正词组限定文章的研究范围和深度，主要词应在前面。文题中不可使用疑问句，不能用模棱两可、含混不清的词或笼统的泛指性词语。

2. 作者署名　作者署名是医学论文本身必要的组成部分，表示作者对文章的内容负责，同时也是作者对科学事业付出辛勤劳动应得的荣誉及获得奖励的依据。是对作者的贡献和权力的尊重，是对作者著作权的尊重。署名形式有个人署名和集体署名。

作者署名应遵循以下规则。

（1）署名的条件：署名作者必须同时符合3个条件。①在研究策划和设计、数据获得、数据分析或解释中的任何一个方面做出了实质性的贡献。②草拟论文或对论文中的重要学术内容做出了关键性的修改。③对将要发表的稿件做出了最后的认可。

（2）署名的顺序和要求：①署名应署真名、全名，不用笔名。②署名应按贡献大小排序，不按职位高低、不计资历深浅、不论学衔高低。提出科研构思设计，承担主要工作，对关键问题解决起决定作用的人应排列在前面。③署名作者不宜过多。一般为6人左右。技术指导者、协作研究者、资金或物质资助者，可以文字致谢。对资料或物质资助的来源应予以说明。对可能导致利益冲突的资金，可在原稿的附函中说明。对文章有贡献但不能作为作者署名的，可以提名，并描述他们所做的工作。④若参加研究者或作者已死亡，应在姓名外加黑线框。⑤署名位置位于文题下方、居中。作者相互之间用逗号隔开。

3. 工作单位　作者单位是指作者从事与本文相关的研究工作时所在的单位。作者工作单位应写全称，附邮政编码；为了便于联系或供读者咨询，应注明第一作者或通信作者的详细地址、联系电话、Email地址，脚注在文题页的左下方。①作者单位应按作者署名的阿拉伯数字顺序排列，在每一个工作单位名称之前加与作者姓名序号相同的数字，每个单位占一行，如各工作单位之间连排，需用分号隔开。②书写时，单位后空一格书写单位所在的省、市、县，省市与所在地之间均空一格，其后空一格再书写邮政编码。数字序号、单位、省市、所在地、邮政编码等项在每行所标注的不同单位之间应分别对齐。数字序号后用原点，单位名称与省市名之间用逗号分开，全部数据项书写完用圆括号括起。③研究生、进修生、学员均按其完成论文的所在单位署名。

外籍作者的姓名及单位用作者本国文字写出。外籍作者可为第一作者或第二作者，作者的责任、权利与国内作者相同，但投稿时应附外籍人员的授权书，即同意发表后对论文负责。

4. 摘要和关键词　摘要，又称内容提要，是对正文的一个扼要而连贯的重述，置于正文之前。一篇论文同时有一份中文摘要和一份英文摘要。摘要应尽可能反映出全文的信息量，简要写出研究目的和基本方法，重点说明主要发现、重要数据和初步结论等；应该突出研究中的新发现和重要现象，抓住“创新”与“特色”这两个中心加以叙述；摘要以提供文献内容概括为目的，不加评论和注解，有相对的独立性和自明性，可以独立使用，可以引用。摘要不宜写得过长，一般为 200 字左右，即不超过全文总字数的 2%～3%。

摘要通常分为提示性摘要、资料性摘要和结构式摘要三种类型。目前不少期刊采用结构式摘要，其内容包括四大要素，即目的、方法、结果和结论。

摘要之下应提供 3～10 个关键词，以便编制横向参见索引，以利标引。关键词可为单词亦可为词组，它们应能充分反映出文章的中心内容，通常是由标题和摘要中选出，但必须使用规范化的主题词。正规的关键词标引要使用美国国立医学图书馆的《医学索引》（Index Medicus）主题词表中的医学主题词（MsSH）；如果是最近才提出的名词，尚没有合适的 MeSH 词汇，可以使用目前的通用词。

（二）主体部分

1. 前言　前言或称引言、导言、序言，是论文正文开始第一部分。前言的主要内容是交代此项研究的来龙去脉，简要说明课题的缘起与背景、性质与意义、动机与目的、主要理论根据及其基本原理等，同时指出相关领域内前人的研究成果、存在问题和知识空白，概述本研究所采取的方法、实验设备基础、预期的目标以及在学术发展中的价值。

写作前言要求如下：

（1）言简意赅、意精词明，点明主题即可。一般四五千字的论文，前沿最多为 200～300 个字，以 250 个字为宜；

（2）前言不可写成摘要，也不是摘要的注解，不要涉及本研究将要报道的资料和结论；

（3）介绍背景材料时，不做系统综述，不必全面回顾和评论。可适当引用以往重要的文献，并加以分析，但不要长篇追溯历史，罗列文献；

（4）“填补国内外空白”，“达到世界水平或国内外领先水平”等对论文评价的提法，除非有确实的资料和依据，否则一般不宜采用；

（5）论文中如果采用专业化术语，或缩略语、符号等，在前言中应予以说明，即在相应词后用括号注明。

2. 方法　这一部分的段落标题也可称为研究对象与方法、临床资料与方法或材料与方法。本段内容主要是体现该项研究的科研构思与实验设计，使人了解具体的研究方法和有关研究对象的各种情况，体现了研究的科学性。主要介绍研究所用的资料或所选择的研究对象以及研究采用的方法。

要清楚地记述观察或实验对象（包括对照组在内的病人或者实验动物）的选择；详细阐明研究方法、所用仪器（用括号注明其生产厂家和地址）及实验步骤，以便于其他研究者对此结果的重复验证。要注明建立方法（包括统计学方法）的参考文献；对已发表但人们尚不熟悉的方法，可在提供文献的同时作一简要介绍；若是一种新的方法或在实质上作了改进的方法，应说明采用的理由并评价其限度。要确切地说明所使用的全部药物和化学品，包括其一般名称、用量、给药途径等。

此外，当报告实验结果时，若是以人为研究对象，应该表明实验过程是否符合有关当局制定的人体实验道德标准或赫尔辛基宣言（Helsinki Declaration），也不得使用病人的姓名、缩写名和医院的各种编号（尤其是在一些图片资料中）；若受试对象为实验动物，则应表明是否遵守了国家的法令以及有关爱护和使用实验动物的规定。

3. 结果　结果是论文的核心部分。要求按照逻辑顺序通过正文、表、图摆出所得结果；表、图中的所有数据不要在文字中再次重复，只需对一些重要的观察所得加以强调或概括。图表的设计应符合统计学原理，绘制的形式和方法应符合有关的规定和要求。统计图表必须简明、恰当、规整、清楚、准确和说明问题，同时应注意避免图、表、文字三者之间不必要的重复。

结果的叙述要求真实和准确。本段内容必须进行反复的整理与核对，保证真实可靠、完整无缺、清晰具体、准确无误、绝不容许有丝毫的含混不清和差错。不论结果是阳性还是阴性，肯定还是否定、符合预期目的还是不符合预期目的，临床观察是成功还是失败，都应该如实反映。实验所得数据都要经过统计学的处理，并认真计算、核对，尽量消灭误差。

4. 讨论　讨论是对研究结果进行理论思维和理性认识的部分，可占全篇论文的较大篇幅。其中心任务是将所获得的资料加以系统化和理论化，同时作出科学的解释与评价，并形成自己的见解和观点，为本项研究的结论打下基础。

讨论要紧紧扣住本文的研究结果，突出自己的新发现和新观点。观察所得可与其他有关研究结果相联系。通过自己的实践和讨论，可以进一步肯定前人的见解或结论，或指出在既有的基础上某一方面又深入了一步；亦可部分甚或全部否定前人的假说或理论，但对此必须持十分慎重的态度。

结论要与研究目的相结合，应避免表述不成熟的见解和提出本文数据不足以支持的结论。讨论结果应是客观存在的、真实的，数字是准确的，研究方法是正确的。结论措词要十分严谨，逻辑性必须严密，文字必须鲜明、具体，一句话只归结一个认识或一个概念、一条规律或结论。

对于尚未成熟的研究应避免先入为主和暗示，只在拥有充分证据时方可陈述某些可能性或提出新的假说。在讨论中，还应指出目前有关此问题研究的不足之处，并提出下一步需要探讨的课题或方向。

讨论最终应该提出自己的结论。结论是整篇医学论文的归结，是科学研究工作追求的目标。结论是从整个论文引申出来的，以研究结果为基础经过理论思维推导而得，是论证的逻辑发展，因而结论必须与材料、结果、讨论相呼应，后者是前者的支持和保证，凡结果中没有的内容及讨论中未提及的问题或论据不足之点，都不得在结论中出现。结论应该完整、准确、鲜明的对当初提出的假说做出回答，包括肯定的和否定的。

结论表述的形式和使用的字眼必须明确、精炼、完整、准确，不得含糊其辞或模棱两可。结论中可以包括必要的数据，但不宜过多；应该明确自己的见解和观点，不宜引证他人的理论或尚未明确的问题，也不必要叙述有关观点争论的细节。

（三）附录部分

1. 参考文献 参考文献是论文的一个重要组成部分。医学参考文献是研究人类健康和同疾病作斗争所积累的一切文字记录的总称。文献查阅的范围以及文献的数量和时间性都能反映研究工作的水平和深入程度。参考文献的成列，既反映科研和论文的依据，表明作者尊重他人的科研成果，同时也是读者考察作者研究工作价值的依据，也便于读者检索。

引用的文献必须是作者亲自阅读全文或摘要，并清楚了解文中报道的研究问题、方法、结果和结论。未发表材料，如个人书信、交谈、讲课、报告等，一般不作文献引用。

引用参考文献的数量，一般为论著10篇左右，综述20篇左右。应尽可能引用最新的和最主要的，以最近1～2年以内的为好。个别历史文献除外。

目前我国采用的参考文献标引方法如下：

(1) 按国标GB7714—2005《文后参考文献著录规则》采用顺序编码制著录。按照在文内出现的先后顺序，用阿拉伯数字顺序列在文末。

(2) 文献作者1～3名全部列出，3名以上只列前3名，后面加“等”或“et al”。

(3) 摘要不作文献引用。仅在图表中引用的文献，根据图表在文中首次注明处顺序编码。

参考文献的编排格式及示例如下：

期刊的格式：

作者. 文题. 刊名，年份，卷：起页-止页.

书籍的格式：

①主编者. 书名. 版次（第1版不标注）. 卷次. 出版地：出版者，年份. 起页-止页.

②作者. 文题. 见：主编者. 书名. 版次. 卷次. 出版地：出版者，年份. 起页-止页.

作者如向国外期刊投稿，可参考国际生物医学期刊编辑委员会制定的《向生物医学期刊投稿的统一要求》。

2. 致谢 致谢是作者表达对本项研究作出贡献但又不具作者资格的人以及在技术、财力和物质上给予帮助的人的谢意。是对他人的尊重和礼貌。

从知识方面为科研论文作出贡献而又不具作者资格的人，可在致谢中提出其姓名以及其在本研究中所起的作用，或者是具体说明其贡献——如科学指导、评论科研设计、资料收集、参与临床试验等。但必须征得他们的同意方可列名，致谢文字要让他们过目、了解。对于技术帮助的致谢应与其他贡献的致谢分开而另成一段。

思考题

1. 简述我国医学教育的主要职能和作用。
2. 简述我国的医学教育体系。
3. 结合实例，试述卫生科研项目管理的全过程。
4. 试述卫生科研论文的写作格式。

（汤金洲）

第十二章　卫生服务质量管理

内容提要

卫生服务质量的含义。我国卫生服务质量管理的发展历程、内容和原则。卫生服务质量管理的内容和原则。卫生服务质量管理的几种常见模式和卫生服务质量标准的制定原则、程序。卫生服务质量评价的内容和方法。防范卫生服务质量缺陷的措施以及卫生服务质量管理常用统计技术和常用工具。

第一节　卫生服务质量管理概述

一、卫生服务质量

（一）质量的含义

辩证唯物主义认为，质量是某一事物区别其他事物的一种内部规定性，是由事物内部的特殊矛盾决定的，任何事物都有一定的质和量的合乎规律的比较关系，这种比较关系，就是质和量两种规定性的统一。国际标准化组织（ISO）对质量定义为：质量（品质，qualty）指反映产品或服务满足明确或隐含需要能力的特征和特性的总和。该定义由两个层次构成。

第一层次指产品或服务必须满足规定或潜在需要，这种“需要”可以是规定的，也可能是未规定的，但用户在使用过程中实际存在的需要。“需要”随时间、地点、使用对象和社会环境的变化而变化。由此可见，质量是一个动态的概念。

第二层次指在第一层次的前提下质量是产品或服务的特征和特性的总和，这些特征和特性通常是可以衡量的。全部符合特征和特性要求的产品或服务，就是满足用户需要的产品或服务。因此，“质量”定义的第二个层次实质上就是产品的符合性。

该定义的意义在于，一是把质量的根基扎在了市场，二是以用户的期望设计产品或服务特征和特性，提倡多品种、高品质、超值服务、发展名牌等。其中有一点很重要，就是用户在定价的前提下谈质量，而不是为了质量而增加成本和价格。这就大大扩充了质量的内涵，并把质量的重点放在设计和实施上。

（二）质量特性

一般意义上的质量概念具有以下特性：

1. 质量具有依附性　质量的存在依托于一定的事物，也就是说谈到质量一定是和某个事物相联系的。质量是指这个事物的满足“明确的或者是隐含的需要”的固有的某些属性的优劣。一定的事物是质量存在的基础。在不同时期、不同观点的质量的定义中，质量所依托事物的内涵也有所不同。如在古代质量所依托的主要是食物、生产工具。后来质量所依托的事物则发展为产品，到现在发展为“实体”、“一组固有特性”。质量所依托的事物的内涵更加丰富。

2. 质量具有相对性　质量的优劣是相对于顾客（包括组织及相关方）“需要”而言。对于生产组织来说，质量的好坏在于满足生产组织的要求，生产组织已经把这些要求转化成质量标准，如，安全性、合格率等。符合了生产组织的标准也就满足了生产组织对该事物的需要，这也是所谓的“符合性质量”；对于购买、使用、消费该事物的顾客（包括组织以及相关者）来说，质量的好坏在于满足顾客某方面的需要，在这里质量可能转化成满意度、经济性、使用成本等要求，满足这些要求的程度就构成了质量的优劣，这也是所谓的“满意性质量”。

3. 质量认识的可变性　随着认识以及生产力的不同，不同的人、不同的时代对同一事物的质量认识是不同的，这种认识与需要相联系。这种对于事物质量认识的变化在日常生活中经常遇到，如一些“老字号”的产品和服务与几十年前没有什么太大的区别，可当人们使用时所感觉到的质量已经由以前的“质量上乘”变成了“粗制滥造”。正是由于这种顾客对于质量的认识的可变性提醒生产组织要注意把握顾客的需要，不断地推陈出新，不断提高顾客对产品质量认识。

4. 质量具有可测量性　从组织角度来看，顾客对产品质量是有要求的，组织应把这种质量要求转化成生产中衡量质量的一系列的标准和规格，通过对这些标准、规格的执行来达到控制质量的目的。这些标准所反映的产品质量特性称为代用质量特性，从这个意义上说产品的质量就被这一系列标准规格所反映；从顾客角度来看，在 ISO 对质量的定义中把质量直接定义为“一组固有特性满足需要的程度”，换句话说需要的满足程度就是质量，而这种顾客的需要的满足程度包括心理的需要是可以转化成一组指标来进行测量的。

（三）服务质量的含义

服务质量是一种认知的质量，是消费者对服务的满意或惊喜程度，是消费者对于事物较具延续性的评价。常分为技术质量（提供给顾客“什么”）和功能质量（“如何”提供服务）。由定义可知：①服务质量的评判具有很强的主观性。在一定的环境和道德前提下，消费者根据自身的需要或期望，说服务质量是“什么”，就是“什么”；②服务质量具有绝对性。无论制造生产哪种类型的产品，都需要服务；③服务质量具有变动性。当顾客的口味改变或提高以后，服务质量应随之而改变或提高；④企业必须提供高质量的服务，通过严谨的策略和制度，加强人员管理，来满足或超常满足现有的及潜在的内部和外部顾客的要求和愿望；⑤服务质量的提高，可以提供比竞争者更多的价值，获得更多的市场份额，并可为每个员工提供良好的发展和工作环境。

服务质量与其他有形产品质量的区别（表 12－1）：

表 12－1　服务质量与其他有形产品质量的区别

	有形产品质量	服务质量
核心质量产生的时机	生产组织内	交互过程
质量要素	技术质量为主	技术质量，功能质量，形象质量
评价主体	生产组织为主	顾客为主
质量评价主要依据	生产组织质量标准	顾客感知服务质量
质量的稳定性	好	差
顾客在形成质量中参与程度	低	高
评价的难易	较容易	较难
评价的主要指标	以客观指标为主	以主观指标为主

（四）卫生服务质量的含义

美国医学会提出：卫生服务质量是指为个人和群体提供的卫生服务增加预期健康结果可能性的程度，预期健康结果要与当前专业知识水平相一致。如何来理解这个定义：①卫生服务质量有针对个体的服务质量和针对群体的服务质量；②卫生服务包括影响健康的广泛领域；③期望的健康结果与个体和群体的需要相关；④高质量的服务应有提高个体及群体获益性产出的可能性；⑤提供的任何卫生服务必须与动态的卫生知识保持一致，卫生服务者必须能够适宜的应用这些知识。

根据世界标准化组织对质量所下的定义，将卫生服务质量定义为：卫生服务部门及其机构利用一定的卫生资源向居民提供卫生服务以满足居民明确和隐含需要的能力的特性总和。其中特性指的是卫生服务活动所特有的性质及卫生服务活动区别于其他服务活动的标志。随着社会的发展和人们生活水平的不断提高，人们对健康的需要也随之改变。早些时间，传染病、寄生虫病严重威胁着人们的健康，对此开展了第一次卫生保健革命，以控制和消灭传染病和寄生虫病为主。随着第一次卫生保健革命的基本胜利，为了减少及控制慢性非传染性疾病对人类健康的影响，又开展了第二次卫生保健革命。目前，为了满足人们自我保健，延长寿命，提高生命质量的要求，正在广泛开展第三次卫生保健革命。第三次卫生保健革命的最终目的是不断满足人们对健康的需求及对生命质量的追求。这就形成了不同时期对卫生工作质量的不同要求。但卫生质量无论在任何时期均应包括以下几个方面。①是否使人们的健康水平达到了与社会发展相适应的最佳状态；②是否使更多的人群享受到了最基本的医疗卫生服务；③是否从长远考虑保护和增进人们的健康水平；④是否做到了特异性医疗卫生服务与非特异性医疗卫生服务的完善性；⑤是否有利于增进人们的自我保护意识；⑥是否有利于提高人的生命质量和生命价值。

二、卫生服务质量管理

（一）质量管理

国际标准化组织 ISO 8402：1994 对质量管理的定义是“确定质量方针、目标和职责，并在质量体系中，通过诸如质量策划、质量控制、质量保证和质量改进，使其实施全部管理职能的所有活动”。

质量管理是组织进行管理的核心环节，其职能是制订和实施质量方针、质量目标和质量职责。质量管理的好坏是组织成败的关键。对一个组织而言，为满足用户的质量要求，必须对所有的质量要素进行严格的控制，并对这些控制活动从技术上和管理上进行系统有效的计划、组织、协调、审核和检查。一般说来，质量管理应当包括组织的质量战略计划、资源分配和其他系统性活动。

（二）质量管理的发展历程

质量管理的起源很早，可以说自从历史上有了手工业生产的产品以来，就有了质量管理的实践。我国公元前 403 年的东周战国时代，周礼《考工记》上，曾有明确的记载。《考工记》中“命百工审查五库器材”质量的记载，这是我国古代重视产品质量的明确记载。在公元前 429 年，古巴比伦也有进行质量管理的历史记载。

质量管理作为一门科学，还仅仅只有几十年的历史，其是以社会对质量的要求为原动力的。按照质量管理在工业发达国家实践中的特点，质量管理的发展一般可分为三个阶段：

①质量检验阶段；②统计质量控制阶段：③全面质量管理阶段。

1. 质量检验阶段 20世纪前，产品质量主要依靠操作者本人的技艺水平和经验来保证，属于“操作者的质量管理”。20世纪初，以F. W. 泰勒为代表的科学管理理论的产生，促使产品的质量检验从加工制造中分离出来，质量管理的职能由操作者转移给工长，是“工长的质量管理”。随着企业生产规模的扩大和产品复杂程度的提高，产品有了技术标准（技术条件），公差制度（见公差制）也日趋完善，各种检验工具和检验技术也随之发展。大多数企业开始设置检验部门，有的直属于厂长领导，这时是“检验员的质量管理”。上述几种做法都属于事后检验的质量管理方式。

2. 统计质量控制阶段 1924年，美国数理统计学家W. A. 休哈特提出控制和预防缺陷的概念。他运用数理统计的原理提出在生产过程中控制产品质量的“6σ”法，绘制出第一张控制图并建立了一套统计卡片。与此同时，美国贝尔研究所提出关于抽样检验的概念及其实施方案，成为运用数理统计理论解决质量问题的先驱，但当时并未被普遍接受。以数理统计理论为基础的统计质量控制的推广应用始自第二次世界大战。由于事后检验无法控制武器弹药的质量，美国国防部决定把数理统计法用于质量管理，并由标准协会制定有关数理统计方法应用于质量管理方面的规划，成立了专门委员会，并于1941—1942年先后公布一批美国战时的质量管理标准。

3. 全面质量管理阶段 20世纪50年代以来，随着生产力的迅速发展和科学技术的日新月异，人们对产品的质量从注重产品的一般性能发展为注重产品的耐用性、可靠性、安全性、维修性和经济性等方面。在生产技术和企业管理中要求运用系统的观点来研究质量问题。在管理理论上也有新的发展，突出重视人的因素，强调依靠企业全体人员的努力来保证质量。此外，还有“保护消费者利益”运动的兴起，企业之间市场竞争越来越激烈。在这种情况下，美国A. V. 费根鲍姆于60年代初提出全面质量管理的概念。他提出，全面质量管理是“为了能够在最经济的水平上、并考虑到充分满足顾客要求的条件下进行生产和提供服务，并把企业各部门在研制质量、维持质量和提高质量方面的活动构成为一体的一种有效体系”。全面质量管理的基本内容可以概括成一个过程、四个阶段、八个步骤。

“一个过程”就是指全面质量管理的全过程。它包括从确定质量目标与方针，制订计划并通过目标管理方式贯彻下去执行。再通过检查，将情况反映上来，然后经过分析研究发现问题和提出下一步的措施。这个全过程可以分为四个不断进行循环的环，以不断提高质量，所以称为工作循环。这个工作循环最早是由美国人戴明博士提出来的，所以又称做戴明循环。循环中的四个环节是计划（Plan）、执行（Done）、检查（Check）和处理（Action），可缩写成P、D、C、A四个字母，因此又叫做PDCA循环。PDCA循环四个阶段、八个步骤的详细内容见第一章。

（三）卫生服务质量管理的内容及其原则

1. 卫生服务质量管理的内容

卫生服务质量管理就是要求用现代科学管理方法，建立完善的卫生体系，不断提高人们健康水平，提供及时、可行、优质、高效卫生服务的工作过程，其目的是满足人们对健康的客观要求，提高人类生命质量。

依据不同标准可划分卫生服务质量管理内容，如依据卫生服务质量活动过程可分为：设计和计划阶段的质量、工序质量、成果质量；依据卫生服务质量的性质可分为卫生软质量与卫生硬质量，前者侧重于服务质量，后者侧重于医疗仪器设备、物资等质量；依据卫生服务质量结构可分为要素质量、环节质量和终末质量等。这里主要介绍依据卫生系统的性质和任务划分卫生服务质量管理的内容。

(1) 预防保健质量管理：预防保健工作包括卫生防疫、妇幼保健、城乡基层卫生保健、卫生监督、计划生育、爱国卫生运动等。其质量要求：一是建立一支稳定的、符合要求的预防保健队伍。即抓好人的素质，巩固专业思想，真正把"预防为主"的方针落实到工作中去；二是建立健全不同专业质量指标体系和标准，这是质量控制的依据，也是评估的根据；三是研究建立适合不同业务体系的质量管理方法。有些方法如全面质量管理，是各部门通用的，有些则具有相对适用性。如监测标准化、质量和计量认证方法，对食品卫生、环境卫生、职业病的质量管理具有特殊意义；四是要着重效果的检查评估。如健康教育主要不是看做了什么，而是看教育后受教育者掌握了什么，取得了什么效果；五是注意区分预防保健工作取得的成绩和实际质量的界限。前者一般是以完成的工作量、服务量、人群健康水平、各类疾病特别是传染病发病情况、卫生状况等来衡量；后者是考察这些成绩的评估标准，建立科学方法，并完善措施等方面进行工作的。

(2) 医疗质量管理：医疗防治机构包括医院、门诊部、各类专科防治机构、疗养院、康复机构等。在机构、床位和专业卫生人员数量上，它们占卫生系统总数80%以上，其质量好坏对卫生服务质量有相当大的影响。医疗质量是指医疗防治机构在向居民提供医疗防治服务过程中，满足广大居民健康需求的特征的总和。医疗质量的特征主要包括时间性、安全性、效应性、经济性。时间性表现为诊断是否迅速、治疗是否及时、疗程的长短。安全性要求医疗服务时刻注意保护病人的生命安全，最大限度地减少因医护措施不当而给病人带来不必要痛苦、损害和感染，减少药物的副作用，减少并发症的发生。效应性要求所有医护措施作用于患者时产生积极的诊治效果。即诊断应正确、全面，检查应有较高阳性率，治疗应有效。效应性不仅表现为检查、仪器治疗、药物治疗等生物学效应，还表现为对患者的心理影响和社会适应能力的提高。经济性强调降低医疗服务成本，降低患者就诊费用等。医疗质量管理应立足于上述医疗质量的四大特征并采取有效措施加强管理。

(3) 药品与医疗器械的质量控制：从卫生部门来说，对药品和医疗器械主要是采购和使用中的质量控制。由于我国医药管理体制存在着严重的部门分割，政出多门、责权分离、管理失控、医与药不分、监督执法不力，导致医药生产、经营混乱；购销中行贿、索贿、回扣风盛行，不正当竞争，开大处方，用高价药，搞"以药养医"等，不但增加了病人负担，浪费国家资源，也带来一系列质量问题。

(4) 医德医风建设中的质量控制：医德医风是反映卫生行业服务质量的敏感领域。医德医风建设必须强化五种机制：一是健全教育机制；二是完善约束机制；三是加强管理机制；四是建立监督机制；五是健全奖惩机制。在医德医风建设质量控制中要进一步加强职业道德教育，开展创建文明行业活动，树立救死扶伤、忠于职守、爱岗敬业、满腔热忱、开拓进取、精益求精、乐于奉献、文明行医的行业风尚。

2. 卫生服务质量管理的原则

(1) 客观性原则：客观性原则要求质量管理必须从我国的国情出发，要实事求是。也就是说，卫生服务质量管理要服从工作对象，指向工作对象，使社会人群及每个人得到切实有效的健康服务。客观性原则还要求卫生质量管理必须从属于卫生管理工作所能起作用的范围，来衡量其工作效果的客观性原则，要求质量管理必须渗入卫生工作全过程，建立牢固的客观基础，防止管理脱离实际。

（2）经济性原则：经济性原则即卫生资源节约性原则，是指导投入与效益关系分析的基本原则。卫生投入指人力、物力、财力的收入，收益指的是健康效益。健康效益包括目前效益与长远效益，群体效益与个体效益，环境效益与人体效益，预防效益与治疗效益等。从现实状况看，加强健康教育，是预防疾病和促进人群健康的基本措施，也是最经济、最有效，但最易被忽视的一项根本措施。贯彻经济性原性，既需要合理分配卫生资源，又需要调动人的积极性，力争投入少而收益大。如只着眼于经济效益，那结果会是收入增加了，大大浪费了卫生资源，卫生服务质量却不尽如人意。

（3）安全性原则：卫生服务质量是对人的服务质量，关系人的健康甚至生命。质量管理必须突出安全这个因素。影响质量安全的因素很多，主要是医源性的、技术性的、卫生学的、药源性的及组织管理方面的因素。这些因素都同人的因素有关，同人的思想、责任心、素质、态度有关。

（4）效益原则：效益是指投入与产出的关系。卫生行业在开展卫生服务，提高卫生服务质量时必须进行必要的投入。这些收入的产出主要指健康水平的改善与提高，广义的产出还应包括生态环境的保护等。从理论上说，卫生系统取得效益有 5 种方式：①投入不变，增加产出；②产出不变，减少投入；③投入少量增加，产出大量增加；④产出少量减少，投入大量减少；⑤减少投入，增加产出。在卫生系统实践中虽然各种情况都会发生，但卫生系统在实施卫生服务质量管理时，要力争投入少而产出大，要立足于目前效益，着眼于未来的效益。卫生服务也要讲效率。效率是指单位投入的产出，单位投入产出高就是效率高。高效率不仅意味着“多”，而且意味着“快”、“好”，“多”可以降低单位成本，“快”可以节省时间，“好”可以降低质量成本。卫生服务质量管理时，一方面要追求更多的服务人次数，另一方面还应注意提供优质快捷的卫生服务。这也提示在卫生质量管理中应重视必要的成本控制。

（5）操作性原则：操作性原则要求卫生服务质量管理时，一要有明确的质量目标，规范的工作程序和步骤、切实可行的操作方法和措施；二要有一套行之有效的考评指标体系和方法。其核心是质量目标具有可操作性，任何质量目标均应包括时限、标准和预期结果三个基本要素。国民健康的主要指标在经济发达地区达到或接近世界中等发达国家的平均水平，在欠发达地区达到发展中国家的先进水平。时限为 2010 年，标准是国民健康的主要指标达到一定的水平，预期结果是国民健康水平有较大幅度的提高。这就具有了一定的操作性。在质量目标的指导下，可结合卫生行业的实际及各部门的特点制定相应的操作程序和考评方案。

（6）可评价性原则：可评价性要求建立可行的评价指标体系，应对操作目的、手段、措施及结果都有一个客观评价尺度，并尽可能量化。评价不能繁琐，使人无法接受。卫生事业具有多专业性和不同层级。因此，评价指标和方法不能是同一的。即使是同类专业，层级不同，也不能一个模式照搬照套。应当说，卫生服务质量评价工作由于有复杂、多元性的特点，目前尚无较满意的办法，但需要向这方面努力。

第二节 卫生服务质量管理体系

一、卫生服务质量标准的制定

卫生服务质量标准在保障人民身体健康、促进我国经济和社会发展方面发挥着更为重要的作用，其制定过程不是一个简单的科研过程，而是一个科学的管理过程，要以科学的评价为基础，结合国际标准并考虑我国国情，全面考虑政治经济、社会、文化等各方面因素后，才能制定出来卫生服务质量标准。作为卫生法律法规体系的重要组成部分，具有很强的技术法规性，与其他技术标准相比，卫生服务质量标准具有一定的特殊性。

（一）卫生服务质量标准的特性

卫生服务质量标准作为卫生法律、法规体系的重要组成部分，在保障人民身体健康、促进我国经济和社会发展方面发挥着重要的作用，卫生服务质量标准具备以下特性：

1. 技术法规性　卫生服务质量标准是贯彻卫生法律、法规的重要技术依据，在各项卫生法律、法规的具体贯彻执行中，都必须有与之配套的卫生服务质量标准作为技术依据，卫生服务质量标准具有很强的规范性。

2. 科学性　卫生服务质量标准是为保护人体健康而制定的特殊技术要求，必须建立在危险性评价的基础上，具有严格的科学性和很强的专业性。

3. 可行性　卫生服务质量标准作为强制性的卫生要求及监督执法的技术依据，需要全社会共同遵守，必须具有很强的可行性。

4. 社会性　卫生服务质量标准的对象广泛，既有规范医疗质量、医德医风服务质量、药品器械质量等的要求，也有规范场所、环境、人群、疾病诊断等各有关方面的卫生技术要求，具有很强的社会性。

（二）制定卫生服务质量标准的原则

1. 符合国家有关法律、法规与政策。

2. 具有充分的科学依据。

3. 做到技术先进，经济合理，安全可靠，切实可行。

4. 在充分考虑我国国情的基础上，积极采用国际标准。

5. 有利于促进国家经济建设和社会发展。

（三）制定卫生服务质量标准的程序

制定卫生服务质量标准应符合相应的程序，卫生服务质量标准制定程序分为通用程序和快速程序。

1. 通用程序　一般包括 8 个阶段，即编制规划和计划、研制与起草、征求意见、审查、批准、出版、复审和废止阶段。

2. 快速程序　又可以分为：①等同或等效采用国际标准或国外标准，或者由现行标准转化的标准，可省略研制与起草阶段；②修订现行国家标准的项目，可省略研制与起草阶段和征求意见阶段。

二、卫生服务质量管理模式

卫生服务提供者必须为卫生服务的消费者提供优质服务。优质服务可以提高服务对象的消费价值，提高服务对象对服务机构的信任感。一些管理学家提出了一些质量管理模式，这些管理模式各具有其优点与局限性。这里主要介绍几种常见的模式。

（一）产品生产模式

许多管理学家和营销学家把服务称作“无形产品”。他们认为服务是一种特殊的产品，具有无形、无法储存、生产和消费同时进行等特点。因此，管理人员应集中精力确定服务属性的质量标准，选择应使用的资源和生产技术，以最低的成本生产符合质量标准的无形产品。至今为止，产品生产模式仍然是占统治地位的一种质量管理模式。

产品生产模式可使管理人员较容易确定服务的质量标准，较容易衡量和控制服务质量。但是，这种模式是否行之有效，都是由以下两个假设是否正确决定的：①管理人员能全面控制投入生产过程的各种资源和生产过程中使用的各种技术；②管理人员规定的服务质量、消费者感觉中的服务质量与消费者行为之间存在着明显的对应关系。

采用产品生产模式存在以下缺点：①把服务属性看成可以观察、可以测量的有形属性；②不能表明服务过程和消费过程的特点；③把不同时间、不同场合、不同服务人员为不同消费者提供的不同服务等同联系起来；④消费者的行为往往不是合理的经济动机激发的，而通常是由他们的特殊习惯、心理需要和社会习俗指导的；⑤只强调卫生服务机构内部组织结构和管理人员规定的服务结果，忽视其外部因素和消费者的看法。

（二）消费者满意程度模式

服务过程是服务人员和消费者之间相互交往的过程。服务质量不仅和服务结果有关，而且和服务过程有关。消费者满意程度模式强调消费者对服务质量的主观看法。根据这个模式，消费者是否会选用并反复购买某种服务，在服务过程中是否会与服务人员合作，是否会向他人介绍这种服务，是由消费者对服务过程的主观评估决定的。消费者的主观看法则与他们的个性、服务场合和服务时间有关。

消费者满意程度模式有以下一些缺点：①片面强调消费者满意程度使卫生服务机构难以兼顾消费者的利益、卫生机构的利益与卫生机构的社会责任；②忽视有关环境因素的影响；③消费者满意程度模式实际上仍然将服务过程和消费过程分隔开来，从而并未克服产品生产模式类似的缺点；④不易测量消费者的主观看法。

（三）交互模式

卫生服务是一种面对面的服务，而面对面服务的核心是消费者和服务人员的相互交往。因此，管理人员应根据相互关系理论、角色理论等相互交往理论、分析面对面服务、指导面对面服务的设计和管理工作，以便提高面对面服务的质量。

面对面服务易受到服务程序、服务内容、消费者和服务人员的特点、卫生服务机构和社会的特点及环境和情境因素等的影响。因此，管理人员往往无法通过预先确定的服务质量标准，搞好卫生服务质量管理工作，而必须通过上述各个因素的优化组合，间接地提高服务质量。

美国波士顿大学克斯（Peter G. Klaus）博士认为面对面服务质量是由协调、完成任务和满意三个层次组成的，即①协调：优质服务的首要条件是服务人员和消费者之间的礼节性质量和情感交流；②完成任务：优质服务的第二个条件是医务人员和病人都能完成各自的任务，实现服务的目的；③满意：病人和医务人员都根据自己的期望，评估服务的满意度。

三、卫生服务质量评价

（一）卫生服务质量评价的概念

卫生服务质量评价是指对卫生服务机构开展的各项卫生服务活动满足居民明确和隐含需要的能力的各个特性进行分析，从而对所开展的卫生服务活动满足居民各种需要的程度做出判断的过程。卫生服务质量的好坏直接关系着居民的生命安全与身体健康，相对于其他服务活动而言，卫生服务质量尤为重要。质量管理也就成为各级各类卫生服务机构管理工作的首要任务。卫生服务质量评价既是卫生服务质量管理工作开展的基础，又是已经开展的各项卫生服务活动的科学总结。

（二）卫生服务质量评价的意义

通过卫生服务质量评价，可以向卫生管理者回答下列几个问题：卫生服务的重要性是什么？通过卫生计划与评价要解决什么问题？预期可以达到什么目标？取得什么效果？达到预定目标要消耗多少资源？是否值得？执行计划可能有什么副作用等。

卫生服务评价是卫生计划的继续和发展，评价可以说明一项工作形成的最终结论，但并不是在管理的最后阶段才开始实行。评价标志着新的管理循环开始，通过评价对今后工作提出建议和希望。一项成功的评价必须联系工作应达到的目标，如果目标说明越具体，评价工作越容易进行，工作的成效越明显。因此，目标评价是卫生服务质量评价的核心。例如评价冠心病防治效果，应该分析人群中冠心病发病率、患病率及死亡率，掌握地区内冠心病患病及死亡率水平，作为推行防治工作的依据，也是制定卫生目标进行评价的依据。通过综合性或专门化防治措施，如早期发现病人，采用新治疗方法，改变人群的行为生活方式，降低冠心病的危险因素，控制高血压、糖尿病和动脉硬化患者等综合性防治措施。经过相当时期实施后，观察人群中冠心病患病率和死亡率的变化，评价防治措施效果，做出防治计划是否值得推广的结论。

（三）卫生服务质量评价的内容

被誉为质量评估先驱之一的美国人多那比第安（Avedis Donabedian）于 1966 年首次提出医疗质量概念的三维内涵：结构-过程-结果（structure-process-outcome)，从而建立了各国沿用至今的卫生服务质量评估模式。随着医学模式的转变和人们卫生服务需求的变化，卫生服务质量的内涵发生了很大变化，由原来的仅用于衡量技术水平，发展到对工作效率、费用控制、服务态度、对居民需要的及时反应、对病人价值观的尊重、服务的可及性、公平性等多方面的综合体现。针对卫生服务质量内涵的转变，卫生服务质量评价在观念、标准和方法学方面也应发生相应的变化。从生理服务、技术服务到心理社会服务，从技术效果到社会效益，从卫生服务的使用价值到交换价值，从质量投入到质量产出，都属于评价范围。

1. 卫生服务结构质量评价　结构质量评价主要用来衡量医院的规模和潜在发展能力。评价的主要内容包括组织的机构设置、医务人员的学历层次及职称结构、仪器设备的购置、固定资产、经费来源及环境等卫生资源的拥有状况及特征。目前，医疗结构质量评价正在弱化规模评价，强调内涵发展能力的提高；由绝对指标向相对指标转化，强调资源配置的合理性和结构适宜性。例如，弱化大型医疗仪器设备的存量评价，突出设备的利用率、病床的周转率、仪器的投入产出比等。

2. 卫生服务过程质量评价　主要在于对医务人员的操作行为进行评价，强调质量监控体系的健全与否，标准在于考核医疗程序是否与标准操作程序相符合，同时倾向于对医疗行为的适宜性进行评价。卫生服务过程质量评价的缺陷在于：尽管在诊疗过程中有固定模式可循，但是由于病型差别以及个体差异的存在，相同的操作流程并不一定指向相同的转归和预后，即过程评价对健康结果的敏感性较差。同时，诊疗标准程序和质量控制标准在制定上存在困难，很难统一口径。不过，卫生服务过程评价中，经济学指标的引用，如医疗费用均值、住院日、药费等，将有助于进一步辅助说明诊疗行为的合理性。目前，过程评价的重点正集中在对医疗服务效率的探讨与测量上。

3. 卫生服务结果质量评价　由于健康是卫生服务质量评价的唯一终极标准和归宿，故卫生服务结果评价中，各种医学指标构成了产出评价的主体。这反映了由于医疗干预给病人带来的健康水平的提高，是健康这一概念在医疗服务中的具体形象化和映射。卫生服务结果评价主要分为诊断质量评价和医疗质量评价两类，主要内容由诊断符合率、3日确诊率、治愈率、好转率等正相指标和院内感染率、手术并发症发生率、医疗技术事故发生率等负相指标构成。这些评价内容及指标具有客观性强、灵敏度高、易于操作等优点，且与群体健康关系密切，成为医疗质量评价的基础和重点。

（四）卫生服务评价方法

卫生服务质量评价的具体方法有很多，大致可以将其分为两类：定性评价方法和定量评价方法。两类评价方法各有所长，定性评价方法可设计的评价内容几乎没有限制，因此评价面较广，但由于其往往是某个人或某些人的主观意见，而且由于思维的发散性，评价的结果难于进行处理。定量评价方法可以用数据客观的衡量出某些卫生服务质量的情况，但是由于指标毕竟有限，所以评价较为局限。因此目前都提倡将定性与定量有机地结合起来，从而达到全面、客观评价的目的。

1. 定性评价方法

主要有专题讨论、开放式问卷调查、专题研讨会等方法。专题组讨论法是指选择与某卫生服务有关的各方面利益相关人员，进行分组讨论得出某服务质量优劣的评价方法。开放式问卷调查是通过设计开放式的问题，采用问卷调查的方式获得对卫生服务质量评价的方法。专题研讨会议是指通过聘请相关领域的专家进行座谈会的方式对调查的结果进行评价，或者通过专家们直接到现场考察进行质量评价的方法。通过这些方法分析质量评价对象的利益相关因素，提出评价结论。

2. 定量评价方法

（1）统计学方法：统计学方法中用得比较多的综合评价方法有3种：①层次分析法，即依据德尔菲法（Delphi 法）对各项指标制定权重，按实际服务情况给每项指标打分，对打分结果应用层次分析公式计算评价结果后进行排序；②加权秩和比法：即先对实际服务情况进行编序，经过相关回归分析得到线性回归方程，利用方程计算综合评价值之后进行排序；③模糊评价法，即建立模糊关系矩阵，依权重与模糊矩阵复合运算，得到综合评价矩阵，再进行归一化处理，得出评判结果。

（2）经济学方法：主要是成本投入与效益产出之间关系的研究方法，如疾病的成本最小化分析、成本一效益分析等，即权衡几种相同效果的被选方案中成本最低的方案，成本与收益进行对比等。值得注意的是，卫生服务质量除了衡量一定的投入和已经获得的经济上的收入以外，还应该预测由卫生服务质量产生的社会效益所可能带来的潜在的卫生服务市场及其收益。

（3）社会学方法：这种评价方法不以卫生服务的实际提供情况为依据，而是单纯的根据卫生服务的对象，即患者或者卫生服务的消费者的主观感觉，通过量表将这种主观感觉进行量化，表达服务对象的满意程度以及由此来反映卫生服务质量的优劣。目前主要有SERVQUAL量表，以及在其基础上进行修改的加权SERVQUAL量表、SERVPERF量表和加权SERVPERF量表等。

四、医疗质量缺陷管理

目前，滞后的医疗质量管理现状与调整发展的医学技术已不相适应，潜伏着诸多隐患和管理盲点，一旦失控将产生不良后果。医疗缺陷是医疗质量较低的客观体现，它反映出医疗服务体系处于功能不佳的状态。若任其发生，会挫伤广大医务人员工作的积极性，妨碍医院的发展，使人民群众的健康与生命无法得到保障，甚至影响社会安定。因此，积极预防和正确处理医疗缺陷是一项科学性强，而又十分重要的工作。如何科学有效地实施医疗质量管理，加强医疗缺陷管理，成为当前医院质量和安全管理建设亟待解决的重要问题。为此，我国制定了相关文件来提高医疗质量。

在2005年卫生部下发了以“以病人为中心，以提高医疗服务质量为主题”的医院管理年活动方案，来保证医疗安全，提高医疗质量，控制医药费用，提高服务效率，改善服务体验，推动公立医院改革，为实现医药卫生体制改革的总体目标提供有力的支撑。随后的几年卫生部每年根据自查和督导中发现的问题认真总结整改下发以“以病人为中心，以提高医疗服务质量为主题”的医院管理年活动方案，纵观这几年的活动方案，其重点工作主要集中在：医疗业务管理、医院感染管理、手术和麻醉医疗安全管理、诊疗的环境管理、药物管理及临床检验的质量控制。同时卫生部也出台了一些相关文件，比如：《医院管理评价指南（2008年版）》、《2008年—2009年“以病人为中心”医疗安全百日专项检查活动方案》等等，各省市医院大都根据卫生部的文件制定了适合自己的规章制度来提升医疗的质量，并取得了不错的效果。

（一）常见的医疗质量问题

1. 基础质量缺陷　包括机构设置与人员配置缺陷；医疗机构文化的正面引导和促进缺陷；医务人员技术培训和提高缺陷；各项规章制度缺陷；设备全、完好和先进性缺陷等。

2. 过程质量缺陷　包括医疗的安全工作缺陷；临床路径（诊断、治疗、护理）工作缺陷；预防工作缺陷；保健工作缺陷；康复工作缺陷；健康教育工作缺陷；“医患”关系沟通缺陷；医技人员行为缺陷；成本效益管理缺陷等。

（二）防范医疗质量缺陷

1. 健全医疗缺陷管理的规章制度　在对医疗质量控制的难点、关键点进行梳理分析的基础上，健全和完善如首诊负责制度、抢救工作制度、专科专治制度、查房制度、分级护理制度、查对制度等17个核心医疗制度。这些制度明确了各医疗环节的具体实施标准、评价与奖惩方法，使医务人员的诊疗行为有参照标准，职能科室检查有评价依据，评价结果有奖惩标准，有利于发现问题及时整改，预防医疗缺陷的发生。

2. 建立有效的防范预案　医疗事故处理条例明确规定，医疗机构必须制定防范、处理医疗事故的预案，以预防医疗事故的发生，减轻医疗事故的损害。根据临床的具体情况，将临床经常容易出现的一些缺陷，特别是容易忽略的细节问题，制定了详尽的防范预案和制度，保证了医疗安全的落实。

3. 注重医疗质量的持续改进　质量持续改进（CQI）是在全面质量管理基础上发展起

来的、更注重过程管理和环节质量控制的一种新的质量管理理论。CQI 采用持续的针对具体过程问题的资料收集、质量评估方法进行质量改进，从而提高质量。同时它强调医生、管理者、病人及其家属乃至社会均应共同参与质量控制活动。在日益激烈的国内外医疗市场竞争环境中，医院的竞争说到底是医疗质量的竞争，进行医疗质量持续改进，探索更有效的方法，使医疗质量达到更优、更高标准，是新时期医疗质量管理发展的重点。我们在临床医疗活动中，重点狠抓了环节质量，并强调医护人员共同参与、定期分析与组织讨论医疗缺陷，使个别医务人员的经验教训成为其他医务人员学习的资源，并寻找适宜、可行的解决办法，形成制度，以达到提高医疗质量、保证医疗安全的目的。

4. 加大监督考核力度　目前，医疗缺陷和医疗纠纷屡见不鲜，其中与医疗管理职能部门对执行规章制度的监督力度不够有关；很多医院领导和主管部门的检查大都流于形式，对发现问题予以纠正的督查措施落实甚少。因此，可以建立由分管院长、医教科和临床专家组成的医疗质量督查小组，每月检查临床三级查房质量、病史质量等环节质量，检查医疗缺陷和医疗纠纷投诉等情况，并将其结果与终末质量结果纳入科主任绩效考核制度，与奖金挂钩。同时加大对医疗纠纷投诉中责任人的处罚力度，起到了良好的效果。

（三）处理医疗质量缺陷

1. 建立医疗缺陷管理组织

（1）科室成立医疗安全管理小组：按照医院规定实施科室医疗缺陷管理，即在缺陷发生后组织查清缺陷原因，吸取经验教训，制定防范措施。

（2）医院成立医患关系促进处：负责行使医疗缺陷的院级管理职责。

（3）医院设立医疗缺陷评审委员会：由院长、业务院长、相关职能科室和临床科室负责人等组成，对医疗缺陷进行分析评审，并做出相应的处理决定。

2. 明确医疗缺陷处理程序

（1）报告程序：各科室发生或发现医疗缺陷后及时对上级进行报告。

（2）调查程序

1）科室调查。科室负责人听取患者及其家属的陈述，给予人文关怀，尽量满足患方在医疗过程中的合理要求；调查核实医疗事件并耐心向患方解释，力争在科内解决投诉，防止事态的进一步扩大。

2）院级调查。①医患关系促进处接待投诉：医疗缺陷投诉发生后，医患关系促进处组织调查，形成调查记录并立卷；根据投诉的具体情节和内容，决定相关科室负责人和医务人员是否同时参加现场接待或调查核实。②医患关系促进处及时通报解释：将调查核实情况及时向患方通报解释，并将有关处理情况如实向医院领导报告，同时通报相关职能部门。

（3）评审程序：医院缺陷评审委员会以法律法规、部门规章和诊疗规范等为依据，对医疗事件开展分析评审。分析该事件是否有医疗过失或服务不到位；医疗过失是否导致损害；过失与损害之间的因果关系及联系程度；是否属于医疗事故；医疗事故的等级；主要责任人、次要责任人；医疗补救建议；对外解决方案建议；教训和整改措施。医疗缺陷评审会的意见，作为认定医疗缺陷的院级结论。

（4）医疗缺陷处理程序

1）对外处理。①对评审会分析可能有医疗缺陷的医疗事件，由医患关系促进处组织与患者进行协商处理；②对评审会分析认为非缺陷而患方执意要求赔偿的，劝患方选择依法鉴定、上诉法院或行政调解途径解决。

2）内部处理。①对负有主要责任的人员，根据医疗缺陷的性质和责任程度，给予相应的经济处罚、行政或纪律处分；②医务处负责在医疗缺陷评审会议后1周内将会议的分析、整改意见书面通知科室和主要当事人，督促科室改进工作；对典型事例通报全院，使全体医务人员从该事件中吸取教训，引以为戒；③自查自纠：科室指定专人负责登记医疗缺陷，并进行详细调查与分析，查清原因与责任，提出处理意见与整改措施，相关材料上报医患关系促进处。

第三节　卫生服务质量管理工具

一、卫生服务质量管理常用统计技术

在卫生服务质量管理中所遇到的不计其数的分散数据，我们只有从统计的规律出发来认识、分析其结果，并进行控制。统计方法是进行质量控制的必不可少的重要手段，是科学质量管理的重要标志。

IS09000族标准提出了5种主要的统计技术方法，它们是显著性检验、质量控制图和累积技术、统计抽样、方差分析和回归分析、实验设计和析因分析。这些统计技术方法的基本内涵可概括为：

显著性检验——显著性检验与统计假设检验密切相关。统计假设检验是根据样本信息对总体参数或分布类型是否具有某种特征作出判断。显著性检验则是在一定置信度前提出判断某个统计假设是否成立的统计技术方法。

质量控制图和累积技术——它是在一定风险条件下，确定抽样方案，判断产品送检批是否可以接收或拒收的统计技术。

方差分析和回归分析——方差分析是确定工序质量特性和产品质量特性波动性质的量化估计的统计技术。回归分析是分析质量特性与影响因素之间的趋势，提供计量模型实施预测和控制的统计技术。

实验设计和析因分析——它是运用科学的实验技术方法确定质量因素对质量特性影响的主次及因果关系量化的统计技术。

二、卫生服务质量管理常用工具

（一）排列图法，又称主次图或巴列特（Pareto）图

排列图法是从影响卫生服务质量的许多因素中，找出主要因素的一种有效方法。本法是对影响质量的因素进行合理的分类，排列作图，以直观的方法来表明影响卫生服务质量的关键所在。

1. 绘制排列图的方法步骤　①针对某一卫生服务质量问题收集一定期间的资料，并按因素分类列，从大到小依次排列；②在方格坐标纸上取两个纵坐标，一个横坐标，左边纵坐标表示质量原因发生次数，右边纵坐标表示累计百分比，横坐标表示质量原因分类。根据质量原因发生次数绘出直方图，并按直方的长短（数据的大小），从左向右依次排列，但其他一项排在最后；③在各类原因直方块上方的中央标出累计百分点，连接各点即呈由左向右上升的折线，称为巴列特曲线。

2. 应用排列图的方法　通常在累计百分比80％与90％处画两条横线，把图分成三个区

域，累计百分比在80%以内是主要因素，80%～90%及其上是一般因素。一般找出的主要因素最好是1～2个，至多不超过3个，否则就失去找主要因素的意义。如果找出的主要因素太多，就要考虑重新进行因素的分类。

（二）因果图法

因果图法又称特性因素图、树枝图、鱼刺图。因果图包括“原因”和“结果”两个内容，如“结果”为某卫生质量不高，为什么？影响卫生质量的原因是多种多样的，将所有原因由粗到细逐级分类，并对应地以大、中、小原因表示出来，绘成一张树枝状或鱼骨刺状的图，借此找出影响卫生质量的各种原因及各种原因之间的关系。这种图适用性强，使用简单的图表就可以使卫生质量问题产生的原因和结果都表示出来。

应用因果图的方法时要充分发挥民主，集思广益，罗列可能原因，反复修改讨论。对有争论的问题，应调查了解情况后再做定论。有时候大原因不一定是主要原因，可用投票方法，按票数多少做主次因素排列图，确定主要原因，然后采取对策，解决质量问题。

（三）控制图

控制图又称管理图，是画有控制界限的一种图表。它是用来区分卫生质量波动究竟是由于偶然原因引起的，还是系统原因引起的，从而判明卫生质量过程是否处于控制状态的一种工具。对于及时发现异常现象，检查卫生质量是否稳定等有重要作用。

1. 绘制控制图的方法步骤　①搜集3～4年度的某项指标的分月资料备用；②选择并确定统计量。一般用均数（x）和标准差（s）来确定控制线；③计算出中心线（均数线 x）、上警戒线（$x+s$）、上控制线（$x+2s$）、下警戒线（$x-s$）、下控制线（$x-2s$）等五条线。在坐标纸上，以纵轴表示质量特性（治愈率、差错发生率、费用等），以横轴表示质量采样序号或时间顺序，根据计算结果画出五条线的位置；④将控制对象的数据绘入控制图内，判断质量是否合格。

2. 应用控制图的注意事项　本图用于治愈率、床位使用率、合格率、差错发生率等指标的控制时，在 $x\pm s$ 范围内可看做是完成计划，治愈率、合格率等指标在 $x\pm s$ 以上是完成计划良好，但是床位使用率越过控制上限一般说明负担过重，应从工作质量和工作效率等方面分析失控原因，差错发生率在 $x-s$ 以下是完成计划良好，但靠近警戒上线应引起注意。

（四）分层法

分层法又叫分类法，是分析影响卫生服务质量（或其他问题）原因的方法。我们知道，如果把很多性质不同的原因搅在一起，那是很难理出头绪来的。其办法是把收集来的数据按照不同的目的加以分类，把性质相同，在同一条件下收集的数据归在一起。这样，可使数据反映的事实更明显、更突出，便于找出问题，对症下药。卫生服务质量中处理数据常按以下原则分类：

1. 按不同时间分　如按不同的班次、不同的日期进行分类；

2. 按医务人员分　如按医生、护士，男医务人员、女医务人员分类；

3. 按科室分　如按内科、外科、放射科分类等；

4. 按卫生服务质量内容分　预防保健类、医德医风类、医疗质量类、药品与医疗器械类进行分类。总之，因为我们的目的是把不同质的问题分清楚。便于分析问题找出原因。所以，分类方法多种多样，并无任何硬性规定。

（五）直方图法

直方图也称质量分布图、频数分布直方图。它是将产品质量频数的分布状态用矩形来表示，根据矩形的分布形状与分差界限的距离来观察、分析、探索质量分布规律，分析判断生产过程是否正常的数理统计方法。利用直方图可以制定质量标准、确定公差范围，评价施工管理水平、判断质量分布情况。直方图的做法：直方图由一个纵坐标，一个横坐标和若干个矩形组成。当横坐标为质量特性，纵坐标为频数时，称为频数直方图；当纵坐标是频率时，称之为频率直方图。

（六）相关图法

相关图法也称为散布图法，是将两个变量间的相互关系用直角坐标表示出来，通过图中点的分布状况观察、判断两个变量间的相互关系。在质量管理中常用以下三种类型的相关分析：①质量特性和影响因素之间的相关分析；②质量特性和质量特性之间的相关分析；③影响因素和影响因素之间的相关分析。

运用相关法时，除了绘制相关图外，还要计算相关系数，相关系数用来表示两个变量之间的相关程度。相关系数可为正也可为负，正值表示正相关，负值表示负相关。

（七）调查表法

调查表法也称调查分析法，是利用表格进行数据收集和统计的一种方法，并在此基础上对数据进行分析，其形式多种多样，可根据调查项目的不同和质量特性的不同，采用不同的表格，也可自制表格。调查表法常和其他的方法结合起来使用，如排列图法、分层法等。

思考题

1. 试述全面质量管理的基本内容。
2. 简单叙述卫生服务质量管理的内容及其原则。
3. 概括目前常用的卫生服务质量管理工具。

（张　翔　王　玲）

第十三章　卫生人力资源管理

内容提要

人力资源、卫生人力资源以及卫生人力资源管理的概念。与其他卫生资源相比，卫生人力资源具有知识密集性、主观能动性、时效性和再生性等特点。世界和我国卫生人力资源的现状和发展。我国卫生人力资源管理的相关政策和基本内容。卫生人力资源规划的内容与程序。

第一节　卫生人力资源管理概述

一、卫生人力资源的概念与特点

（一）人力资源的概念

人力资源是指能够推动国民经济和社会发展、具有智力劳动和体力劳动能力的人们的总和，它包括数量和质量两个方面。人力资源被经济学家称为第一资源，它是生产活动中的最活跃的因素，也是一切资源中最重要的资源。

（二）卫生人力资源的概念

卫生人力资源是在卫生部门和卫生单位从事和提供卫生服务及与之相关服务的一切人员，是为了提高全体居民的健康水平，改善人体素质和延长寿命为目标的多种资源中的一种人力资源。他们是受过不同的卫生职业培训，能够根据人民的需求提供卫生服务，为卫生事业发展贡献才能和智慧的人员的综合。卫生人力资源、卫生物力资源、卫生财力资源构成了卫生资源的基本要素，但是卫生人力资源却是其中最活跃的因素。因为在卫生事业的运行和发展中，最终都是由卫生人力来管理和提供卫生服务的。要使物力资源、财力资源最大地发挥作用，就必须重视卫生人力的发展。卫生人力资源作为卫生事业发展中最重要的资源之一，是卫生事业发展和运行不可或缺的重要因素，对卫生事业的发展起到了决定性的作用。

根据卫生人力资源的服务领域以及工作性质的不同，一般将卫生人力资源分为医疗卫生系统的专业技术人员、卫生管理人员和卫生技能工勤人员。专业技术人员主要包括医生、护士、检验人员、影像技术人员等。管理人员主要从事卫生监督、医疗护理、教学、疾病控制等相关的党政、人事、信息、安全保卫等管理工作。一些专业技术人员同时还兼任卫生单位的领导职务，从事卫生行政管理工作，这一类人员既具备专业技术人员的性质，又有卫生管理人员的特征。

（三）卫生人力资源的特点

卫生人力资源是保障人民健康，提供专业化的医疗卫生服务和对医疗卫生服务检查监督的最基本、最重要的资源之一，与其他卫生资源相比，卫生人力资源具有以下的特征：

1. 卫生人力资源的主观能动性　人的能动性是唯一能起到创造作用的因素。因此，人力资源可以被称为能动性资源或主体性资源。能动性是人力资源的首要特征，是与其他一切资源最根本的区别。卫生人力资源是具有情感和思维的，具有主观能动性，能有目的、有意识地根据外部可能性和自身条件，为人群提供健康服务。要充分调动他们的积极性和创造性，必须采取各种措施，加强管理，还要靠政策、情感、信任、制度、待遇等各种要素同时作用激发和调动其能动性。

2. 卫生人力资源的双重性　卫生人力既是投资的结果，也是创造财富和效益的关键。卫生人力资源的开发需要投入大量的资源，但是卫生人力资源所产生的社会效益和经济效益也是非常高的。

3. 卫生人力资源是知识密集性群体　卫生人力资源是一个知识密集性的群体，表现在医疗技术活动和工作性质上。卫生人力资源知识密集性的特点决定了卫生人力资源培养周期较长，它不可能临时准备，而是需要一个长时间培养的过程。面对这样一种特点的群体，需要领导者具有更高的管理艺术和管理方法，建立更为完善的卫生人力的选拔、使用、考核、晋升、奖惩等制度，从而保证卫生人力资源的发展和提高。

4. 卫生人力资源的时效性　卫生人力资源时效性一方面表现在当长期储藏不用，其“品位”则会降低或者蜕化，例如长期荒废临床专业的技术人员将很难胜任临床工作，并且随着科学技术的发展，卫生人员的知识难免陈旧，这也决定了卫生人力资源的时效性。另一方面卫生人力资源是以人的生命为载体的资源类型，是具有生命的资源，生命会随着时间推移而逝去，所以卫生人力资源的开发和利用将受到时间的限制。

5. 卫生人力资源的再生性　卫生人力资源的再生性是一代代卫生人才相互接续和交替发展的过程。一般来说，资源分为可再生资源和不可再生资源两大类，卫生人力资源属于可再生资源。这是因为卫生人力资源的再生性基于人口的再生产和劳动力的再生产，通过人口总体内个体的不断接续和“劳动力耗费—劳动力生产—劳动力再耗费—劳动力再生产”的不断循环得以实现。

（四）卫生人力资源管理的概念

卫生人力资源管理就是对卫生人力的规模、结构、层次和布局进行管理，使卫生人力资源得到充分合理的利用。卫生人力资源管理的目的就是使卫生人力的潜力得到更好的发挥，既要满足组织目标和区域卫生事业发展目标，又要能够促进卫生工作者自身的发展。

卫生人员是加强和提高整个卫生系统服务的重要因素，但是培养卫生人员需要投入巨额的金钱和精力。卫生事业单位，如各类医院、疾病控制中心等作为专业性组织，相对于一般制造企业和非专业性服务组织，更依赖于职工的知识、经验和技能，也较依赖于员工高尚的职业操守；医疗活动本身带有公益性质，关系到人民的身心健康和社会安定团结；卫生服务的专业性使得卫生服务提供、利用等又存在着信息不对称性；卫生人员作为高素质、高学历的专业人才，具有较强的自身发展需要。这些因素都决定了卫生人力资源管理工作的复杂性、长期性和系统性。所以卫生人力资源管理要将高素质卫生人力资源的获取和提升作为组织发展和卫生事业发展的根基和基石，将卫生人力系统、卫生人力规划、卫生人力发展三位一体作为卫生人力资源研究的方向，以适应卫生事业发展特有的工作环境、工作属性、人员结构和人员需求特征等方面的特点，并重视卫生人力资源的开发和管理。

第二节　卫生人力资源的现状与发展

一、世界卫生人力资源的基本情况

为解决卫生人力数量和质量的不足，世界大多数国家通过新建医学院校或扩大旧医学院校招生规模来满足日益增长的卫生人力需求。1950 年至 1970 年间，世界卫生人力数量有了很大的发展，而且医生的增长比率远远超出了同时期人口增长的比率。虽然世界各国卫生人力都有着数量和质量上的提高，但是地区间却存在着较大的差异。WHO 在 1980 年的报告中指出发达国家每 10 万人拥有 1000 名卫生人力，而发展中国家只有 200 多名。在相同数量的人口中，发达国家医生数为发展中国家的 6 倍，药师为 5 倍，护士与助产士为 12 倍。

地区间卫生人力资源存在着较大的差异，这种情况在 2006 年 WHO 发表的题为《通力合作，增进健康》的报告中也有体现，此报告的主题是“卫生人力资源”，并且是“卫生人力十年计划”（2006—2015 年）的开始。报告为卫生人力十年计划提供了科学和政策性的支持，这个十年计划将集中在执行并评估人力资源发展的政策和策略上。

根据对国家人口普查、劳动力调查和统计资料的分析，世界卫生组织估计全世界全日制有报酬卫生工作人员总共为 5920 万人（表 13-1）。其中直接提供卫生医疗服务的约有 3947 万人，管理和支持人员约有 1975 万人。即，卫生提供者大约占全球卫生人员的三分之二，而其余三分之一由卫生管理和后勤人员组成。

表 13-1　全球卫生工作人员（按卫生组织区域划分）

卫生组织区域	卫生人员总数		卫生提供者		卫生管理和支持人员	
	数字（万）	密度（每 1000 人口）	数字（万）	占卫生人员总数百分比	数字（万）	占卫生人员总数百分比
非洲	164	2.3	136	82.8	28	17.2
东地中海	210	4	158	75.3	52	24.7
东南亚	704	4.3	473	67.3	230	32.7
西太平洋	1007	5.8	781	77.5	226	22.5
欧洲	1663	18.9	1154	69.4	509	30.6
美洲	2174	24.8	1246	57.3	928	42.7
世界	5922	9.3	3948	66.7	1975	33.3

世界卫生组织报告警告说，卫生人力危机正对很多国家防治疾病和促进健康的能力造成致命影响。全球 57 个国家（其中的 36 个国家在南撒哈拉非洲）由于卫生工作人员的严重短缺，使得基本的拯救生命的干预措施缺乏，例如缺乏儿童期免疫、母亲的安全怀孕和分娩服务以及提供艾滋病毒感染/艾滋病、疟疾和结核的治疗等。报告指出，在这 57 个国家中急需填补 400 多万医生、护士、助产士、管理人员和公共卫生工作人员。

与卫生人力数量总体短缺相随的，则是卫生人力技术结构和分布的不平衡。护士对医生的比例从非洲区域的 8∶1 到西太平洋区的 1.5∶1。在国家间，加拿大和美国大约每个医生有4名护士，而在智利、秘鲁、萨尔瓦多和墨西哥每个医生不到1名护士。在许多国家，有限而昂贵的专业技术与当地卫生需要的特性不相匹配。公共卫生、卫生政策和卫生管理等关键技术人员往往不足。许多人员面临可怕的工作环境——可怜的工资、没有物质支持的管理、缺乏社会认可及不乐观的职业发展。几乎所有国家都经历着以城市集中和乡村短缺为特征的不良分布，从区域角度来看这些不平衡则特别令人不安。世界卫生组织指出美洲区域占全球疾病负担的10%，却有世界37%的卫生人员，消耗世界50%以上的卫生经费，而非洲区域的疾病负担占世界24%，却只有3%卫生人员，消耗着不到世界1%卫生经费。

此外，除了全球卫生人力资源短缺和分布不均衡外，还存在着道德水准下降和信用度逐渐淡薄等危机。世界卫生组织强调在国家层面上建立强有力的教育机构培养卫生系统需要的卫生人员，还可以通过提高薪水和其他福利，创造良好的工作环境，加强在职培训、鼓励晋升和提供管理支持等措施，来提高卫生人力的数量和质量。

二、我国卫生人力资源的基本情况

随着医学教育的不断发展，我国人力资源的数量和质量都有了巨大的发展，已基本能满足人民群众的卫生服务需求。据《2006年中国卫生人力报告》分析，卫生人员的总量变化经历了四个时期：20世纪50年代为快速发展期，60年代停滞不前，70～80年代快速发展，每年速增15万人，90年代后则缓慢发展，增长速度增放缓。从表13-2中也可清晰地看到卫生人力数量的变化情况。此外卫生人力的学历层次也有了很大的提高，截止到2005年具有中高级职称的技术人员已达到了1 280 293人，90%的卫生技术人员取得了中专及以上学历。

表13-2　1950—2008年卫生人力增长情况（单位：人）

	1950	1980	1990	2000	2005	2006	2007	2008
医师	327400	709473	1302997	1603266	1555658	1610781	1644467	1714670
护师（士）	37800	465798	974541	1266838	1349589	1426339	1543257	1653297
药剂人员	8080	308438	405978	414408	349533	353565	325212	330525
检验人员	-	114290	170371	200900	211495	218771	206487	212618
其他技术人员	-	27834	85504	157533	225697	235466	243460	255149
管理人员	21877	310805	396694	426789	312826	323705	356569	356854
工勤技能人员	34323	397827	526082	515901	428141	436204	519413	527009

（资料来源：中华人民共和国卫生部2009卫生统计年鉴）

虽然过去的几十年中，我国卫生人力资源取得了可喜的成绩，但是还存在着一系列的弊端，主要表现在：

一是我国卫生人力资源总量不足，整体素质也有待提高。2007年每千人执业（助理）医师为1.54人，每千人口注册护士为1.18人，低于一些发展中国家和中等发达国家。卫生队伍学历水平存在显著的差异，农村和城市社区卫生队伍整体素质有待提高，乡镇卫生院无专业学历比例高达18.5%，缺少规范的临床实际工作能力培训。

二是卫生人力专业结构不合理、布局不平衡的问题也有不同程度存在。卫生人力资源过度集中在医疗机构，尤其是城市大医院，从事公共卫生服务的人员不足。全科医师的数量和质量远远不能适应社区卫生服务发展的需求。卫生管理队伍职业化建设也亟待进一步加强。

三是卫生人员地区分布不均衡。东部与中、西部以及城乡之间卫生人力资源差距较大。从1990-2005年间，城市卫生人员的比重增加了10%，而农村则减少了10%，使得卫生人力资源集中在城市的趋势进一步加大。西部地区，特别是西部贫困地区，缺医少药的情况也比较普遍。

三、卫生人力资源管理的变迁

卫生人力资源作为卫生事业发展中的重要因素，其重要性已经被世界各国普遍认识。第二次世界大战后，卫生人力资源管理的重点是卫生人才数量，此时不少国家将卫生人力的培训和规划作为重点而优先安排，并通过新建医学院校及扩大旧学校招生迅速提高了卫生人力数量。然而单纯地提升卫生人力数量并不能满足人们日益增长的卫生需求。20世纪50年代中期开始，重点放在了研究卫生人力的质量上。人们普遍认为解决卫生人力缺乏的问题，更重要的是提升卫生人力的质量。60年代以后，许多国家政府越来越重视卫生人力地理分布不合理和提高卫生人力产出和使用的有效性的问题上，也越来越重视卫生人力规划的研究。不少国家试图将卫生人力的培训计划和卫生服务的需求联系起来。70～80年代，重点研究卫生人力教育和卫生服务的关联性，研究卫生人力教育机构如何根据国家卫生人才的发展规划，培养出符合标准的各类卫生人才来满足卫生事业发展的需要。80年代以后，世界卫生组织人力发展署提出了将卫生人力系统、卫生人力规划、卫生人力发展三位一体作为各国卫生人力资源的研究方向，指出在卫生人力规划和发展中，既要满足卫生人力资源的数量规模，又要满足卫生人力资源的质量规模，将卫生人力系统、卫生人力规划、卫生人力发展组成满足人们健康需求、协调、全面和可接受的统一系统。2002年卫生部发布了《中国2001—2015年卫生人力发展纲要》，其中提出了卫生人力资源发展的基本策略：总量控制，结构调整；全面提高，重点建设；改革创新，科学管理；适应市场，合理配置。

第三节 卫生人力资源管理的相关政策与基本内容

一、卫生人力资源管理的相关政策

1. 国家卫生人力资源管理的指导思想　为进一步加强卫生人力资源开发，提高卫生才队伍整体素质，卫生部提出了“十一五”期间卫生人才队伍建设的意见，制订了《中国2001—2015年卫生人力发展纲要》。其指导思想是坚持以邓小平理论和“三个代表”重要思想为指导，全面贯彻落实科学发展观，牢固树立科学人才观，坚持党管人才原则，坚持尊重劳动、尊重知识、尊重人才、尊重创造的方针。充分认识人才对卫生事业发展的决定性作用，树立人才兴医、人才强卫的观念。加强卫生人才队伍能力建设，调整卫生人才结构，紧紧抓好人才培养、吸引和使用三个环节，努力提高卫生人才队伍的整体素质，推动卫生人才队伍全面、协调、可持续发展，为卫生事业发展和人民群众健康提供人才保障。

其总体目标是在实现国民经济“两个根本转变”的过程中，实现人事工作从计划管理向市场配置、从传统管理方式向整体性人才资源开发转变，逐步建立起与社会主义市场经济体制相适应的卫生人才管理体制和运行机制；建设结构合理、素质精良、具有开拓创新意识和掌握现代医学科学技术，能满足人民群众日益增长的卫生服务需求的专业技术人才队伍和职业化管理人才队伍；培养造就一支冲击世界医学科学尖端并具有领先水平的创新人才队伍和带动国家各医学领域学科建设的骨干人才队伍。

2. 卫生人力资源开发和管理的相关政策　为了适应我国市场经济发展，充分开发和利用我国的卫生人力资源，强化对卫生人力资源开发的投入，规范卫生人力资源的准入、聘用管理、薪酬管理、绩效管理、奖惩管理、退出管理等，国家制定和颁布了卫生人力资源管理的相关法规和政策，这些对卫生人才的规划管理、促进卫生人员法制化、职业化、评价的社会化等都有起到了巨大的作用。

1994 年颁布的《中华人民共和国护士管理办法》（2008 年又颁布了新的《护士条例》）、1998 年颁布的《中华人民共和国执业医师法》等对护士、职业医生的考试和注册、职业规格、考核和培训、法律责任等事项做出了规定，对提供医护人员的职业道德和业务素质，保障医护人员的合法权利、保障人民健康起到了一定的作用。1999 年卫生部、人事部下发了《具有医学专业技术职务任职资格人员认定医师资格及执业注册办法》。2000 年卫生部下发了《关于进一步做好医师资格认定工作的通知》，2001 年人事部、卫生部、药品监督管理局下发了《执业药师资格（药品使用单位）认定办法》，从而开始了我国医师、药师执业的规范化和职业化。为了建立一支卫生管理职业化队伍，2004 年卫生部下发了《关于开展卫生管理干部岗位培训的通知》，要求加强对卫生管理干部岗位培训工作，指出卫生管理干部应进行卫生管理方面的知识学习和技能培训。

《医师资格考试报名资格规定》、《医师资格考试暂行办法》、《医师执业注册暂行办法》《实施住院医师规范化培训实行办法》、《临床医学专业技术资格考试暂行规定》、《卫生部继续医学教育（试行）》、《传统医学师承和确有专长人员医师资格考核考试办法》等对医师的考试、资格认证、继续教育等做出了明确的规定。

为了适应卫生事业单位人事制度改革的需要，科学、客观、公正地评价卫生人才的业务水平和专业素质，鼓励卫生人才的选拔和晋升，培养高素质的卫生人力资源，1986 年颁布了《卫生专业人员职务实行条例》，1999 年人事部、卫生部下发了《临床医学专业中、高级技术资格评审条件（试行）》，《临床医学专业中、高级技术资格评审条件（试行）》，对临床医学专业中、高级技术资格评审条件的适用范围、申报条件都进行了明确规定。2000 年人事部、卫生部下发了《关于加强卫生专业技术职务评聘工作的通知》。2001 年卫生部、人事部印发了《预防医学、全科医学、药学、护理、其他卫生技术等专业技术资格考试暂行规定》及《临床医学、预防医学、全科医学、药学、护理、其他卫生技术等专业技术资格考试实施办法》，进一步完善卫生专业技术职务资格评价机制。2002 年颁布《事业单位岗位设置管理实行办法》。2005 年下发了《事业单位公开招聘人员暂行规定》。2007 年又下发了《医师定期考核管理办法》。这些法律法规都对卫生人员的职位确定、晋升、考核做出了规定，建立了专业技术职务能上能下、人员能进能出、待遇能高能低、人才合理流动、充满活力的用人制度，有利于优秀卫生专业人才脱颖而出，从而建立一支高素质的卫生专业技术人员队伍。

国家对农村卫生工作、农村卫生人才的开发和培训也相当重视。2002 年颁布了《中共中央国务院关于进一步加强农村卫生工作的决定》、《关于加强农村卫生人才培养和队伍建设的意见》，2004 年颁布了《关于城市医疗卫生机构新聘人员取得医师执业证书后定期到农村服务的规定》等。这些都对农村的卫生事业人力资源发展、队伍建设做出了具体的规定。当然，各地方也根据各地的实际，就卫生人员的选拔、利用、考核、奖惩等出台了相关的政策，这些与国家层面上的法律、法规一起，指导着卫生人才开发管理和各项专项工作开展。

为了适应国民经济和社会发展，加强卫生队伍建设，强化卫生资源开发。2002 年卫生部下发了《中国 2001 - 2015 年卫生人力发展纲要》，指出了卫生人力资源发展的指导思想和基本策略，2004 年卫生部下发了《关于贯彻落实〈中共中央、国务院关于进一步加强人才工作的决定〉的意见》，再次重申了《中国 2001—2015 年卫生人力发展纲要》，对卫生人员的培养目标做出了规定。此外 2006 年又颁布了《卫生部关于加强十一五期间卫生人才队伍建设的意见》。这些都是近期卫生人力资源开发管理的纲领性文件。

二、卫生人力资源管理的基本内容

1. 卫生人力资源管理的具体内容

人力资源管理既要考虑组织目标的实现，又要考虑员工个人的发展，强调在实现组织目标的同时实现个人的全面发展。通过合理的规划与招聘，建立一支高素质、高境界和高度团结的卫生人才队伍，通过薪酬设计与绩效管理与评估，创造一种自我激励、自我约束和促进优秀卫生人才脱颖而出的机制，为卫生事业的快速发展和高效运作提供保障。

卫生人力资源管理的具体内容根据人力资源管理的理论和卫生事业单位的工作需要，可将其分为岗位设置和职务分析、人力资源规划、人员甄别与聘任、激励、绩效评估与管理、薪酬体系设计、员工培训与管理、劳动关系、职业生涯规划与管理等九个具体的环节。其中核心的环节是人员甄别与聘任、激励、绩效评估与管理、员工培训与管理，而岗位设置和职务分析、人力资源规划则是人力资源管理的前提。

2. 人力资源管理的具体内涵

（1）岗位设置和职务分析：岗位设置与职务分析是人力资源管理的基础工作。卫生事业单位岗位设置将在后面进行详述。职务分析是对工作岗位的职务特征和任职要求进行界定和说明。职务分析的结果是形成每一个岗位的职务描述、任职要求和岗位的任职规范。对组织中的各个工作和岗位进行分析，可以确定每一个工作和岗位对人员的具体要求，包括技术及种类、范围和熟悉程度，学习、工作与生活经验、身体健康状况、工作的责任、权利与义务等方面的情况。这些不仅是招聘工作的依据，也是对工作人员的工作表现进行评价的标准，更是进行员工培训、调配、晋升等工作的根据。

由于卫生事业的特殊性，卫生事业发展中的岗位设置和职务分析要注意：一方面要依据人事部、卫生部的有关政策规定，接受相关部门的指导和领导；同时，另一方面，要充分运用好国家政策所赋予组织在职务设置上的自主权，充分考虑卫生事业单位的性质、自身单位的发展战略、业务发展特点、人员构成及需要特征、管理模式以及历史和文化情况，并考虑外部劳动市场和竞争对手的情况，对其进行综合考虑。

（2）人力资源规划：动态的环境要求对人力资源的数量和质量不断地作出相应的调整，其次卫生人员队伍本身不断变化着（离职、退休、辞职等）都可能造成人力资源的缺口，因此必须对卫生人力资源作出规划。

卫生人力资源规划是应对内外环境的变化，依据卫生事业总体发展战略，分析其在环境变化中的人力资源的供给和需求状况，并充分考虑卫生人员的期望而制定必要的政策和措施，以确保卫生组织在需要的时间和需要的岗位上获得各种所需的人才，使卫生组织和个体能够得到长远的利益。人力资源规划将人力资源管理活动与组织活动之间相联系，保持人力资源管理活动的目标与组织活动目标相一致。其中人员的引进和晋升、人员的开发和培训、人员激励和薪酬管理等则相对比较重要。所以人力资源规划是人力资源开发与管理活动的重要指南，是卫生事业发展战略的重要组成部分，也是卫生事业单位发展战略实施的有效保障。

（3）人员甄别与聘任：人员的甄别是根据组织的发展目标和岗位设置的，针对职务空缺和未来人才的储备情况，根据组织对任职者的专业、素质、能力要求，通过一定的途径（如利用各种方法和手段：接受推荐、刊登广告、举办人才交流会等），并经过资格审查（如接受教育程度、工作经历、年龄、健康状况等方面的审查），从组织内部或外部吸引应聘人员，获取合适候选人的过程。

人员的聘任则是人力资源管理核心业务的首要环节，它是卫生事业单位不断从组织体系外部吸纳人才资源的过程，它保证了卫生组织源源不断的人力资源需要。通过人员招聘获取所需的人才，促进卫生事业单位的创新与发展，同时卫生事业单位通过人员招聘，可以增加、维持和调整本组织的总劳动力，保持人力资源需求的动态平衡，维持卫生事业单位的生存、创新和可持续发展。

（4）激励：激励是组织通过设计适当的外部奖酬形式和工作环境，以一定的行为规范和惩罚性措施，借助信息沟通，来激发、引导、保持和归化组织成员的行为，以有效的实现组织及其成员个人目标的系统活动。激励要根据员工的内在需要，评价其主导需要，并根据其需要发展情况，动态地、有针对性地开发激励人力资源，综合运用激励手段。

（5）绩效评估与管理：绩效评估和管理是组织将个人的工作目标、团队的目标以及组织的目标有机结合的过程，它是对员工的业务能力、工作表现及工作态度等进行评价，并给予量化处理的过程。这种评价可以是自我总结式，也可以是他评式，或者是综合评价式。绩效管理总的目的就是调动人的积极性和创造性，推动组织的发展。具体来说，绩效评估结果可以作为评先进、晋升、涨工资、奖金分配等方面的依据。

（6）薪酬体系设计：薪酬体系设计是指单位根据相关政策和自身的总体激励设计，设计具体的薪酬战略、付酬因素和报酬因素，并结合内外部环境设计具体的薪酬水平、支付方式等。合理、科学的工资报酬、福利体系关系到组织中员工队伍的稳定。人力资源管理部门要从员工的资历、职级、岗位及实际表现和工作成绩等方面，来为员工制订相应的、具有吸引力的工资报酬福利标准和制度。

（7）员工培训与管理：员工的培训和开发是指针对个人的发展需要以及组织对个人的需求，进行相关的态度培训、技能培训、管理能力开发和观念培养，以提高员工个人能力、优化组织的整体人力资源结构和质量，并达到通过人员培训和开发来提高组织绩效的目的。

员工培训和开发的组织形式有：讲座、讨论会、案例研究、程序化教学、自学、行动学习法、角色扮演法等培训方法。它是组织着手进行的以促进组织成员学习的过程。培训的主要目的是使员工学到新的知识和技能，不断地开发其智力，发挥其潜能，使他们尽快具有在更高一级职位上工作的全面知识、熟练技能、管理技巧和应变能力。因此，从广义上来说，培训是创造知识和共享知识的途径。从组织的角度看，它有助于实现组织的目标。从个人的角度看，它可有效地满足员工的个人需求，实现个人的价值。

（8）劳动关系：员工一旦受雇于事业单位，就与事业单位形成了雇佣与被雇佣的、相互依存的劳资关系，为了保护双方的合法权益，有必要就员工的工资、福利、工作条件和环境等事宜达成一定协议，签订劳动合同。劳动关系的主要内容包括员工与用人单位之间在工作时间、休息时间、薪酬福利、劳动安全卫生、劳动纪律与奖惩制度、职工培训、社会保险、劳动争议的处理等方面形成的关系。《中华人民共和国劳动合同法》于2008年1月1日起正式实施。此法的颁布和实施已对卫生事业单位产生全方位的深远影响。在新合同法颁布之前，正在试行聘用制的以科、教、文、卫系统为代表的事业单位中人员的聘用关系没有明确的法律规定，处于法律调整空白。公立医院发生劳动纠纷后适用什么法律一直是一个模糊不清的问题。《劳动合同法》的颁布使得这一问题有了明确、清晰的答案。《劳动合同法》对合同试用期、工会职权、劳动合同格式内容、集体裁员、报酬追索方式、非全日制用工、劳务派遣等重要方面都做出了相关法律规定，是处理劳务关系和劳务纠纷的最高法律。

(9) 职业生涯规划管理与接任者计划：职业生涯管理是基于组织自身长期战略发展和对员工个人生涯发展和自身成就需要的重视，有针对的集合组织需要和员工自身需要以及现有的职业素质，为员工系统计划职业生涯的发展路径。人力资源管理部门和管理人员有责任鼓励和关心员工的个人发展，帮助其制订个人发展计划，并及时进行监督和考察。这样做有利于促进组织的发展，使员工有归属感，进而激发其工作积极性和创造性，提高组织效益。接任者计划则是在人员规划和职业生涯管理基础上，针对特定的岗位类型、层次，选择接任者群体的过程，为其提供更为密集的职业生涯设计和职业生涯指导，使得组织后续发展所需要的人才不至于断层。

三、卫生事业单位岗位设置与聘用管理

(一) 卫生事业单位岗位设置

卫生事业单位岗位设置管理是卫生事业单位人事制度改革的重要内容，是一项十分重要的基础性工作。

1. 事业单位的岗位类型设置 一般来说可将事业单位的岗位类型划分为管理岗位、专业技术岗位、工勤技能岗位三类。根据事业的社会功能、职责任务、工作性质和人员结构特点等因素，事业单位三类岗位的结构比例由政府人事行政部门和事业单位主管部门确定，控制标准如下：

(1) 主要以专业技术提供社会公益服务的事业单位，应保证专业技术岗位占主体，一般不低于单位岗位总量的70%。

(2) 主要承担社会事务管理职责的事业单位，应保证管理岗位占主体，一般应占单位岗位总量的一半以上。

(3) 主要承担技能操作维护、服务保障等职责的事业单位，应保证工勤技能岗位占主体，一般应占单位岗位总量的一半以上。

(4) 事业单位主体岗位之外的其他两类岗位，应该保持相对合理的结构比例。

(5) 鼓励事业单位后勤服务社会化，逐步扩大社会化服务的覆盖面。已经实现社会化服务的一般性劳务工作，不再设置相应的工勤技能岗位。

大多数的卫生事业单位都属于专业技术服务型事业单位，所以按照相关规定，专业技术类的比率应该在70%以上，而在卫生监督所这类卫生事业单位，则需要适当提供管理类的比例，当然除了需要遵循一般意义上的高中低比例，还需要考虑本单位的一些独特性。

2. 卫生事业单位岗位等级设置 卫生事业单位管理岗位等级现行的部级正职、部级副职、厅级正职、厅级副职、处级正职、处级副职、科级正职、科级副职、科员、办事员依次分别对应

管理岗位一到十级职员岗位。

专业技术高级岗位分 7 个等级，即一至七级。高级专业技术职务正高级的岗位包括一至四级，副高级的岗位包括五至七级；中级岗位分 3 个等级，即八至十级；初级岗位分 3 个等级，即十一至十三级，其中十三级是员级岗位。

事业单位中工勤技能岗位有高级技师、技师、高级工、中级工、初级工，依次分别对应一至五级工勤技能岗位。

（二）聘用管理

1. 聘用管理的内涵　聘用管理是指组织根据一定的职务标准，按照规定的程序，在任职者自愿的基础上，选择合适的任职者来从事相关的工作，履行相关职务上的职责，完成相应的任务，同时，依据相应的法律政策和组织内容的章程，给予该任职者相应的权利和其他履行职责所必需的资源和条件，并给以相应的报酬的系统过程。

2. 人员招聘一般需要遵循如下的基本原则

（1）合适性原则：在聘用过程中，获得合适的人才既是手段也是目的。所以选择候选人或者评测候选人，要以合适性为原则，根据岗位职责、岗位要求、人员能力、忠诚和相关素质等综合评价，以获得高素质的人员，这也是规范化人才招聘所必需的前提。

（2）合法性、科学性原则：人员招聘必须遵守国家相关法律与相关政策的规定，领会核心精神，还必须符合组织内部用人的原则，根据需要聘用的职务特点、候选人的情况和职务空缺情况，获得所需人员。招聘人才一定要有一套科学而实用的操作程序，才能使招聘工作有条不紊地进行。

（3）公开、公平、公正的工作原则：在招聘中，无论是职位空缺、职位需求、工作内容、工作性质等情况，都要公开，保证候选人在信息获得上的公平性；人员招聘应做到录用过程公平，通过考核、竞争选拔人才：对来自不同地区、有着不同教育背景的人，只要符合聘用要求，聘用时应一视同仁，不得人为地制造各种不平等的限制；在聘用中，对于相关争议的内容，充分保证相关人员的权利，落实相关政策，保证每个人能得到公正对待。

（4）高效原则：人员招聘过程要讲求高效率，招聘范围恰当，招聘方式科学，在保证质量的同时，应尽可能降低招聘费用，提高招聘效率。

（三）卫生事业单位聘用工作的流程

卫生事业单位要保证聘用工作的科学性、公平性、公正性和有效性，一般来说卫生事业单位的招聘可大体分为以下四个阶段。

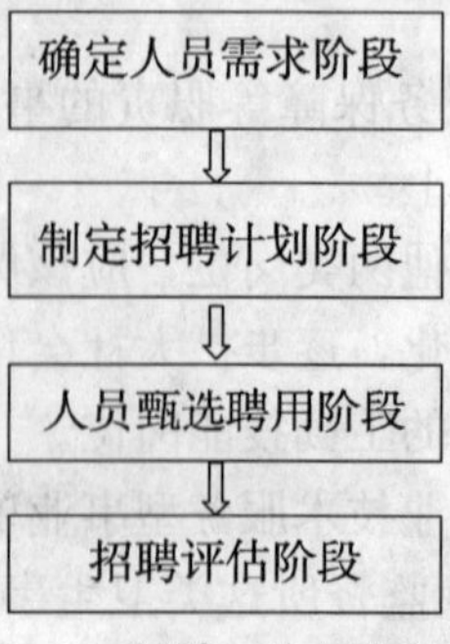

图 13-1　招聘工作标准流程图

1. 确定人员需求阶段　确定卫生人力的需求情况，是卫生事业单位招聘的前提工作。

卫生事业单位一方面要着眼于国家相关政策规定，另一方面要对本单位的职务空缺情况进行预测和评估，确定人员和岗位需求情况，因岗择人，避免因人设岗的情况发生。

2. 制定招聘计划阶段　卫生事业单位根据职务体系设计、岗位描述要求以及卫生事业单位的人才现状，制定招聘计划。包括招聘人员的资格条件、工作要求和招聘数量，结合人才市场情况，确定选择什么样的招聘渠道、招聘组成员，规划招聘时间和招聘经费等。

3. 人员甄别、聘用阶段　一般来说人员甄别是根据招聘计划，针对职务的空缺，通过一定的途径，获得合适候选人的过程。一般来说人员甄别是对任职者专业、素质、能力、年龄、健康状况等诸多方面的考察，一般有初试、复试、面试、复审等形式组成。再由事业单位法人代表（或集体决策）来确定候选人，最终确定聘用人员名单，签订合同。

4. 招聘评估阶段　招聘结束后，由各级主管领导、人力资源部经理、助理、招聘工作人员及需补充人员的部门领导组成招聘工作评估小组对招聘进行评估。招聘评估主要从招聘各岗位人员到位情况、应聘人员满足岗位的需求情况、应聘录用率、招聘单位成本控制情况等方面进行。

四、卫生人力资源的规划

（一）卫生人力资源规划的概念

人力资源规划是对未来卫生人力的需求量、拥有量和供需关系以及卫生人力的数量、知识和技能类型进行预测，并在此基础上制定卫生人力计划的过程。卫生人力资源规划是一门预测卫生人力发展的学科，不是一门精确的数量科学，其准确程度与人力资源规划的各种假设、现状的调查以及决策者的选择密切相关。从预测时间的长短，可分为长期、中期、短期的预测。一般来说短期的预测要相对容易，长期的预测则难度较大。原因在于时间跨度越大，各种因素变化越大，不确定因素就会增多。

（二）卫生人力资源规划的内容与程序

1. 卫生人力资源的现状分析　卫生人力现状分析就是对卫生人力现状进行评判的过程，主要集中在以下几个方面：①人口资料和经济发展资料；②卫生状况和需要，以及影响卫生状况的因素分析；③卫生服务的利用，一定人群卫生服务使用的数量、类型、特征和效率，使用卫生服务人口特征；④卫生人力的现状和历史使用动向，卫生人力的流动趋势和供给规律；⑤卫生人力的管理现状和人事政策。

2. 卫生人力资源的需求与供给预测

（1）卫生人力需求的预测：卫生人力需求量预测是卫生人力规划最重要、最困难的步骤之一，是根据目前的政策、经济、医学科学技术、卫生教育状况及发展趋势和卫生队伍结构，借助于逻辑学和数学分析，估计、计算未来的若干年内各类卫生人力的需求、比例和发展趋势。

目前预测卫生人力需求量的方法很多，如人力资源现状规划法、分合性预测法、趋势外推法、德尔菲法、卫生需求法、卫生需要法、服务目标法、人力/人口比值法、地图法、医院模块预测法、工作任务法等。这里主要简单地介绍以下的几种需求方法：

1）标准工时法：公共卫生、预防保健专业卫生人力需求量：①根据卫生工作条例和国家相关规定，确定各项服务内容和服务量；②完成每一项服务需要各类卫生技术人员所花费的工时；③每一类卫生技术人员年人均提供有效工时。

$$某专业卫生人力需求量=\frac{N \cdot I \cdot B \cdot H}{Y} \times P$$

其中：N——某项服务的对象数

I——规范完成率

B——标准基本工时

H——1+路途时间系数

P——1/规范工作时间百分比

Y——某类卫生技术人员年人均提供有效工时

2）人力/人口比值法：人力/人口　比值法应用比较方便，在国际上应用得比较广泛。未来卫生人力需求量=人力/人口比值×目标年人口数。由公式可见要利用人力/人口比值法来预测卫生人力的需求，关键是确定合理的人力/人口比值。人力/人口比值法简便易行，通俗易懂，但由于计算过程没有引入服务的概念，所以难以了解卫生人力内部结构和改善工作效率等在人力规划中的作用，选用不合适的人力/人口比值作为预测标准，可能会浪费资源，对人力政策产生长期影响。

3）卫生需要法：卫生需要法是建立在人群生物学特征和专家意见的基础上确定卫生服务的需要量，并根据卫生人员生产的工作效率来预测卫生人力资源的方法。该方法从伦理学的角度看人群需要的卫生服务。

$$未来卫生人力资源需求量=\frac{P \cdot C \cdot V \cdot T}{W}$$

其中：P——目标年期间人口数

C——平均一年内每人患病次数

V——一年内平均每名患者需要得到卫生服务的次数

T——平均每次卫生服务需要卫生人力花费的时间

W——一年内每名卫生人力提供卫生服务的总时间

使用卫生需要法的难点是确定各类疾病需要多少各类卫生服务的标准、卫生人力的生产效率等。

4）卫生需求法：卫生需求法是建立在人群生物学基础上和人群的实际需求基础上的。卫生需要法和卫生需求法预测模式是建立在目标人群的医疗卫生服务需求量和医疗服务利用的基础上，进行人力预测，比较客观。不同之处是需要根据目标人群的生物学健康水平，结合专家意见来确定医疗卫生服务的客观需要量；而需求法则在上述基础上，又考虑到卫生部门能够提供的医疗卫生服务，并结合病人的实际需求来确定卫生服务需求量。一般来说，在卫生领域人群的实际需求要比专家确定的理论需要更重要，原因在于卫生需求量常常会受到人们的经济水平、时间问题、交通问题等而影响卫生服务的利用。

$$未来卫生人力资源需求量=\frac{P \cdot C \cdot R \cdot T}{W}$$

其中：P——目标年期间人口数

C——平均一年内每人患病次数

R——一年内平均每名患者实际得到服务的次数

T——平均每次卫生服务需要卫生人力花费的时间

W——一年内每名卫生人力提供卫生服务的总时间

卫生需求法和卫生需要法，因方法复杂、所需资料多、花费大等原因不宜用于低收入国家。

5）医院规划模式法。医院规划模式法是 WHO 于 1992 年提供的用于卫生人力长期规划的方法，在 11 个加勒比海国家和 2 个亚洲国家作了现场试验，并将这 13 个国家对模型使用提出的建议反馈给模型的作者 WHO 的卫生人力研究顾问——美国学者 Hall TL 博士，在此基础上建立的一种卫生人力需求量预测方法。该模型是以服务目标法的一种变形为基础。该方法综合了 WHO 推荐的 4 种经典方法，克服了单一方法的局限性，是一种适用范围广、简单易行的综合的宏观预测方法。该法的主要参数有每千人口出院病人数、各类医院平均住院天数、病床使用率、每张病床卫生人力配置标准、发展大医院为重点还是发展小医院为重点等。

（2）卫生人力的供给预测：卫生人力的供给是未来一定时间内，按照假定的人力产出、损失和使用情况，卫生人力资源真正可获得的量及其特征。卫生人力资源供给来自组织的内部和外部。卫生人力资源供给预测首先要从内部开始，弄清计划期内现有人力资源是否能够满足卫生组织的战略目标的需要，这就要考虑到计划期内人员的流动及适应未来工作能力状况。所以卫生人力资源供给的预测即是从计算现在卫生人力供给量开始，加上期望所增加的量（分配毕业生和受培训的新成员、从其他单位部门调入的卫生人力、返聘人员等），减去预期损失的量（离职、退休、工作需要的调出等）。一般卫生人力资源损失量的预测方法有寿命表法、队列研究法、计算每年的损失率、近似法等。

1）寿命表法：寿命表法是基于卫生人力的损耗来预测卫生人力供给量的，其预测过程是采用工作寿命表来完成的。利用工作寿命表计算出因各种原因（非正常死亡、提前退休、调离、病残、改行等）离开工作的人力数量，从而计算出人力资源损耗量，预测卫生人力资源的供给。

2）队列研究法：该方法是通过对过往毕业生群组的调查，通过一段时间的调查，了解此类群组人力资源损失量随时间变化的趋势，预测若干年后卫生人力的损失量。具体做法是将过去各年毕业生人数和目前实际尚在从事卫生工作人数相比较，求出各年的损失率。

3）近似法：近似法来源于经验的估计，若缺少比较详细的资料，可以使用合理的近似值，来计算出卫生人力的损失量。

4）变动率法：以上的三种方法主要是预测卫生人力的损耗，而变动率法可以用来计算卫生人力供给量的变化趋势。卫生人力供给量受到卫生人力流入量和流出量的影响，所以利用卫生人力流入和流出的变动趋势，可以计算出卫生人力资源的变动率，从而可以在考虑将来人力流入、流出情况基础上，对变动率进行进一步的调整，预测出规划年的变动率，计算规划年人力资源供给量。

$$\text{变动率}=\frac{\text{流入人力资源数}-\text{流出资料数}}{\text{起始年人力资源数}}\times 100\%$$

则规划年人力资源供给量＝起始人力资源数量×(1＋规划年的变动率)

3. 制定卫生人力资源规划　在分析和了解了卫生人力现状、需求和供给的基础上，根据组织发展的战略和目标，结合卫生业务流程的需要，依据人才规划以及相关的发展纲要，充分考虑区域经济、社会发展规划和政策支持等约束因素，制定相关的卫生人力资源规划。包括计划期卫生人力发展的目标和重点；卫生人力发展的战略、措施和办法；卫生人力资源的发展问题；卫生人力规划中各种活动所需的时间和资源；人力资源规划的监督和评价等。

五、卫生事业单位的激励和薪酬设计

（一）激励、薪酬设计的内涵与作用

1. 激励与薪酬的内涵　所谓激励，就是组织通过设计适当的内外部奖酬形式，以一定的行为规范和惩罚性措施，借助信息沟通，来激发、引导、保持和归化组织成员的行为，以有效的实现组织及其成员个人目标的系统活动。

激励的出发点是满足组织成员的各种需要，即通过系统设计适当的外部奖酬形式和工作环境，来满足员工的外在性需要和内在性需要；科学的激励工作需要奖励和惩罚并举，既要对员工表现出来的符合组织期望的行为进行奖励，又要对员工不符合组织期望的行为进行惩罚；激励的最终目的是在实现组织预期目标的同时，也能让组织成员实现其个人目标，即达到组织目标和员工个人目标在客观上的统一。

按照不同的划分标准可将激励分为物质激励与精神激励、正激励与负激励、内激励与外激励等类型。所谓内激励是指由工作任务本身引发的、源自于工作人员内心的激励；所谓外激励是指由工作任务完成之后或在工作场所以外所获得的满足感所引发的、与工作任务本身无直接关系的激励。

薪酬则是支付给员工对其服务和工作的价值加以认可的各种薪资、奖励性收入和福利的综合，如薪资、职务津贴、劳务津贴、奖金、各类保险、交通补贴、带薪休假等。福利是社会和组织保障的一部分，是工资报酬的补充或延续。

2. 激励与薪酬设计的作用

激励设计和薪酬体系的设计是对现代人力资源管理的核心问题，建立合理科学的激励和薪酬体系机制，发挥薪酬的最佳激励效果，以造就一支高效、稳定的卫生人力队伍，从而实现卫生组织的可持续发展。通过激励和薪酬体系设计，可以进一步强化组织与个人通过聘用而建立起来的责权关系；同时激励和薪酬设计是对员工绩效的肯定和强调，所以科学的薪酬福利设计可以使得员工在人力资源管理和开发中得到积极响应，可以对员工工作态度和工作行为作出积极的引导。

（二）主要的激励理论

不同的激励类型对行为过程会产生程度不同的影响，所以激励类型的选择是做好激励工作的一项先决条件。激励有利于调动医护人员的积极性，尊重人力资产的价值，并真正落实卫生事业单位的核心价值观，对医护人员的行为和工作态度进行积极有效地引导和影响。

激励理论的基本思路，是针对人的需要来采取相应的管理措施，以激发动机、鼓励行为、形成动力。因为人的工作绩效不仅取决于能力，还取决于受激励的程度，通常用数学公式表示：工作绩效＝f（能力×激励）。激励作为管理中的重要一环，激励的理论也较多。比较重要的理论有马斯洛的需求层次理论、亚当斯的公平理论、赫茨伯格的双因素理论、弗鲁姆的期望理论等。这里主要介绍公平理论、期望理论和双因素理论。

1. 亚当斯的公平理论

亚当斯的公平理论又称社会比较理论，由美国心理学家约翰·斯塔希·亚当斯于1965年提出：员工的激励程度来源于对自己和参照对象的报酬和投入的比例的主观比较感觉。

公平理论的模式：$Qp/Ip=Qo/Io$，式中 Qp 代表一个人对他所获报酬的感觉，Ip 代表一个人对他所做投入的感觉，Qo 代表这个人对某比较对象所获报酬的感觉，Io 代表这个人对比较对象所做投入的感觉。

公平理论认为人能受到激励，不仅看他们得到什么而定，还要受到他们所得与别人所得是否公平而定。如果得失比例和他人相比大致相当时，就会心理平静，认为公平合理心情舒畅。比别人高则令其兴奋，是最有效的激励，但有时过高会带来心虚，不安全感激增。低于别人时产生不安全感，心理不平静，甚至满腹怨气，工作不努力、消极怠工。因此分配合理性常是激发人在组织中工作动机的因素和动力。所以对于一个组织的高层和人力资源管理部门而言，最重要的是具体地设计给予每个员工多少水平的回报，以及是否能够维护员工对收入分配和激励的信任感。

公平理论要求组织在设计激励和薪酬福利时，要秉承正确的导向，尽可能认可员工任何对组织有贡献的行为和举止，主张按绩效付报酬，并在价值导向上坚持公正公平的导向，消除不公平因素，达到薪酬福利的相对均衡。

2. 弗鲁姆的期望理论

弗鲁姆提出的期望理论的基础是：人之所以能够从事某项工作并达成组织目标，是因为这些工作和组织目标会帮助他们达成自己的目标，满足自己某方面的需要。弗鲁姆认为，人们采取某项行动的动力或激励力取决于其对行动结果的价值评价和预期达成该结果可能性的估计。换言之，激励力的大小取决于该行动所能达成目标并能导致某种结果的全部预期价值乘以他认为达成该目标并得到某种结果的期望概率。用公式可以表示为：

$$激励=目标效价\times期望值$$

弗鲁姆的期望理论辩证地提出了在进行激励时要处理好三方面的关系，这些也是调动人们工作积极性的三个条件。第一，努力与绩效的关系；第二，绩效与奖励的关系；第三，奖励与满足个人需要的关系。

对期望理论的应用主要体现在激励方面，这启示管理者不要泛泛地采用一般的激励措施，而应当采用多数组织成员认为效价最大的激励措施，而且在设置某一激励目标时应尽可能加大其效价的综合值，加大组织期望行为与非期望行为之间的效价差值。在激励过程中，还要适当控制期望概率和实际概率，加强期望心理的疏导。期望概率过大，容易产生挫折，期望概率过小，又会减少激励力量；而实际概率应使大多数人受益，最好实际概率大于平均的个人期望概率，并与效价相适应。

3. 双因素理论

双因素理论认为满意感是激励员工努力工作的重要力量，而导致满意和不满意的因素是完全不同的。“保健因素”包括工资福利、工作环境、劳动保护等，这些方面满足了，只能消除“不满意”，而不能令员工“满意”，只能安抚员工，而不能激励员工；也就是说，员工不会去投诉，但也不会感激你。“激励因素”主要涉及工作内容和工作本身带来的成就感、责任感和尊重感，这些方面具备了就可以产生“满意”，发挥激励作用，反之如果不具备也不会“不满意”，只是“没有满意”。“保健因素”可以吸引员工走进组织，“激励因素”才能保证员工尽职尽责。这就要求管理者除了保证一定的薪酬福利，还要丰富工作内容，扩大工作范围，委以重任，增加工作的自豪感、成就感、责任感。

（三）激励设计的原则

1. 目标结合原则　目标结合原则就是在激励中，设置目标必须同时体现组织目标和员工需要的要求。

2. 物质激励和精神激励相结合的原则　物质激励和精神激励是激励的两个方面，物质激励是基础，精神激励是根本。在两者结合的基础上，逐步过渡到以精神激励为主。

3. 引导性原则　激励只有转化为激励者的自觉意愿，变“要我做”为“我要做”，才能取得良好的激励效果。所以激励的引导性原则就是以激励员工内在要求为目标。

4. 正激励与负激励相结合的原则　激励不但要对符合组织目标的期望行为进行奖励，还要对违背组织目标的非期望行为进行惩罚。在激励中要坚持正激励和负激励相结合的原则，使得期望行为不断增加，而非期望行为不断减少。

5. 时效性原则　激励要根据具体情况决定采用时间。从事人力资源管理，应根据具体客观条件，灵活地选择激励的时机或采用综合激励的形式，以有效地发挥激励的作用。激励原则在不同时间进行，其作用与效果有很大的区别。要把握激励的时机，“雪中送炭”和“雨后送伞”的效果是不一样的。激励越及时，越有利于将人们的激情推向高潮，使其创造力连续有效地发挥出来。

根据时间上的快慢差异，激励时机分为及时激励和延时激励。根据时间间隔，可分为规则激励与不规则激励；根据工作周期可分为期前激励、期中激励和期末激励。

6. 按需激励原则　按需激励的原则要求我们根据员工不同需求，因人而异、因时而异，满足员工的需求，这样激励的效价才最高，激励的强度也较大。因此必须不断地了解员工的需要层次、需求类型和变化趋势，有针对地采取激励手段。

（四）卫生事业单位薪酬设计

早在 2006 年 6 月，原人事部和财政部就联合下发了《事业单位工作人员收入分配制度改革方案》。这个方案提出事业单位实行岗位绩效工资制度。岗位绩效工资由岗位工资、薪级工资、绩效工资和津贴补贴四部分组成，其中岗位工资和薪级工资为基本工资。卫生事业单位薪酬设计中付酬因素的确定要综合考虑员工的职务重要性、员工能力的高低、员工实际的绩效水平等因素。

1. 员工的职务重要性　员工的职务高低一定程度上决定了其对单位贡献的大小。一般而言，所处的职务越高，所需的技能、知识和经验也就越多，所投入的精力也越多，承担的责任和风险也就越大。因此，将职务重要性因素纳入到卫生事业单位的薪酬体系中，有一定的现实意义，这体现了对价值规律的尊重。

以职务为基础来确定薪酬，实际上是根据员工的工作性质，员工在组织中的相对重要性来确定薪酬的，其薪酬是职务的函数。例如在医院内部，医疗风险大、工作强度大、治疗环节负责、管理难度较大的临床科室主任，其职务的基础薪酬理应高于其他普通科室主任。

2. 员工能力的高低　员工能力的高低反映的是在相同的职务上，员工对组织可能贡献的不同。而能力的高低反映的是员工能做什么。一般来说，目前较多的组织采取的是职务为基础、技能为基础或知识为基础的薪酬制度，强调了工作能力在薪酬中的作用。例如同样是主任医师，业务水平高、实际操作能力强，能治疗危重病人和疑难杂症的，其工资数则要高于其他普通的主任医师。

3. 员工实际的绩效水平　员工实际的绩效水平主要反映的是该员工实际做了什么，其实际的投入和产出比，以及做了这些事情的效果如何。实际绩效水平反映了员工对组织的实绩和贡献的大小。绩效一般难以测算，可以通过对工作任务的完成情况、工作目标的达成以及具体职责的履行情况来反映。当然一定程度上，绩效还可以通过员工之间的能力差异和态度差异来分析。绩效为基础的薪酬设计，是对员工实际工作效果的肯定。

一般来说，在卫生事业单位这类组织中，职务因素在薪酬体系中还是比较重要的。但是在 2009 年 9 月 2 日，国务院总理温家宝主持召开国务院常务会议，为配合医药卫生体制改革，决定在公共卫生与基层医疗卫生事业单位和其他事业单位分三步实施绩效工资改革，从2009年10月1日起，在疾病预防控制、健康教育、妇幼保健、精神卫生、应急救治、采供血、卫生监督等专业公共卫生机构和乡镇卫生院、城市社区卫生服务机构等基层医疗卫生事业单位实施。实施绩效工资是卫生事业单位收入分配制度改革的重要内容。在规范津贴补贴的同时实施绩效工资，逐步形成合理的绩效工资水平决定机制。进一步完善的分配激励机制和健全的分配宏观调控机制，这对于调动卫生事业单位工作人员积极性，促进社会事业发展、提高公益服务水平，具有重要意义。

思考题

1. 简述卫生人力资源在卫生事业发展中的重要性和作用。
2. 为什么要进行人力资源开发和管理？
3. 试述如何合理开发、使用、管理我国卫生人力资源？

（张　翔　薛　军）

第十四章　卫生经济管理

内容提要

卫生经济管理的概念与主要内容。卫生费用的概念与构成，卫生费用占GNP或GDP比重的意义。卫生资源的筹集的主要渠道和利用形式。卫生机构财务管理的内容、医疗卫生机构的成本核算以及卫生机构经营管理与评价。卫生服务补偿机制、卫生服务价格管理、卫生服务机构内部管理以及自我约束机制。

第一节　卫生经济管理概述

一、卫生经济管理的概念

卫生经济管理是在卫生事业科学发展到一定阶段，随着医疗技术水平和医疗保险社会化程度不断提高的产物。国外起步于20世纪50年代，国内仅有20余年的历史。实践证明，卫生经济管理知识可以帮助管理人员管好用活卫生资源，卫生经济管理借助于经济手段管理卫生事业，卫生经济管理研究的目的是医疗服务活动如何以尽可能少的劳动取得尽可能多的医疗保健服务的社会效益和经济效益。不断提高卫生服务质量，提供优质、高效、低耗的卫生服务，以满足人民群众不断增长的医疗卫生健康需要。

经济管理（Economic Management）在工具书中的解释为：经济管理是对社会生产、交换、分配、消费所进行的组织、指挥、监督和调节等各种职能的总称。主要是利用价值、成本、工资、利润、奖金、税收、信贷等经济杠杆和其他经济措施进行管理。

经济管理在《国民经济管理概论》中的解释为：经济管理是指管理者为了一定的需要和目的对经济活动进行的决策、计划、组织、指挥、监督和调节活动。

卫生经济管理是指为了加强经济管理和成本管理，提高卫生服务的社会效益和经济效益，对卫生服务过程中的经济活动进行计划、制定预算、控制成本、监督与审计等项工作的过程。

二、卫生经济管理的内容

卫生经济管理的内容主要是围绕卫生经济活动的内容。可从宏观卫生经济活动和微观卫生机构经济活动两个层面进行分析。

从宏观上讲包括卫生经济学所涉及的研究领域。主要为：卫生总费用、健康保障制度、卫生服务投入与产出；卫生服务需要、需求与卫生资源配置等。

从微观上，主要为卫生服务机构的经济管理，包括：财务管理；成本管理；筹资、投资与分配管理；经济运行机制、审计管理等。

第二节 卫生费用管理

一、卫生费用的概念

卫生总费用（Total Health Expenditure）是指一个国家或地区在一定时期内（通常为一年），全社会用于各项卫生保健支出的总和。包括全社会为提供卫生保健服务所消耗的活劳动和物化劳动的总和。活劳动指卫生人力资源，包括不同专业、技术职称的卫生技术人员。物化劳动指药品、卫生设施、医疗设备以及卫生材料等。

卫生总费用数据的收集有两种方法：一种为费用来源法，即按照资金筹集的来源收集各种渠道、各种形式的卫生资金的数量然后求和。另一种方法为实际使用法，即按照卫生机构实际使用（收入或支出）卫生资金的数量，加以汇总求和。我国卫生总费用采用来源法，故目前我国卫生总费用实际上是卫生筹资总额。

卫生总费用绝对值一般使用当年价格和可比价格来表示。卫生总费用当年价格，也称现行价格，指报告期内卫生总费用的实际市场价格，反映当年卫生总费用总体水平及比例关系。卫生总费用可比价格，指扣除价格变动因素的卫生总费用价格，用于比较不同时期卫生总费用及其发展速度。

研究分析卫生总费用可以了解卫生投入水平、各个投入来源变化、资源分配与利用等，对于研究、制定社会卫生政策、促进社会公平、提高资源利用效率，改革卫生管理体制具有十分重要的作用。

二、卫生费用的构成及意义

（一）卫生费用的构成

我国卫生总费用主要由以下三部分构成：政府预算卫生支出，社会卫生支出以及居民个人卫生支出。

1. 政府预算卫生支出　政府预算卫生支出指各级政府用于卫生事业的财政预算拨款。包括各级财政预算安排的卫生事业费、卫生基本建设投资、中医事业费、卫生科研经费、高等医学教育经费、计划生育经费、社会医疗保险经费、国防与军队经费中的卫生费用，以及卫生行政部门的经费支出。政府预算卫生支出占卫生总费用百分比，反映政府各部门对卫生工作的重视程度和投入力度，体现政府在卫生发展中的重要性。

2. 社会卫生支出　社会卫生支出指政府预算外社会各界对卫生事业的资金投入。包括非卫生部门行政事业单位、工矿企业用于医疗卫生机构设施建设费、行政事业单位和企业职工医疗卫生费、乡村集体经济单位用于乡村卫生机构建设、防保补助、乡镇企业职工医疗保险费及新型农村合作医疗补助、卫生部门预算外基本建设支出、私人办医卫生支出，以及公共卫生机构预算外收入，国际组织援助和海外侨胞捐赠等各项卫生支出。社会卫生支出占卫生总费用百分比，是衡量社会各界对卫生服务贡献程度的重要指标，反映多渠道筹集卫生资金的作用程度。

3. 居民个人卫生支出　居民个人卫生支出指城乡居民用自己可支配的经济收入支付的各项医疗卫生费用和多种形式的医疗保险费用。包括职工医疗保险费用、城镇居民医疗保险费用、新型农村合作医疗等。居民个人卫生支出占卫生总费用百分比，是衡量城乡居民个人对卫生服务费用负担程度的重要指标。

中国卫生经济研究所在《2008年中国卫生总费用研究报告》中指出，在2007年卫生总费用构成中，政府、社会和个人卫生支出分别为20.35%、34.49%和45.16%。与2006年比较，政府和社会卫生支出比重分别上升了2.3个百分点和1.9个百分点，个人卫生支出比重下降了4.2个百分点。可见，随着政府和社会卫生支出的逐渐增加，未来居民个人卫生支出在卫生总费用中所占比重将持续下降。

（二）意义

卫生总费用以及卫生总费用占国民生产总值（GNP）的比重，反映卫生事业与国民经济之间的关系，反映全社会总资源与社会健康需求间的分配关系。卫生总费用占国民生产总值的比重高，说明社会新增加产值中有较大的份额投入到卫生发展和健康保障中。

目前卫生总费用增长过快，主要的原因为：疾病谱变化、医药科技进步、人口老龄化、医疗成本上升等。

三、卫生资源的筹集与利用

卫生资源从广义讲是人类开展卫生保健活动所使用的社会资源；狭义讲是指社会在提供卫生服务过程中占用或消耗的各种生产要素的总称。卫生资源的基本形式包括：卫生人力资源、卫生物力资源、卫生财力资源、卫生技术资源和卫生信息资源。

（一）卫生领域资金的筹集

卫生资源的筹资实质是一个融资的过程，它包括公共筹资和个人筹资。公共筹资，主要指政府筹资，直接来自于政府税收（收入所得税、销售税、营业税等）。个人筹资，指个人缴纳的医疗保险费、个人或家庭为购买医疗服务和药品所支付的直接医疗费用。卫生资源的筹集是整个卫生服务过程的起点，在此基础上才能合理地配置和利用卫生资源。卫生筹资有广义和狭义之分。就广义而言，卫生筹资涉及三个主要方面：第一，卫生资金的筹集；第二，卫生资金在不同地区、人群、机构和医疗卫生服务之间的分配；第三，医疗卫生服务系统的支付机制。卫生筹资包括了从资金来源到分配，最后到受益方的全过程。从狭义上看，卫生筹资只包括卫生资金的筹集。

1. 卫生服务消费的支付和提供者的筹资形式

(1) 卫生服务提供者：包括医院、卫生防疫站、妇幼保健院、社区卫生服务中心、社区卫生服务站、乡镇卫生院、村卫生室以及私人开业的医师等。卫生服务的提供者在提供服务的过程中，消耗了人力、物力与财力资源，消耗的资源应该得到合理的报酬与补偿。卫生服务提供者寻求报酬与补偿的过程属于广义的卫生筹资。

(2) 卫生服务使用者：包括接受医疗照顾的病人，接受预防服务和妇幼保健、老年保健、健康教育以及其他公共卫生服务的健康人群、企业、社会团体等。卫生服务具有公益性，以保护公共利益为己任的各级政府是卫生服务最大的购买者，为使用卫生服务，卫生服务的使用者和购买者需要寻求资金，由此产生卫生筹资。

(3) 卫生服务融资者：包括各类医疗保险、健康保险机构以及某些社会法人团体、私人机构等。卫生服务的融资者通过保险机制筹集资金，在保险对象消费卫生服务的时候，负责支付费用，从而与卫生服务的提供者发生资金往来关系。

2. 预算补偿或收费补偿

由政府财政部门纳入财政预算，根据卫生机构的实际需要，制订一定的标准，补偿其费用消耗称为预算补偿或财政预算补偿。预算补偿可分为全额预算制和差额预算制。全额预算制是指卫生机构的一切开支均由政府支付。差额预算制是指卫生机构的开支首先由卫生机构组织经营活动，然后按照提供服务的数量与质量收取一定费用补偿。按照差额预算支付方法的不同，可分为定额补助、定项补助与专项补助等多种形式。

收费补偿是指卫生机构按照提供服务品种的数量与质量，向直接使用卫生服务的对象或费用的支付者收取服务费用的补偿形式。

（二）卫生资金的利用

1. 资金使用的效率　资金使用的效率是指评价费用消费与卫生业务活动数量之间的关系。如，某病种住院医疗费用。

2. 资金使用的效果　少花钱治好病是资金使用的效果评价标准。

3. 资金使用的社会影响　卫生资源的使用本身只是手段，努力提高资金使用的社会影响才是目的，不同的学科使用不同的方法评价卫生工作的社会影响，卫生经济学常常使用投资效益和投资效用两种评价方法。

第三节　卫生机构经济管理

一、卫生机构财务管理

卫生机构财务管理是指卫生机构对单位资金的筹集、使用和分配，进行计划、调节控制和监督管理工作，使卫生机构形成有利于节约卫生资源、降低成本、低投入、高产出、高效益的经营管理机制。

（一）预算管理

卫生机构预算管理是国家预算的重要组成部分。卫生机构的预算管理贯穿于单位预算编制和执行的全过程，是卫生机构进行各项财物活动的前提和依据。强化卫生机构的预算管理，有利于从资金上保证机构各项业务活动，有利于规范和控制机构的财务活动，有利于提高卫生工作的社会效益和经济效益。

（二）收入管理

卫生机构的收入是指单位为开展业务及其他活动依法取得的非偿还性资金。

1. 收入的分类

（1）财政补助收入：指卫生机构直接从财政部门取得的各类事业经费，包括正常经费和专项资金。财政补助收入不包括国家对事业单位的基本建设投资。

（2）上级补助收入：指卫生机构从主管部门和上级单位取得的非财政补助收入。

（3）事业收入：指卫生机构通过开展业务活动及其辅助活动取得的收入。包括医疗收入、药品收入以及其他收入。

（4）经营收入：指事业单位在专业业务活动及其辅助活动之外开展非独立核算经营活动取得的收入。

（5）附属单位上缴收入：指事业单位附属独立核算单位按有关规定上缴的收入。包括附属的事业单位上缴的收入和附属的企业上缴的利润等。

（6）其他收入是指上述范围以外的各项收入，如投资效益、利息收入、捐赠等。

2. 卫生机构收入管理要求

（1）实行收入统管：事业单位的各项收入全部纳入单位预算，统一核算和管理。

（2）充分利用现有条件积极组织收入：卫生机构要充分利用人才、技术、设备等条件，拓展服务范围，开展各种收入活动，不断扩大财源，增强自我发展能力。

（3）正确处理社会效益与经济效益的关系：在组织收入活动中，必须将社会效益放在首位，把经济效益与社会效益统一起来，在追求社会效益的同时获得较好的经济效益，不能单纯追求经济效益而忽视社会效益。

（4）保证收入的合法性和合理性：所谓合法性，就是依法办事。所谓合理性，就是要从我国的实际出发，取之得当，用之合理。

（三）支出管理

卫生事业支出是指卫生机构开展业务及其他活动发生的资金耗费和损失。

1. 卫生事业支出的内容

包括事业支出、经营支出、对附属单位的补助支出和上缴上级支出。

2. 卫生机构支出管理的原则和要求

（1）严格按照国家财政财务制度和财经纪律；

（2）严格按照批准的预算办理支出；

（3）分清轻重缓急，合理分配各项支出的比例；

（4）划清支出的范围和界限；

（5）加强重点支出的管理，包括加强业务支出和经营支出的管理。

（四）卫生机构专用基金的管理

专用基金的管理应遵循“先提后用、专设账户、专款专用”的原则。

（五）资产管理

卫生机构的资产管理是对流动资产、固定资产、无形资产和对外投资的管理。

（六）负债管理

卫生机构的负债是指单位所承担的能以货币计量，需要以资产或者劳务偿还的债务，即负债是指卫生机构资产总额中属于债权人的那部分权益，它代表的是单位对其债权人所应承担的全部经济责任。卫生机构应当对不同性质的负债分别管理，及时清理并按照规定办理结算，保证各项负债在规定期限内归还。

（七）卫生机构清算的管理

卫生机构的清算是指在单位划转以及撤并时处理未了事宜，收取债权，清理债务，并对剩余财产进行分配等一系列程序。

卫生机构清算管理包括：

（1）成立清算机构：卫生机构在划转撤并时，应当成立清算机构。清算机构要行使制订清算方案、清理单位财产、处理未完业务、清理债权和债务、处理剩余财产等职能。

（2）卫生机构清算的管理要求：包括以下三个方面的内容：一是应当接受财政部门、国有资产部门和主管部门的监督指导；二是应按规定开展清算的各项工作，包括对单位的财产、债权和债务等进行全面清查；三是提出解决并妥善处理单位的各项遗留问题及有关善后工作的方案。

（3）划转撤并的事业单位，清算后资产的处理与分配，经主管部门审核并报国有资产管理部门和财政部门批准，按有关规定处理。

（八）卫生机构财务分析

卫生机构财务分析是指根据国家的政策法规和批准的事业计划，运用财务年报、统计数据和其他相关材料，对一定时期内单位财务活动和经济活动过程进行比较、分析和研究，并进行总结，做出正确评价的一种方法。

1. 财务分析的分类

（1）按时间分类：分为定期分析与不定期分析。定期分析一般按年度、季度、月份进行，比较固定。不定期分析指在经济活动过程中，对出现的问题，随时进行分析，以利及时查明问题，加以改进。

（2）按分析范围分类：分为全面分析、专题分析与典型分析。全面分析是对一定时期内的财务收支、资金活动进行全面分析，一般适用于年度决算分析；专题分析是指需要对某一重要问题进行重点深入的分析，是全面分析的继续与深化；典型分析是指对某一典型事例进行细致的分析，以便总结经验教训，指导面上工作。

2. 财务分析的方法

（1）比较分析法：是将两个或两个以上相关指标进行对比，测算出相互间的差异，从中进行分析比较，找出产生差异的主要原因的一种分析方法。

（2）平衡分析法：是根据财务活动具有平衡关系的经济指标间的依存关系，观察经济活动是否协调、平衡的一种分析方法。

（3）结构分析法：是通过计算某一经济指标各组成部分所占总体的比重，研究经济指标结构变化情况以及是否合理的一种分析方法。

（4）因素分析法：是测定与财务指标相关因素影响程度的一种方法。由于各因素与财务指标之间的关系不同，因素分析法包括连环替代法、差额计算法、因素直接对比法、投入产出法以及综合评分法等。连环替代法是最基本的因素分析方法，是根据财务指标与其影响因素的依存关系，从数值上测定各因素对分析指标差异影响程度的方法。

二、医疗卫生机构成本核算

（一）基本概念

1. 医疗成本

医疗成本是医疗单位在医疗服务过程中所消耗的物质资料价值和必要劳动价值的货币表现。

2. 医疗成本构成

医疗成本由六大类成本构成。

（1）劳务费：卫生服务机构职工和临时雇佣工所获得的劳务报酬，包括工资、补贴、奖金及各种福利、社会保障费等。

（2）公务费：包括办公费、差旅费、邮电费、宣传费等。

（3）业务费：包括水费、电费、燃料费、医疗印刷品费、清洁洗涤费、职工培训费以及业务招待费等。

（4）低值易耗品：包括各种低值易耗品的破损、报废消耗费。

（5）卫生材料费：包括化学试剂、X线片、氧气费、血液费、消毒类材料、敷料类材料等。

（6）固定资产折旧及大修理基金提成：包括房屋、设备、家具等固定资产折旧。

3. 医疗成本分类

(1) 按成本的计入方法分类：分为直接成本与间接成本。直接成本是指直接用于医疗服务活动的消耗。间接成本是指为医疗部门服务的行政管理、后勤供应等消耗。

(2) 按成本与医疗业务量的关系进行分类：分为固定成本、变动成本和混合成本。固定成本是指与医疗业务量变化关系不大的成本。变动成本是指随着医疗业务量的变化其成本总额也随之变动的成本。混合成本是指包括半固定成本和半变动成本两部分。

(3) 按成本的计入范围分类：分为完全成本和不完全成本。完全成本是指医疗服务活动中消耗的所有成本。不完全成本是指在医疗活动中所计入的部分成本。

(4) 按成本的可控性分类：分为可控成本与不可控成本。可控成本是指某个部门或某个人的责任范围内能够加以控制的成本。不可控成本是指一个部门或个人在责任范围内不能加以控制的成本。

(二) 成本核算

1. 医疗成本核算的要求

(1) 建立健全管理体制：制定规章制度，明确各级、各部门的权限和职责，落实管理责任制。

(2) 完善经济信息管理系统：信息资料的准确性，直接关系到成本的准确性，应尽早完善经济信息管理系统。

(3) 制订科学、合理的成本管理办法：按照责权发生制的原则正确计算成本。

2. 医疗成本核算方法

(1) 科室成本核算

1) 确定成本核算对象：在医疗业务部门，要求按服务项目计算劳务成本或按病种计算成本；药品销售部门计算药品流转费；制剂加工部门按加工品种计算产品成本；辅助部门以及管理部门要求计算部门费用，最终分摊到上述三个部门中。在计算医疗业务成本时，将医院科室分为两类：即项目科室和非项目科室。项目科室指直接为病人提供服务的临床医技科室，如内、外、妇、儿等病区及各医技科室。非项目科室是指那些间接为病人提供服务的科室，如行政部门等。

2) 成本的归集和计算：以项目科室与非项目科室为对象归集六大类成本，得到直接成本。非项目科室的直接成本按照不同的分摊系数在各非项目科室间分摊，然后将分摊后的成本按照不同的分摊系数再分摊到各项目科室中，构成项目科室的间接成本。项目科室总成本为直接成本与间接成本之和。

3) 分摊系数的确立：分摊系数的制定和采用以全院情况为背景，根据受益原则（即谁受益谁分摊，多受益多分摊，不受益不分摊）确立分摊系数。具体分摊程序为：确定适当的分摊单位，如职工人数或病床数；计算每个分摊单位的成本；计算各科室的分摊间接成本，即：科室分摊间接成本＝科室分配单位数×各分配单位的成本。

(2) 项目成本核算：项目成本核算是基于科室成本核算的基础上，加上分摊的间接成本，在科室所提供的各类服务项目间进行分配。

(3) 病种成本核算：是以病种为核算对象进行归集与分配费用，计算出每一病种成本的方法。

三、卫生机构经营管理与评价

卫生机构经营管理是遵循社会主义经济规律，根据社会及人民群众对医疗卫生的需求，与社会主义医疗市场相适应，为满足广大居民的医疗卫生保健，为维护和增强人民身体健康，促进卫生事业发展而进行的一系列经营管理活动。

（一）卫生机构经营管理类型

1. 全额预算单位的经营管理　按财政规定，经费包干，结余归单位，超支不补。

2. 差额预算单位的经营管理　实行核定收支，增收节支留用，减收超支不补的办法。

3. 卫生服务经营责任制　是在国家计划和政策指导下，以提高社会效益和经济效益为目的，合理规定国家、医疗卫生机构、卫生工作人员的责、权、利关系，同时兼顾国家、集体、个人及患者四方经济利益的经营管理制度。主要形式为：技术经济责任制、岗位责任制、经营承包责任制以及租赁经营责任制。

（二）卫生机构管理评价

1. 卫生机构经营管理评价原则

(1) 坚持社会效益第一的原则：卫生机构的经营管理要把社会效益放在首位，以体现社会主义公益事业的特点。

(2) 评价指标合理与评价方法科学的原则：评价指标体系的建立和评价方法的确定是搞好卫生机构经营管理的两个前提。只有将合理的评价指标和科学可信的评价方法有机地结合起来，评价才具有科学性和可靠性。经营管理评价指标应简明，评价方法应灵活。评价指标灵活性是指在评价中，应结合不同机构的具体情况，采用不同的评价指标，使用不同的方法，使评价指标能真实地反映单位的成绩和职工的贡献。简明性是指制订经营目标时，尽量用数据来反映经营情况。各种指标体系的计算要简明扼要，一目了然，具有可操作性。

(3) 近期效果评价与远期效果评价结合的原则：卫生机构中有些机构如卫生防疫机构的工作不是短期能看到的，有些要经过几年甚至十几年才能有成果，所以评价中要防止短期行为，坚持近期效果评价与远期效果评价结合的原则。

2. 卫生机构经营管理评价指标体系

卫生机构经营管理评价是一项复杂的系统工程。通过进行科学的分析研究、专家咨询、可行性论证，制定出科学的、具有良好操作性的指标体系。医院综合效益评价指标体系见图14-1。

四、医药分开核算与分别管理

（一）医药分开核算与分别管理的意义

医药分开核算、分别管理是我国城镇职工医疗保障制度改革的一项配套措施和一项重要的卫生经济政策，实行医药分开核算、分别管理，具有重要的经济、社会和业务技术意义。医疗机构实行医药分开核算、分别管理，目的是规范医疗行为，促进医疗机构因病施治、合理用药和收入结构的调整，完善医疗机构补偿机制，降低药品收入在医院收入中所占的比重，促使医疗机构为群众提供优质、经济的医疗服务。

我国医疗机构的经济补偿渠道包括财政补助、医疗服务价格补偿和药品加成收入补偿三个来源。20世纪80年代以来，我国财政实行“分灶吃饭”管理体制后，很多地方改变了过

- 医院评价指标体系
  - 业务评价指标
    - 工作效率指标
      - 人均门诊量
      - 人均出院量
      - 人均手术量
      - 设备使用率
      - 病床周转次数
      - 平均住院日
    - 工作质量指标
      - 服务满意率
      - 病种医疗转归
      - 医疗安全
      - 入出院诊断符合率
      - 手术前后诊断符合率
      - 甲级病案率
      - 科研成果评分
  - 经济评价指标
    - 收支评价指标
      - 人均业务收入
      - 人均业务支出
      - 医疗收益率
      - 药品收益率
    - 病人费用指标
      - 平均门诊、急诊人次费用
      - 平均门诊、急诊人次药费
      - 平均出院病人医疗费用
      - 平均出院病人中、西药费
    - 资源利用指标
      - 资产收益率
      - 流动资金周转次数
    - 发展投入指标—固定资产增值率

图 14-1　医院综合效益评价指标体系

去对医疗机构人员工资的补助办法，补助水平相对下降。在医疗服务价格方面，受多种因素的影响，价格始终低于医疗成本，特别是医疗技术劳务性服务价格大大低于成本，严重影响了卫生事业的发展和医疗服务的提供。由于上述两方面原因，药品加成收入就成为医疗机构主要补偿渠道。为了完善医疗机构补偿机制，消除医疗机构过度依赖药品收入带来的弊端，逐步降低药品收入占医疗机构业务收入的比重，逐步使药品的收益与医院的直接利益脱钩，从经济机制上促使医院和医生合理进药、合理用药，避免浪费。

（二）医药分开核算、分别管理的要求

医疗机构医疗收支和药品收支实行分开核算、分别管理，是指医疗机构对医疗收支和药品收支在会计核算上实行分开核算，在财务管理与分配上进行分别管理。其具体要求是，医院要严格按照医院财务制度和会计制度的要求，对医疗收支和药品收支进行分开核算，属于医疗或药品的收入分别记入医疗收入或药品收入账户，属于医疗或药品的支出分别记入医疗或药品支出账户。要严格按规定分摊辅助费用和管理费用，合理核算医疗和药品的盈亏。医院药品的收支差额即药品纯收入，主要用于弥补医疗服务因财政补助不足和医疗服务收入不抵支造成的亏损。医院在结余分配以前应将医院取得的药品纯收入先冲抵医疗服务亏损，仍有结余才可以安排各项专用基金，用于改善就医条件，维持医院的正常运转。在财政补助和医疗服务价格逐步到位的情况下，医疗机构的药品加成纯收入在弥补医疗服务价格亏损后，可上交卫生行政主管部门，作为调节资金用于卫生资源的宏观调控。药品收入超定额部分要上缴。

第四节　卫生服务机构经济运行机制

一、卫生服务补偿机制

（一）医疗卫生服务的补偿渠道

1. 市场经营补偿　市场经营补偿是指以医疗机构提供医疗服务过程中实际发生的劳动消耗为基础，确定服务项目的成本与收费标准。然后，按医疗机构实际提供的服务项目、人次、床日数等，分等分级计价收费，以服务收入抵偿劳动消耗。实行这种收费补偿模式的运行机制是“以产换收”，其优点在于促进医疗机构增强经营活力，主动面向市场，强化管理，注重工作效率，化解供求矛盾。但是，实行这种补偿方式，也有可能导致医疗机构和职工追求利益最大化，诱导医疗消费，造成卫生资源的浪费。

2. 预算补偿　预算补偿是指有政府财政部门直接给医疗机构拨付一定的预算经费。采取这种补偿形式的运行机制“按收定产、量入为出”。在纯粹的预算补偿模式下，医疗机构对社会成员提供服务，实际上是社会福利产品分配。这类补偿模式的优点在于：宏观上比较容易控制社会卫生总费用及其增长速度，同时也有利于低收入阶层能比较公平地获得基本医疗服务。但是，这种补偿模式会造成工作效率低下，供求矛盾上升。

3. 双重复合补偿　这种补偿模式即为前两类补偿的有机结合。在补偿机制和行为特征上表现为目标多元化和行为多样化，它能发挥前两类补偿模式之长。在实践中，符合补偿模式常常随着补偿条件的变化而发生明显的利益倾斜。当预算补偿作为补偿主要渠道时，医疗机构的行为主要表现为“等、靠、要”的依赖思想；当劳务经营收入成为主要补偿渠道时，医疗机构则会自动转向过度提供医疗服务和药品。

（二）医疗服务补偿存在的主要问题

1. 医疗劳务收入偏低　医疗劳务服务收费标准过低，医院补偿不足，严重地挫伤了医务人员服务的积极性，也不利于医院的经济管理。

2. 高新仪器配备、利用过多　高新仪器的快速引进与高新大型医疗设备的收费标准与消耗成本收费政策有关。由于医院面临严重的补偿不足，利益驱动机制使他们想方设法竞相购置高、精、尖设备。在此情况下，设备重复购置，设备相对闲置，检查阳性率下降，乱检查、重复检查现象屡见不鲜，屡禁不止。虽然在一定程度上解决了部分补偿不足的问题，但造成了卫生资源的严重浪费。

3. 药品收入增长速度过快　医院补偿不足和多卖药多收入的利益机制，一定程度上使医院和医生扩大用药范围，提高用药档次，使用贵重、进口药物，开大处方，过度追求用药的加成收入。多用药多得利的经营机制，造成了我国有限的卫生资源极大浪费，出现卫生资源不足和严重浪费同时并存的现象。医疗费用急剧上升，增加了国家、单位和患者的不合理经济负担。

（三）建立健全医疗机构的费用补偿机制

为了充分发挥医疗服务补偿对卫生事业发展的保证和促进作用，医疗服务补偿要体现医疗服务自身的劳动价值和国家政策，医疗机构只有获得合理的补偿，才能满足其生存和发展的需要，满足广大群众的医疗需求。为此必须建立健全医疗机构的费用补偿机制。

1. 实施“总量控制、结构调整”政策　总量控制是指在特定的历史时期内，卫生行政部门对医疗机构医疗费用的增长速度规定上限。总量是一个与社会发展相适应的总量。总量过高，不符合社会经济环境，医疗服务社会结构不合理，导致过度或超前的医疗消费需求，社会总体资源配置效率不高；总量过低，影响卫生事业的健康发展，人民的医疗需求得不到有效满足。只有保持医疗费用总量与社会经济发展水平协调发展，才能保持医疗卫生事业的健康发展。

结构调整是卫生资源的内部配置，是寻求有限资源的最大效益。通过结构调整，提高部分长期以来偏低的收费，以接近医疗服务成本；同时，严格控制药费增长，坚持合理用药，降低药品收入的比重，下调 CT 等大型医疗仪器的收费，从机制上控制医院的乱用药、乱检查行为，引导医院减少卫生资源的浪费。

2. 建立政府主导的多元卫生投入机制　明确政府、社会与个人的卫生投入责任。确立政府在提供公共卫生和基本医疗服务中的主导地位。公共卫生服务主要通过政府筹资，向城乡居民均等化提供。基本医疗服务由政府、社会和个人三方合理分担费用。特需医疗服务由个人直接付费或通过商业健康保险支付。

3. 建立和完善政府卫生投入机制　中央政府和地方政府都要增加对卫生的投入，并兼顾供给方和需求方。逐步提高政府卫生投入占卫生总费用的比重，使居民个人基本医疗卫生费用负担有效减轻；政府卫生投入增长幅度要高于经常性财政支出的增长幅度，使政府卫生投入占经常性财政支出的比重逐步提高。新增政府卫生投入重点用于支持公共卫生、农村卫生、城市社区卫生和基本医疗保障。

按照分级负担的原则合理划分中央和地方各级政府卫生投入责任。地方政府承担主要责任，中央政府主要对国家免疫规划、跨地区的重大传染疾病预防控制等公共卫生、城乡居民的基本医疗保障以及有关公立医疗卫生机构建设等给予补助。加大中央、省级财政对困难地区的专项转移支付力度。

4. 完善政府对公共卫生的投入机制　专业公共卫生服务机构的人员经费、发展建设和业务经费由政府全额安排，按照规定取得的服务收入上缴财政专户或纳入预算管理。逐步提高人均公共卫生经费，健全公共卫生服务经费保障机制。

5. 完善政府对城乡基层医疗卫生机构的投入机制　政府负责其举办的乡镇卫生院、城市社区卫生服务中心（站）按国家规定核定的基本建设经费、设备购置经费、人员经费和其承担公共卫生服务的业务经费，使其正常运行。对包括社会力量举办的所有乡镇卫生院和城市社区卫生服务机构，各地都可采取购买服务等方式核定政府补助。支持村卫生室建设，对乡村医生承担的公共卫生服务等任务给予合理补助。

6. 落实公立医院政府补助政策　逐步加大政府投入，主要用于基本建设和设备购置、扶持重点学科发展、符合国家规定的离退休人员费用和补贴政策性亏损等，对承担的公共卫生服务等任务给予专项补助，形成规范合理的公立医院政府投入机制。对中医院（民族医院）、传染病院、精神病院、职业病防治院、妇产医院和儿童医院等在投入政策上予以倾斜。

严格控制公立医院建设规模、标准和贷款行为。

7. 完善政府对基本医疗保障的投入机制　政府提供必要的资金支持新型农村合作医疗、城镇居民基本医疗保险、城镇职工基本医疗保险和城乡医疗救助制度的建立和完善。保证相关经办机构正常经费。

8. 鼓励和引导社会资本发展医疗卫生事业　积极促进非公立医疗卫生机构发展，形成投资主体多元化、投资方式多样化的办医体制。抓紧制定和完善有关政策法规，规范社会资本包括境外资本兴办医疗机构的准入条件，完善公平公正的行业管理政策。鼓励社会资本依法兴办非盈利性医疗机构。国家制定公立医院改制的指导性意见，积极引导社会资本以多种方式参与包括国有企业所办医院在内的部分公立医院改制重组。稳步推进公立医院改制的试点，适度降低公立医疗机构比重，形成公立医院与非公立医院相互促进、共同发展的格局。支持有资质人员依法开业，方便群众就医。完善医疗机构分类管理政策和税收优惠政策。依法加强对社会力量办医的监管。

二、卫生服务价格管理

医疗卫生服务价格政策的合理与否，将直接影响卫生事业的发展，医疗卫生服务价格应加强管理。

（一）医疗卫生服务价格存在的主要问题

1. 医疗服务收费标准总体来说低于成本　长期以来医疗服务收费是低于成本的。考虑到群众的承受能力，虽调整过收费标准，仍不能补偿医疗卫生服务的成本消耗。加上国家拨款不足，财政补贴的减少，在医疗费用不断上涨的情况下，医疗机构经营发生困难。

2. 卫生行业内部收费比价不合理　如挂号费、病床费、手术费等没有完全体现不同医院技术水平之间的收费差别。

3. 技术劳务的价值没有充分体现　在综合性医院，属于医疗劳务项目的成本收费仅占总收入的百分之十几。在劳务补偿不足时，又实行不含劳务的定价政策，造成了卫生服务价格低于成本。

4. 卫生服务低价格政策带来的困境　低价格会刺激过度需求抑制有效供给，从而导致政策性亏损大，使财政补贴负担越来越重，最终形成政府增加投入困难，医院非正常补偿行为日益严重。

5. 卫生服务价格的制定缺乏科学方法和依据　这是由于对卫生服务机构规模经济研究不充分，成本核算体系不健全、不完善，使卫生服务价格调整和制定带有不同程度的主观随意性。

6. 价格管理体制僵化　医疗卫生服务价格调整不及时、不到位，总是滞后，使卫生服务处于亏本经营状态。在价格管理权限上也不适应要求，缺乏适时调控能力。

（二）卫生服务价格改革的目标和原则

改革目标是建立健全医疗卫生服务收费管理体制，理顺价格体系，规范收费行为，使医疗卫生服务收费规范化和法制化。

卫生服务价格体制改革的原则：不以盈利为目的，服从于党和国家卫生工作的总目标，保障人民群众的基本卫生服务需要，兼顾满足不同层次的卫生服务需求，坚持把社会效益放在首位，同时讲究经济效益，既考虑群众的经济负担能力及相关事项的收费水平，又使医疗卫生机构通过良好的服务而得到应有的补偿。

（三）医疗服务价格改革的主要内容

1. 规范医疗服务价格管理　对非营利性医疗机构提供的基本医疗服务，实行政府指导价，其余由医疗机构自主定价。中央政府负责制定医疗服务价格政策及项目、定价原则及方法；省或市级价格主管部门会同卫生、人力资源社会保障部门核定基本医疗服务指导价格。基本医疗服务价格按照扣除财政补助的服务成本制定，体现医疗服务合理成本和技术劳务价值。不同级别的医疗机构和医生提供的服务，实行分级定价。规范公立医疗机构收费项目和标准，研究探索按病种收费等收费方式改革。建立医用设备仪器价格监测、检查治疗服务成本监审及其价格定期调整制度。

2. 改革药品价格形成机制　合理调整政府定价范围，改进定价方法，提高透明度，利用价格杠杆鼓励企业自主创新，促进国家基本药物的生产和使用。对新药和专利药品逐步实行定价前药物经济性评价制度。对仿制药品实行后上市价格从低定价制度，抑制低水平重复建设。严格控制药品流通环节差价率。对医院销售药品开展差别加价、收取药事服务费等试点，引导医院合理用药。加强医用耗材及植（介）入类医疗器械流通和使用环节价格的控制和管理。健全医药价格监测体系，规范企业自主定价行为。

3. 积极探索建立医疗保险经办机构与医疗机构、药品供应商的谈判机制，发挥医疗保障对医疗服务和药品费用的制约作用。

三、卫生服务机构内部管理及自我约束机制

（一）卫生服务机构内部管理

《中共中央国务院关于深化医药卫生体制改革的意见》指出：推进公立医院管理体制改革。从有利于强化公立医院公益性和政府有效监管出发，积极探索政事分开、管办分开的多种实现形式。进一步转变政府职能，卫生行政部门主要承担卫生发展规划、资格准入、规范标准、服务监管等行业管理职能，其他有关部门按照各自职能进行管理和提供服务。落实公立医院独立法人地位。

建立高效规范的医药卫生机构运行机制。公共卫生机构收支全部纳入预算管理。按照承担的职责任务，由政府合理确定人员编制、工资水平和经费标准，明确各类人员岗位职责，严格人员准入，加强绩效考核，建立能进能出的用人制度，提高工作效率和服务质量。

转变基层医疗卫生机构运行机制。政府举办的城市社区卫生服务中心（站）和乡镇卫生院等基层医疗卫生机构，要严格界定服务功能，明确规定使用适宜技术、适宜设备和基本药物，为广大群众提供低成本服务，维护公益性质。要严格核定人员编制，实行人员聘用制，建立能进能出和激励有效的人力资源管理制度。要明确收支范围和标准，实行核定任务、核定收支、绩效考核补助的财务管理办法，并探索实行收支两条线、公共卫生和医疗保障经费的总额预付等多种行之有效的管理办法，严格收支预算管理，提高资金使用效益。要改革药品加成政策，实行药品零差率销售。加强和完善内部管理，建立以服务质量为核心、以岗位责任与绩效为基础的考核和激励制度，形成保障公平效率的长效机制。

建立规范的公立医院运行机制。公立医院要遵循公益性质和社会效益原则，坚持以病人为中心，优化服务流程，规范用药、检查和医疗行为。深化运行机制改革，建立和完善医院法人治理结构，明确所有者和管理者的责权，形成决策、执行、监督相互制衡，有责任、有激励、有约束、有竞争、有活力的机制。推进医药分开，积极探索多种有效方式逐步改革以药养医的机制。通过实行药品购销差别加价、设立药事服务费等多种方式逐步改革或取消药

品加成政策，同时采取适当调整医疗服务价格、增加政府投入、改革支付方式等措施完善公立医院补偿机制。进一步完善财务、会计管理制度，严格预算管理，加强财务监管和运行监督。地方可结合本地实际，对有条件的医院开展“核定收支、以收抵支、超收上缴、差额补助、奖惩分明”等多种管理办法的试点。改革人事制度，完善分配激励机制，推行聘用制度和岗位管理制度，严格工资总额管理，实行以服务质量及岗位工作量为主的综合绩效考核和岗位绩效工资制度，有效调动医务人员的积极性。

（二）卫生服务机构自我约束机制

完善约束机制是指既能促使单位的经营充满生机和活力，又能有效地约束自身的行为，长期发展。卫生机构的自我约束手段包括：

1. 经济约束　要求卫生机构必须确定经济目标，保证以自己的收入来补偿支出或消耗，以防止长期收不抵支，债台高筑。要求医疗卫生机构必须注重资金的积累，力求增收节支，并根据市场供求、价格、竞争的变动状况来及时调节自身的经营策略，维护自身的经济利益。要求卫生机构具备独自承担经营风险的能力，利用借款和贷款经营，要根据自身抗风险的能力科学核定数额，不能盲目进行。卫生机构必须制定严格的财务制度，并对卫生服务项目进行认真的经济核算。

2. 责任约束　责任约束是通过建立严格的规章制度来实现的。目的是通过有效的经营和管理，来获得良好的社会效益和经济效益。有效的责任约束，要求卫生机构要建立健全岗位责任制，明确各类人员所担负的工作范围和应负的责任，使各个部门、各个科室，每个人按照明确的职责分工协作，以建立起科学、合理、有效的工作秩序，进一步完善技术规范，使技术岗位的每一个环节都有技术规范要求，并建立相应的质量控制体系。

3. 加强单位外部的行政约束　医疗卫生机构要认真执行国家法律、法规和卫生行政部门制定的方针和政策，用法律、法规和政策约束管理经营行为，做到有令则行，有禁必止。要注重社会组织的监督作用，定期向机关、团体、厂矿企业等单位征询意见。并接受物价、财政、计量、税务等有关部门的监督和社会舆论的监督。通过行政约束，来维护卫生机构的良好形象。

思考题

1. 什么是卫生经济管理？
2. 简述卫生总费用的概念、卫生费用的构成及意义。
3. 医疗成本核算的要求与方法有哪些？
4. 试述医疗卫生机构经济管理的主要内容。

（李　伟）

第十五章　卫生法制管理

内容提要

卫生法的概念，卫生法制管理的意义，我国卫生行政执法监督的依据，卫生法制管理的范围。卫生法实施的概念，卫生法的效力范围，卫生行政执法的主体及行为类型，违犯卫生法的法律责任。卫生监督的特征、分类及监督的主体，卫生监督行为的效力。

第一节　卫生法概述

一、卫生法的概念

卫生法（Health law）是指在调整和保护人体生命健康活动中形成的各种社会关系的法律规范的总称。卫生法是行政法法律部门的组成部分，属于特殊行政法。

卫生法有狭义和广义之分。狭义的卫生法，仅指由全国人民代表大会及其常务委员会所制定的各种卫生法律；广义的卫生法，不仅包括狭义的卫生法，而且也包括被授权的其他国家机关制定、颁布的从属于卫生法律的在其所辖范围内普遍有效的法规和规章。如卫生条例、规则、决定、指示、标准、章程、办法等，还包括宪法和其他法律部门有关卫生法规的内容，本书所述卫生法属于广义范畴。

二、卫生法制管理的意义

广大医务工作者和所有药品、食品、工业企业的生产经营者的自觉守法和卫生行政机关、卫生监督机关工作人员的认真执法，构成了卫生法实施的全部内容。它将对卫生事业的发展产生重大的意义。

1. 保证国家卫生政策的实现，也加快了卫生法律体系的完善进程　卫生行政部门根据卫生法律法规依法行政，可以使党和国家的卫生政策具体化、法制化，切实保护公民和社会组织的合法权益。在卫生法实施过程中也会暴露出法律不健全、不配套、不完善的情况，这将有助于根据需要和条件提出新的法律，有利于卫生法建设成为具有相对稳定性、明确规范性和国家强制性的法律条文。

2. 保护人民群众的生命健康，维护社会生态环境　制定和实施卫生法的根本目的，就在于保护人民的身体健康和生命安全。同时卫生法的实施还能促使企业加强自身管理，保证安全生产、防止污染、防止疾病传播。这样，卫生法的制定和实施就起到了使每个公民都依法享有改善卫生条件、获得基本医疗保健的权利，维护和改善生态环境的作用。

3. 促进卫生事业发展，推动医学科学的进步　卫生法律法规使医疗卫生事业从行政管理上升到法制管理，从一般技术规范和医德规范上升到法律规范，为医学科学的进步和发展提供了强有力的法律保障，对于提高医疗质量，保障卫生体制的改革，增强人们的法制观念，促进精神文明建设都有着十分重要的意义。同时，卫生执法部门还会协同其他部门协调全局的卫生管理，使我国的医疗市场更加规范、经营有秩序、竞争更公平，促进了医学科学技术和卫生事业的发展。

4. 促进国际卫生交流与合作　随着我国改革开放的不断深入，我国与世界很多国家的交流日益频繁，卫生法为国家间的各种技术、物品的交流提供了行为准则和标准尺度。一方面维护我国主权和其他合法权益，保护了我国公民的健康；另一方面促进了国际卫生交流和合作。

三、我国卫生行政执法监督的依据

卫生执法监督在某种意义上就是卫生监督主体把卫生法律、规范适用于社会生活中的卫生领域，依法处理具体卫生行政事务的行政执法行为。因此，卫生监督行为必须依法进行，以国家的法律、法规作为依据。卫生执法监督的法律依据是指卫生监督主体在卫生监督活动中必须始终遵照执行的我国法律、法规的总和。卫生监督行为的科学技术性决定了卫生监督主体在卫生监督中必须遵循相应的卫生标准依据，执行国家制订的卫生技术性规范。目前，我国卫生执法监督的法律依据和技术依据主要有以下表现形式：

（一）宪法（constitution）

宪法是我国的根本大法，它是由国家最高权力机关——全国人民代表大会依照法定程序制定的具有最高法律效力的规范性文件，是其他一切法规制定的依据，也是我国卫生法的根本渊源。它在卫生法律体系中具有最高的法律效力，任何法律法规的规定与宪法相抵触时，都要遵循宪法的规定

（二）卫生法律

卫生法是行政法法律部门的特殊行政法，由全国人民代表大会及其常务委员会依法制定的调整我国医学法律关系的规范性法律文件，它的法律效力仅次于宪法。我国改革开放以来已颁布 11 部卫生法律（表 15-1）。

表 15-1　中国现行卫生法律及卫生监督机关设置情况

法律名称	通过时间	实施时间	卫生监督机关
中华人民共和国食品安全法	2009.2.28	2009.6.1	县级以上卫生行政、农业行政、质量监督、工商行政管理、食品药品监督管理部门。
中华人民共和国传染病防治法	2004.8.28 修订通过	2004.12.1	卫生行政部门
中华人民共和国国境卫生检疫法	1986.12.2	1987.5.1	国境卫生检疫机关
中华人民共和国药品管理法	1984.9.20 通过 2001.2.28 修订通过	2001.12.1	省级以上药品监督管理部门及相关部门

续表

法律名称	通过时间	实施时间	卫生监督机关
中华人民共和国母婴保健法	1994.10.27	1995.6.1	卫生行政部门
中华人民共和国献血法	1997.12.29	1998.10.1	卫生行政部门
中华人民共和国执业医师法	1998.6.26	1999.5.1	卫生行政部门
中华人民共和国职业病防治法	2001.10.27	2002.5.1	卫生行政部门
中华人民共和国人口与计划生育法	2001.12.29	2002.9.1	人口和计划生育委员会
中华人民共和国安全生产法	2002.6.29	2002.11.1	国务院和地方各级人民政府负责安全生产监督管理的部门及相关部门

（三）卫生行政法规

卫生行政法规是由国家最高行政机关国务院根据宪法和法律制定颁布的。它既是卫生法的渊源之一，也是下级卫生行政部门制定各种卫生行政管理规章的依据。我国目前主要的卫生行政法规有37部。如：《医疗机构管理条例》、《突发公共卫生事件应急条例》、《公共场所卫生管理条例》、《医疗事故处理条例》、《中华人民共和国护士管理办法》等等，以及与上述法律法规相应的一系列配套规定。

（四）卫生部门规章

卫生部门规章是国务院卫生行政部门、承担医药卫生管理职能的其他部门如国家计划生育委员会等机关制定、发布的规范性法律文件。截至目前，卫生部制定印发了《处方管理办法》等200余件部门规章。

（五）地方性卫生法规和规章

地方性卫生法规是指省、自治区、直辖市以及省会所在地的市或经国务院批准的较大的市人民代表大会及其常务委员会依法制定、批准的规范性法律文件。地方性卫生法规可在本行政区域内发生法律效力。地方性卫生法规的作用在于使宪法、卫生法律、卫生行政法规得以有效实施，解决卫生法律、卫生行政法规不能独立解决或暂时不宜由中央解决的问题，如《江苏省职业病防治条例》。地方性卫生法规在推进本地方卫生事业的发展、为全国性卫生立法积累经验等方面具有重要的意义。

地方性卫生规章是指省、自治区、直辖市以及省会所在地的市或经国务院批准的较大的市人民政府，依法在其职责范围内制定、发布的卫生管理方面的规范性法律文件。地方性卫生规章仅在本地方有效，其法律效力低于宪法、卫生法律、卫生行政法规和地方性卫生法规。地方性卫生法规和规章是各地方进行卫生监督执法的依据。

（六）卫生自治条例与单行条例

卫生自治条例与单行条例是指民族自治地方的人民代表大会依法在其职权范围内根据当

地民族的政治、经济、文化的特点，制定发布的有关本地区卫生行政管理方面的法律文件。

（七）国际卫生条约

国际卫生条约是我国与外国缔结或加入并生效的国际卫生法规性文件、卫生条约和协定。其一旦生效，除国家声明保留条款外，对我国国家机关和公民同样产生约束力。如《国际卫生条例》。

（八）卫生标准

卫生标准是国家一项重要的技术法规，是国家根据卫生保健要求，对生产、生活环境中化学的、物理的及生物的有害因素确定的卫生学允许的限度。经有关部门协商一致，由主管部门批准，并以特定程序和形式颁发的。卫生标准一经批准发布，就是卫生技术法规，具有法律约束力。我国现行卫生标准按《卫生标准管理办法》分为国家标准、部标准和地方标准。我国现行有效卫生标准 1300 多项。

表现形式不同的卫生监督的法律依据，由不同的国家机关制定，它们在我国卫生法律体系中各自的地位不同，具有不同的法律效力。从法律等级的角度来讲，宪法具有最高的法律效力，位于法的效力等级的最高层，一切卫生法律、卫生行政法规、地方性卫生法规、卫生部门规章都不得同宪法相抵触。宪法以下依次是卫生法律、卫生行政法规、地方性卫生法规等，它们具有不同的效力等级，共同构成了我国卫生法的效力等级体系。法律法规的效力应高于一般的行政规范性文件。

当卫生法律规范之间发生冲突时，主要遵循以下规则：①上位法优于下位法；②同位阶的卫生法律规范具有同等法律效力，在各自权限范围内适用；③特别规定优于一般规定；④新的规定优于旧的规定；⑤不溯及既往原则。

四、卫生法制管理的范围

改革开放以来，我国初步建成了以公共卫生、医疗服务、健康相关产品管理和医疗保障等法律制度组成的卫生法律体系，为保障公民身体健康和生命安全，规范市场经济行为，促进经济社会发展发挥了重要作用。由以上我国现行卫生法律规范看出，卫生法制管理的范围包括：

1. 公共卫生与疾病防治　主要包括公共卫生（食品卫生、公共场所卫生、生活饮用水卫生管理条例等）、卫生防疫（国境卫生检疫法、计划免疫工作条例）、疾病防治（传染病防治法、尘肺病防治条例等）、卫生标准以及控制不良行为方面的立法等。

2. 医政管理　主要包括医院管理、医疗事故处理条例的规定等。

3. 药政管理　主要有药品管理法，包括新药审批、生物制品审批、麻醉药品管理办法、药品广告管理、医院制剂管理及国家关于处方药与非处方药分类管理的制度和医药分开核算、分别管理的规定。

4. 妇幼卫生与预防保健　主要包括妇幼卫生的规定（妇幼卫生工作条例、女职工劳动保护规定等），劳动保护法及放射卫生的有关条例等。

5. 医学教育与科学研究　主要包括医学教育和医学科研管理的规定（如医药卫生科学研究计划管理办法、科学研究机构管理办法、人类辅助生殖技术管理办法、医学实验动物管理实施细则等）。

6. 卫生人事管理　主要包括卫生技术人员职业规定（执业医师法、护士管理办法）、技术职称管理的规定（卫生技术人员职称及晋升、卫生专业技术资格考试办法、规定等）和人员编制的规定（综合医院组织编制原则等）。

7. 卫生规划财务　主要包括医疗保障制度的规定、医疗费用的规定和基建、物资的管理规定等。

8. 国际合作　主要是卫生外事活动的管理规定（如改革援外医疗队管理工作的通知等）。

第二节　卫生法规的实施与执行

一、卫生法实施的概念

卫生法的实施是指通过一定的方式使卫生法律规范在社会生活中得到贯彻和实现的活动。卫生法的实施过程，是把卫生法的规定转化为主体行为的过程，是卫生法作用于社会关系的特殊形式。卫生法的实施主要有卫生法的遵守和卫生法的使用两种方式。

二、卫生法的效力范围

卫生法的效力范围，是指卫生法的适用范围，即卫生法律、规定在什么时间、什么地方对什么人发生法律效力，包括时间效力、空间效力和对人的效力三个方面。

（一）卫生法的时间效力

卫生法律规范的时间效力，是指卫生法律何时生效、何时失效，以及对其颁布实施以前的事件和行为有无溯及力的问题。

1. 卫生法的生效　卫生法开始生效的时间，通常有四种情况：

①在法规条文中明确规定自公布之日起生效；②在法规条文中明确规定由其颁布后的某一具体时间生效；③法规中没有规定何日开始生效，但实践中，均以该法颁布的时间为其生效的时间，在我国的卫生法规中，大多数是这种情况；④卫生法律公布后先予以试行或者暂行，而后由立法机关加以补充修改，再正式公布施行，在试行期间也具有法律效力。

2. 卫生法的失效　卫生法失效时间主要有四种情况：

①新的法律规范生效，相应的旧法自行废止；②新法代替旧法，在新法中明文宣布旧法废止；③法律明文规定终止日期，期满即终止效力；④有关国家机关通过发布专门的决议、通令等，对某些适用期已过、同现行政策不符或者调整对象已经消失的卫生法规，明令废止或宣布其失效时间。

3. 卫生法的溯及力　卫生法的溯及力，是指新法颁布施行后，对它生效以前所发生的事件和行为是否适用的问题。如果适用，该法就具有溯及力；反之，就没有溯及力。在我国，法律原则上没有溯及力。例如，2002 年国务院颁布的《医疗事故处理条例》第六十三条规定的“本条例施行前已经处理结案的医疗事故争议，不再重新处理。”明确表明了该办法对它生效以前的已结案的医疗事故没有溯及力。但为了更好地保护公民、法人和其他组织的权利和利益而作的特别规定除外。

（二）卫生法的空间效力

卫生法的空间效力是指卫生法生效的地域范围。卫生法规关于空间效力有四种情况：第一种是适用于我国主权管辖的全部领域的卫生法规，一般由中央及国家机关颁布；第二种是由中央机关颁布的法规，明确规定了特定适用范围的，即在其规定的范围内有效，如国境卫生检疫法仅在国境口岸发生效力，以及适用于地方的法规；第三种是地方各级权力机关和卫生行政机关制定发布的法规，只在其所辖地域内具有法律约束力；第四种，某些法律、法规还有域外效力。

（三）卫生法对人的效力

卫生法对人的效力是指卫生法律规范对哪些人具有拘束力。我国卫生法对人的效力，有三种情况：

1. 及于空间效力内的所有人，既包括我国公民，也包括居住在我国领域内的外国人和无国籍的人。我国卫生法规大多属于这种情况；

2. 只及于空间效力担负某种特定职责的人。例如，《全国卫生防疫站工作条例》、《医药卫生科学研究机构管理试行办法》、《医院工作人员职责》等，只分别适用于卫生防疫人员、医药卫生科研人员和医院工作人员，并不适用于其他人员。这种情况，大多从法规名称上即可分辨；

3. 并不及于空间效力内的所有人，而是由法规自身做出某种特殊规定。例如，《国境卫生检疫法》第25条规定："中华人民共和国边防机关与邻国边防机关之间在边境地区的往来，居住在两国边境接壤地区的居民在边境指定地区的临时往来，双方的交通工具和人员的入境、出境检疫，依照双方的协议办理，没有协议的，依照中国政府的有关规定办理。"这表明对上述两种人的国境卫生检疫，只能按照该法的上述专门规定加以适用，该法对人的效力的一般性规定，对上述两种人员没有法律效力。

三、卫生行政执法

卫生行政执法是指国家卫生行政机关、法律法规授权的组织依法执行、适用法律，实现国家卫生管理的活动。卫生行政执法是卫生行政机关进行卫生事业管理、适用卫生法律法规的最主要的手段和途径。

卫生行政执法具有以下特征：

1. 执法的主体是特定的，卫生行政执法的主体只能是卫生行政管理机关，以及法律法规授权的组织；

2. 执法是一种职务性行为，卫生行政执法是执法主体代表国家进行卫生管理的活动，是行使职权的活动，因此，只能在法律规定的职权范围内履行其责任，不得越权或者滥用职权；

3. 执法的对象是特定的，卫生行政执法行为针对的对象是特定的、具体的公民、法人或其他组织，也称为卫生行政相对人；

4. 执法行为的依据是法定的，卫生行政执法的依据只能是国家现行有效的卫生法律、法规、规章以及上级卫生行政机关的措施、发布的决定、命令、指示等；

5. 执法行为是单方法律行为，卫生行政执法主体只依自己一方的意思，无需征得相对人的同意就可以做出具有一定法律后果的行为，行为成立的唯一条件是其合法性；

6. 执法行为必然产生一定的法律后果，卫生行政执法行为是确定特定人某种权利或义务，剥夺、限制其某种权利，拒绝或拖延其要求行政执法主体履行某种法定职责等。因此必然会直接或者间接地产生相关的权利义务关系，产生相应的、现实的法律后果。

四、卫生行政执法主体

（一）卫生行政执法主体的概念

卫生行政执法主体是指依法享有国家卫生行政执法权，实施行政执法活动，并独立承担由此引起的法律责任的组织。

（二）卫生行政执法主体的分类

卫生行政执法的主体是组织而非个人。具体地讲，我国卫生行政执法主体主要有以下单位和机构：

1. 卫生行政机关　卫生行政机关是依据宪法和行政组织法规定而设立的履行卫生行政职能的国家行政组织，是最主要的卫生行政执法主体。卫生行政机关包括国务院卫生行政主管部门，即卫生部，省、自治区、直辖市卫生厅（局），地（市）卫生局，县（县级市、区、旗）卫生局，统称为各级卫生行政机关。

2. 药品监督管理机关　国家食品与药品监督管理局（FDA）是专门的食品与药品卫生监督机构，隶属于卫生部。其职能是负责对药品，包括医疗器械、卫生材料、医药包装材料的研究、生产、流通、使用等进行行政监督和技术监督管理；负责消费环节食品卫生许可和食品安全监督管理等。

3. 计划生育管理机关　国家计划生育委员会是国务院组成部门，它和地方各级人民政府设立的计划生育委员会是计划生育管理机关，主要任务是全面贯彻国家计划生育工作的方针、政策，做好计划生育工作及有关人口工作的规划、协调、指导、监督、宣传和服务工作，对违反计划生育政策、法规的行为进行处理和制裁。

4. 出入境检验检疫机关　国家质量监督检验检疫总局是国务院的直属机构，是我国卫生行政执法主体之一，主管全国出入境商品检验、出入境卫生检疫、出入境动植物检疫和处理等工作，并行使行政执法职能。

5. 法律、法规授权的其他组织　现实生活中，法律、法规授权的卫生执法组织，主要是各级卫生监督中心（所）。根据法律、法规的授权，县级以上卫生监督机构承担重要的卫生执法活动，依法享有独立的监督检查权、处罚权等。

6. 联合执法主体　根据有关单行法律、法规规定，由卫生部门会同其他部门如公安机关、工商管理机关等共同进行卫生行政执法时，这些部门、机关就成为联合执法主体，或者称为共同执法主体。

7. 其他部门的卫生监督机关　鉴于我国目前的国情，一些部门，如铁道、交通等部门，在卫生法律、法规授权下设有卫生监督机关，依法从事本系统的卫生监督工作，拥有特定的卫生监督管理权，成为卫生监督主体，是我国卫生监督体系的组成部分。

五、卫生行政执法行为

从不同的角度，可以对卫生行政执法行为进行不同的分类，卫生行政执法中，常用的执法行为有多种类型，重点有以下几种：

（一）卫生行政许可

卫生行政许可（health administrative permit）是指卫生行政机关根据公民、法人或其他组织的申请，经依法审查，准予其从事特定卫生活动的行为。许可是一种要式行为，是以书面形式做出的，即许可证。许可证是公共卫生执法主体准许公民、法人或其他组织从事特定卫生活动的法律文书的总称。

（二）卫生行政处罚

卫生行政处罚（administrative penalty in respect of health）是指卫生行政主体依照法定权限和程序，对违反卫生法律、法规而尚未构成犯罪的相对人给予卫生行政制裁的卫生行政执法行为。

为了规范行政处罚的设定和实施，保障和监督行政机关有效实施行政管理，维护公共利益和社会秩序，保护公民、法人或者其他组织的合法权益，我国于 1996 年 10 月 1 日开始实施《中华人民共和国行政处罚法》，卫生部于 1997 年 6 月 19 日颁布了《卫生行政处罚程序》。

（三）卫生行政强制措施

卫生行政强制措施是指卫生行政机关为了维护行政管理秩序，预防与制止与卫生相关的社会危害事件与违法行为的发生，依照卫生法律、法规规定，针对特定公民、法人或者其他组织的行为及财产进行临时约束或处置的限权性强制行为，是卫生行政机关调查案情、保全证据、保护公共卫生利益和公民健康权益的强有力手段。卫生行政强制措施按其性质可分为一般的行政强制措施和即时强制两种。采取一般行政强制措施前，必须先作出行政处理决定。但在某些紧急情况下，为了保护社会公共利益和公民的健康权益，来不及作出决定而立即采取强制措施，为即时强制。

（四）卫生监督检查

卫生监督检查（health supervision and inspection）指卫生行政执法机关为了实现行政管理的目标和任务，依法对行政相对人遵守卫生法律规范和履行卫生行政机关的决定、命令和情况予以察看、监督的行政执法行为。

卫生监督检查并不直接影响相对人的实体性权利义务，只是监督相对人是否正确行使或者履行卫生法规定的权利义务或者卫生行政决定所规定的权利义务，如果发现不正确行使权利或不依法履行义务，需要另行做出相应的制裁性行政决定或采取某种强制执行措施。

（五）卫生法制宣传教育

卫生法制宣传教育（education of health legal system）是把卫生法律规范的基本内容向社会做广泛的传播，使人们能够得到充分的理解、认识和受到教育，以自觉地遵守卫生法律规范的一种活动。卫生法制宣传教育作为卫生执法的手段之一，普遍为卫生执法机关和卫生执法人员在日常执法活动中所采用，并且收到了很好的效果。

卫生法制宣传教育的积极意义是显而易见的，通过卫生法制宣传教育能够促使人们遵纪守法，使其懂得卫生法制不仅有打击、制裁违法行为职能，而且也有规范社会经济活动和其他各项社会活动的职能。从而提高人们学法、用法、守法的自觉性，增强其卫生法制观念，促使其自觉地与违法行为作斗争。

六、违法与法律责任

（一）违法的概念

违法是指一切违犯法律规定，从而造成某种危害社会的、有过错的行为。卫生法律、法规规定做的而不做，属于一般违法行为，由卫生监督机构给以行政处罚；卫生法律、法规禁止做的而做了，情节恶劣，后果严重的，属于犯罪，应当追究刑事责任，情节轻微，后果不严重的，则属一般违法。在实际工作中，特别要注意严格区别两者的界限，分别对待。

（二）违犯卫生法的法律责任

法律责任是指违法者必须承担具有强制性的某些法律上的责任。凡是实行某种违犯卫生法行为的行为人都应对国家及受害者承担相应的法律责任即法律后果。违犯卫生法的法律责任主要有：

1. 行政责任　违犯卫生法的行政责任指医疗机构工作人员或从事与卫生事业有关的企事业单位、工作人员或公民违反卫生法中有关卫生行政管理方面的规范，尚未构成犯罪的，应承担的法律责任。它是卫生法中运用最广泛的一种处罚手段。根据我国现行卫生行政管理法规的规定，追究行政责任的形式有行政处罚和行政处分两种。

行政处罚是卫生行政机关和授权的卫生监督机构对违反卫生行政管理行为的单位和个人的一种行政制裁。行政处罚的种类有警告、罚款、没收违禁产销品和违法所得、责令停业或停业整顿、吊销卫生许可证和生产许可证等，可以单处或并处，有的还须报同级人民政府批准。受处罚者如对行政刑罚决定不服，可以在规定的期限内向原裁决机关或上一级行政管理机关申诉，也可以向人们法院起诉，但必须立即执行有关食品控制或药品控制的决定。对行政处罚决定不履行又逾期不起诉的，作出行政处罚决定的机关有权申请人民法院强制执行。

行政处分又称行政纪律处分，它是有管辖权的国家机关或企业事业单位的行政领导机关对所属一般违法失职人员所给予的一种行政制裁。行政处分的种类有警告、记过、记大过、降级、降职、撤职、留用察看、开除八种。受处分人员如果对所受处分不服，可以在规定的有效期内，向处分机关或上级领导机关提出复议或申诉，还可以在规定的有效期内，向劳动争议仲裁委员会申请仲裁。在未改变处分之前，不得停止处分的执行。

2. 民事责任　违犯卫生法的民事责任是指医疗机构和卫生工作人员或从事与卫生事业有关的机关违反法律规定侵害公民的健康权利时，应向受害人承担损害赔偿的责任。违反卫生法的民事责任主要是弥补受害一方当事人的损失，它以赔偿责任为主要形式。卫生法律规定，损害赔偿的诉讼时效一般为 1 年，从受害人或者其代理人知道或者应当知道被损害之日起 1 年内提出，超过期限的，不予受理。如遇有特殊情况，诉讼时效可以中止、中断或延长。

3. 刑事责任　是指行为人实施刑事法律禁止行为，造成严重后果构成犯罪的，应承担的法律责任。根据我国现行法律规定，实施刑事责任的方法只有刑罚，它包括主刑和附加刑。主刑有管制、拘役、有期徒刑、无期徒刑、死刑，它们只能独立使用。附加刑有罚金、剥夺政治权利、没收财产，可以附加使用，也可以独立使用。对于犯罪的外国人还可以独立使用或附加使用驱逐出境。承受刑事制裁的主体只能是公民个人。卫生法中须承担刑事责任的有重大医疗责任事故的犯罪、制造贩卖假药劣药罪、违反国境卫生检疫规定罪、玩忽职守罪、造成严重食物中毒事故或食源性疾患的犯罪、危害环境的犯罪。

第三节　卫生监督

一、卫生监督的概念

卫生监督是政府卫生行政部门依据公共卫生法规的授权，对公民、法人和其他组织贯彻执行卫生法规的情况进行督促检查，对违反卫生法规、危害人体健康的行为追究法律责任的一种卫生行政执法行为。卫生监督的目的是行使国家公共卫生职能，实现国家对社会的卫生行政管理，保护人民的健康，维护国家卫生法制的统一和尊严。其性质属于国家监督，是国家行政监督的一部分，同时也是国家卫生行政管理的重要环节。

二、卫生监督的特征

1. 健康权与合法权益的保护性 保障国家、团体和公民个人在特定的社会经济活动中，有关卫生方面的合法权益不受侵害；防止各种有毒有害的因素对人体健康的影响和危害，以保证人们在良好的生理和心理状态下进行生活、学习、工作和劳动，是我国公共卫生立法的根本目的。而卫生监督就是这一目的得以实现的执行过程。目前，卫生监督已成为现代社会组织和社会生活中的重要组成部分，在保障公民享有健康权的实现中，以及保障公民和组织合法权益的获得等方面起着不可替代的作用。其中保护“公民健康权”是卫生监督特有的作用，这也是卫生监督区别于其他行政执法部门的主要标志。一旦公民或组织的上述权益遭到非法侵犯，或者公民或组织非法侵犯他人或组织享有的权益时，卫生监督机关即以强制手段予以保护，所以，保护性是卫生监督的显著特征。

2. 法定性与授权性 卫生监督，从它的法律意义讲，实际上是卫生监督机关为了管理社会卫生事务，保障人民的身体健康，正确行使卫生管理方面的职权。这种行为是依照国家法律和法规规定行使的。如《中华人民共和国传染病防治法》第五条规定“各级政府卫生行政部门对传染病防治工作实施统一监督管理”。监督主体资格的取得是一个复杂的法定过程，从法律概念上必须符合以下特定条件：①其成立由法定机关批准；②已由组织法或者组织规则确定了职责权限；③有法定编制并按编制配备了人员；④有独立的行政经费；⑤有办公地点和必要的办公条件；⑥通过一定的方式宣告成立。

3. 行政性与技术性 卫生监督是对预防医学理论和技术等自然科学知识与卫生政策法规等社会人文科学知识的综合运用。与一般的行政执法相比，具有很严格的专业技术性。这是因为公共卫生法规保护的是人群健康这一特定的对象，因此需要运用自然科学措施与现代科学技术手段，这就必然要将大量的技术规范囊括其中。其在专业知识上表现为自然科学技术与社会科学知识的综合；在手段上表现为预防医学技术与行政法制手段的综合；在方式上表现为业务管理、专业指导、行政执法等措施的综合；在依据上表现为有关卫生法律、法规，卫生标准和卫生技术规范的综合，这些均体现了其行政法制性与科学技术性。

4. 广泛性与综合性 由于影响人体健康的因素是多方面的，因此，调整人体健康问题的法律规范纷繁复杂且互相渗透，有社会的、有自然的，它几乎涉及社会生活的一切领域。这就决定了卫生监督行为的广泛性和综合性。它不仅涉及生态环境的维护和改善，而且涉及资源的开发和利用；不仅涉及公民健康权和其他权力的关系，而且涉及因卫生问题而产生的复杂的经济与人际关系。此外，由于现代预防医学、临床医学、生物医学、生态学、工程学、建筑学、水文地质学、环境学、经济学、教育学和社会学等科学技术发展的高度综合，也决定了卫生监督的综合性。

5. 强制性与教育性 监督具有强制性是法律的属性之一。如《食品安全法》第二十八条规定了11类禁止生产经营的食品，在食品卫生监督检查中，一旦发现即可采取相应的控制和处罚措施，起到“罚一人而百人惧的作用”。但这不是目的，只是一种方式或手段，单纯靠处罚并不能保障法律、法规、规章贯彻实施，关键是人们对法的理解与支持，只有知法，才能守法。行政处罚作为法律制裁的一种形式，也具有教育的功能。如《行政处罚法》第五条规定“实施行政处罚，纠正违法行为应当坚持处罚与教育相结合，教育公民、法人或者其他组织自觉守法”。

三、卫生监督的分类

对卫生监督进行分类研究，是为了更加深入地理解和掌握卫生监督制度及其内容，以正确引导卫生监督实践。

（一）按卫生监督的过程分类

1. 预防性卫生监督　预防性卫生监督（preventive health supervision）是指卫生监督机关依据公共卫生法规对城乡规划和基本建设项目（新建、扩建、改建、续建等）所开展的设计卫生审查和竣工验收的监督活动。通过城乡规划的卫生审查可以全面、客观地评价区域性环境卫生质量、局部环境污染、卫生防护效益等，从而提出措施，以防止、克服、避免自然灾害和工程灾害，创造出清洁舒适有利于身心健康，有利于生产、工作、学习和生活等良好的环境和场所。城乡规划卫生的主要内容包括：合理确定各种建设用地，规划功能分区与布局。如居住区规划卫生、公共场所规划卫生、工业区规划卫生、给水和排水规划卫生、居民健康保护等；通过建设项目的设计卫生审查则可以对建设项目的规划、选址、布局、设施等进行全面审查，看其是否符合有关法规和标准的要求；在竣工验收时，审查是否达到了卫生要求和卫生标准，使之在建成投入使用后不致发生局部不良环境危害或污染外界环境。

总之预防性卫生监督旨在于从规划布局和建筑设计上贯彻卫生要求，达到保护环境、控制污染和有关公害，增强人民体质，保障人民健康，并造福子孙后代。可以说，开展预防性卫生监督是贯彻预防为主方针最积极、最有效、最基本的工作方法。

2. 经常性卫生监督　经常性卫生监督（regular health supervision）指卫生监督机关定期或不定期地对管辖范围内的企事业单位、个人或有关社会组织遵守公共卫生法规的情况进行的日常性监督活动。经常性卫生监督属事中监督，可以是定期的，也可以是不定期的。如《化妆品卫生监督条例实施细则》第 32 条规定：“每年对辖区内化妆品批发部门巡回监督每户至少 1 次；每 2 年对辖区内化妆品零售者巡回监督每户至少 1 次。”卫生监督机关通过现场实地调查、巡回监督、抽样检验、定点监测以及技术资料的审查等做出客观的卫生学评价，借此来全面了解认定生产经营单位、企事业机构及工作人员的生产经营活动是否遵守和符合有关卫生法规的要求。

经常性卫生监督重点是了解和掌握健康证、卫生许可证的持有情况，环境卫生、产品质量、污染状况以及有无发生危害生产经营人员及消费者健康的隐患等，以便及时发现问题、查明情况、找出原因，进而采取措施并及时予以纠正。对于查出的严重违法行为，卫生监督机关则代表国家进行必要的行政处罚，对其中触犯刑律的，则提请司法部门依法追究刑事责任。

（二）按卫生监督的行为方式分类

1. 羁束卫生监督行为与自由裁量卫生监督行为　这是以卫生监督受公共卫生法律、法规和规章拘束的程度为标准的分类。

羁束卫生监督行为（restricted action of health supervision），指凡是公共卫生法律、法规和规章对行为的内容、形式、程序、范围、手段等作了较详细、具体和明确规定的卫生监督行为。卫生监督机关实施羁束行为，必须严格依法办事，依照规定，不能或很少能以自己的评价、权衡、裁量参与其间，不能带有随意性，否则就是违法行为。如申请开办化妆品生产的企业，必须具备规定的条件和要求，卫生行政部门才能发给“化妆品生产企业卫生许可证”，不够条件和要求的不能随意降低条件和要求发给许可证。

自由裁量卫生监督行为（freely considered action of health supervision），是指法律规范在规定行为的内容、形式、程序、范围和手段等方面留有一定的选择余地或幅度，或者只作原则规定，可以由卫生监督机关根据对法律规范的理解和对相对人的行为状况的了解给予综合考虑，所采取的卫生监督行为，即这类行为是卫生监督机关可以斟酌、选择、掺杂自己的意志于其间的行为。

羁束与自由裁量的卫生监督行为两者的划分并不是绝对的。羁束是相对于“自由”而言的，羁束行为一般也存在一定的自由裁量的成分，公共卫生法规不可能对卫生监督在所有情况下所做出的行为都作详细、具体、明确的规定。从当今正在适用的公共卫生法律规范的总体情况看，卫生监督机关所实施的行政处罚，绝大部分都有自由裁量的余地或幅度。因此，卫生监督机关在实施自由裁量行为时，不能滥用自由裁量权，自由裁量也必须合法、适当；不准违反授权法的目的，更不能超越卫生法律、法规和规章规定的自由裁量范围。否则，依法行政就会变成专制行政、违法行政。

2. 依职权卫生监督行为与依申请卫生监督行为　依职权卫生监督行为（health supervision in accordance with authority），即根据公共卫生法规赋予的职权，不待相对人的申请而由卫生监督机关主动做出的卫生监督行为。因其是不待请求而主动为之的行为，故又称为主动监督行为。卫生检疫机关对我国口岸实施的卫生检疫行为，卫生监督机关对经销伪劣化妆品的违法行为人所实施的行政处罚行为等，都属于此类行为。采取依职权卫生监督行为应注意：首先，卫生法规规定无须相对人申请的行为，卫生监督机关须主动做出，否则即为失职；其次，必须依职权做出，即卫生监督机关必须有做出监督行为的职权，并且这种职权必须在其权限范围内正确实施，超越职权及其权限实施卫生监督行为，都是法律所禁止的，同样要依法追究责任。

依申请卫生监督行为（health supervision in accordance with application），是指卫生监督机关只有在相对人申请的条件下，才能依法采取的卫生监督行为。如审批、发放卫生许可证的行为；对生产特殊化妆品进行审核，并发给批准文号的行为。申请是相对人根据卫生法规的规定，为获得某种权力的单方意志体现，它是卫生监督机关被动的监督行为的先决条件。针对该类行为卫生监督机关则负有作为的义务。相对人的申请，卫生监督机关必须给予一定的答复，无论是拒绝或者是批准，不得无故拖延或拒不答复。

3. 要式卫生监督行为与非要式卫生监督行为　这是依据卫生监督是否必须具备一定的法定形式为标准的分类。

要式卫生监督行为（essential action of health supervision）是指必须依据法定方式进行或必须具备一定的法定形式，才能产生法律效力和后果的卫生监督行为。如卫生部审核发给新资源食品、保健食品的批准证书或批准文号，就必须是书面的，即是一种要式行为。

非要式卫生监督行为（unessential action of health supervision）是指卫生法规未规定一定具体方式或形式，允许卫生监督机关依据情况自行选择适当方式或形式进行的卫生监督行为。

这类行为无论是采用口头形式、书面形式，还是电话、电报等各种其认为适当的形式，都可以生效。例如，食品行业从业人员健康检查通知，既可以为口头、电话形式，也可以为书函形式，它们皆能达到告知被检者的目的。

划分要式行为和非要式行为，便于卫生法规对于不同的卫生监督行为做出不同的要求，从而达到既保障卫生监督行为的严肃性，又能保证卫生监督行为效率的目的。对于大多数卫生监督行为，由于它们直接涉及相对人的权益，卫生法规就必须规定明确的形式，以防止事后发生争议，一旦事后发生争议，也便于查明责任归属和解决争议。这也是贯彻依法行政原则的具体体现，即卫生监督机关的监督活动要执法有据，无法律根据不得为之。而少数卫生监督行为，不直接涉及相对人权益或特别需要赋予卫生监督机关自由裁量权，卫生法规将行为方式或形式的选择权留给卫生监督机关，以有利于提高卫生监督行为的效率。一般非要式行为仅限于特定的场合和条件。此外，法院在卫生行政诉讼中，对于要式行为要审查其形式的合法性，对非要式行为只审查其形式是否有越权和滥用自由裁量权的现象。

四、卫生监督主体

卫生监督主体是国家行使卫生监督管理职能的组织基础，对卫生监督主体资格的正确确认，有助于确定卫生监督行为的效力，界定卫生行政诉讼当事人。

（一）卫生监督主体的概念

卫生监督主体，是指享有国家卫生监督权力，能以自己的名义从事卫生监督管理活动，并对行为后果独立承担法律责任的组织。这些组织包括各类卫生监督机关和法律、法规授权的组织。

（二）卫生监督主体的法律地位

卫生监督主体的法律地位是通过其卫生监督权力的来源，卫生监督权力行使的单一性、独立性，卫生监督主体与相对人的关系以及卫生监督行为的效力等方面表现出来的。

1. 卫生监督权的法定性　我国目前实行的卫生监督主要是通过国家法律直接赋予各级政府的卫生行政部门以监督权来实现的，而其他行政部门、组织成为卫生监督主体，行使卫生监督权，也只能源于卫生法律、法规的授权或合法委托。由此可见，卫生监督权是由卫生法律、法规明确规定的和确立的，卫生监督主体一经确立便有不可代替的法律地位。

卫生监督主体地位的确立、变更都是通过法律法规设定的，非经法定的修改或废除程序，既定的卫生监督主体的地位不可改变。各级政府机关或单位无权取消或取代特定卫生监督主体的资格，也无权将卫生监督主体的资格随意“转授”给其他机关和单位。

同时，卫生监督权的法定性也决定了卫生监督主体权力的有限性。卫生监督主体的权力仅限于该法律或行政法规所设定的职权范围，卫生监督主体只能在法定范围内依照法定的职权与程序行使卫生监督管理权，超越法定界线的行为即为无效。而且，卫生监督主体做出的具体行政行为必须依法接受监督和制约，促使其依法行政，减少和避免违法行政和非法行政的发生。

2. 卫生监督权的单一性与垄断性　无论哪一部法规，它对同一监督事项的监督主体的确定均是单一的，即只授予一种机关或单位以监督权，绝不授予两种或两种以上的机关或单位以监督主体的资格。这是由行政管理的一般原则所决定的。当然，在同一法规中可能出现两个以上的监督主体。如《放射性同位素与射线装置放射防护条例》中便有卫生行政部门、环境保护部门和公安部门三个监督主体。这是由于对同一客体的管理分解为几个不同方面，而由几个不同的主管部门负责，但就其中某个方面而言，如卫生监督管理相对人对卫生要求的遵守的监督，只授予了卫生行政机关一个部门，不会出现两个以上部门同时对一个对象的同一行为进行监督管理。

卫生监督权授予的单一性，决定了卫生监督权行使的垄断性。卫生监督权的行使只属于法定的卫生监督主体，其他的任何单位和个人无权行使。卫生监督权行使的垄断性并不排除一定形式的委托代理，卫生监督主体可依法委托其他组织行使特定的卫生监督权，并对委托的监督权的行使予以监督。一旦发现受委托组织超越委托权限行使卫生监督权，或违法行使监督权，卫生监督主体即可撤回委托，这正是卫生监督权垄断性的表现。

3. 卫生监督主体进行卫生监督活动的独立性　卫生监督主体依法独立行使卫生监督权，任何单位和个人无权干涉。此外，任何其他国家机关、社会团体、组织和个人，非经法定程序无权干预、改变和撤销卫生监督行为。

4. 卫生监督主体行使卫生监督职权的主动性与单方性　在卫生监督法律关系中，卫生监督主体与卫生监督管理相对人之间是“管与被管”的关系，法律地位是不平等的。卫生监督主体有组织管理权、监督处罚权。卫生监督主体依法主动行使卫生监督管理权，做出行政行为，不需征得相对人的同意。卫生监督管理相对人必须承担法律设定的义务，并接受卫生监督主体的监督检查。

5. 卫生监督主体监督行为的有效性　卫生监督权是一种国家的行政管理权，卫生监督主体的卫生监督行为是一种行政行为。卫生监督主体的监督行为一经做出，即具有法律上的效力，除了重大、明显的违法监督行为以外，任何社会组织和个人对卫生监督行为必须予以尊重，主体双方更要受其约束和限制，并应保证其内容的实现。卫生监督管理相对人对卫生监督主体的行为不服，只能依法提起行政复议或诉讼。

（三）卫生监督主体的组成

根据我国卫生法律、法规的规定，我国卫生监督主体由两大类组成，即卫生监督机关和法律、法规授权的组织。

1. 卫生监督机关　卫生监督机关（health supervision organ）是指依据国家法律的规定而设置的行使国家卫生监督管理职能的国家机关，包括各级人民政府的卫生行政部门、国境卫生检疫机关、食品与药品监督管理机关及其他一些卫生监督机构等。

2. 法律、法规授权的组织　法律、法规授权的组织（organization authorized by laws and regulations）是指依法律、法规授权而能够以自己的名义行使特定行政职能的行政机关以外的社会组织。一般来说，卫生监督职能是国家行政管理职能的一种，属于国家行政管理的一部分，国家卫生立法一般将相应的卫生监督权授予国家行政机关。但是，在我国卫生立法中，因考虑到各种因素，有的卫生法律、法规也将特定的卫生监督权授予国家卫生行政机关以外的社会组织。法律、法规授权的组织在授权范围内以自己的名义从事卫生监督管理活动，是卫生监督的主体。

3. 与卫生监督主体相关的组织和个人　在卫生监督法律因素中，有一些人或组织，他们既非卫生监督法律关系相对人，亦非卫生监督主体。但卫生监督主体的监督行为需要通过他们去完成，他们与卫生监督主体之间存在不可分离的或密切的联系，这种组织和个人主要是受委托组织和卫生监督员。

（1）受委托组织：受委托组织（organization bailed by administrative organ）是指接受卫生监督主体的委托而行使某项卫生监督职能的组织。

卫生监督职权一般由卫生监督机关或法律、法规的授权组织行使，但在某些情况下，行使卫生监督职权的行政机关（或被授权组织）可以依法将其卫生监督职权的一部分或全部委托给有关组织，由该受委托组织在委托权限内以委托行政机关的名义实施行政活动，从而使受委托组织作为一种“不能以自己名义行使卫生监督职权的主体”而出现。

(2) 卫生监督员：卫生监督员（health supervisors），是指通过资格考试，经依法聘任，在法定职责范围内履行卫生监督职能的卫生执法人员。卫生监督员具有4个特点：①卫生监督员是卫生监督机关的组成人员，是具体承担卫生监督工作任务的公民，监督员与卫生监督机关是内容与形式的关系；②卫生监督员是卫生监督机关中依法从事卫生监督执法任务的人员；③卫生监督员必须通过资格考试，经依法聘任；④卫生监督员的卫生监督行为是卫生监督主体的行政行为。

五、卫生监督行为的效力

（一）卫生监督行为的有效成立

卫生监督行为的成立必须具备一定的要件。这里的成立要件是指卫生法规要求卫生监督机关实施监督行为时所必须遵守的条件。只有遵守或符合这些条件，卫生监督行为才能有效成立，并具有法律效力。否则，该行为就不具有法律效力，为无效行为或可撤销的行为。

卫生监督行为有效成立的一般要件，包含以下5个方面：

1. 行为的主体合法　卫生监督行为的成立，首先要求实施行为的主体合法。只有具备卫生监督主体资格的卫生监督机关才能进行卫生监督活动。相反，不具有卫生监督主体资格的机关就不能实施卫生监督职权，其做出的行为也没有法律效力。卫生监督的主体资格都是由卫生法律、法规规定的。如食品卫生监督的主体资格是根据《食品安全法》的规定而获得的；学校卫生监督的主体资格是依据《学校卫生工作条例》而获得的等。只有卫生法律、法规设定的卫生监督主体，其卫生监督行为才是有效的。

2. 行为不超越权限　卫生法规确定了卫生监督机关的职责权限，所以，卫生监督机关只能在卫生法规规定的职权范围内代表国家行使其权力，所实施的卫生监督行为必须在法定职权范围之内，而不得超越权限。一般判断权限范围的标准有地域、事项、人员以及授权的法律、法规等。

3. 行为内容合法　指卫生监督行为的内容要合乎卫生法规的规定。例如，卫生监督机关对学校卫生方面的违法行为所给予的处罚是依据《学校卫生工作条例》实施的，其处罚的客体、范围、程度都必须符合条例的规定，不得与法规规定相抵触。如该条例规定对供学生使用的文具、娱乐器具、保健用品，不符合国家有关卫生标准且情节严重的，可处以非法所得的2倍以下的罚款。若卫生监督机关对直接责任单位处以非法所得2倍以上的罚款，就是明显的不合法行为。合法还包括卫生监督的内容要适当、明确，符合社会公认的基本原则，不损害公民、法人或其他组织的合法权益以及社会公共利益。只有符合卫生法规规定，合乎公共利益的卫生监督行为才能合法成立。

4. 行为符合法定形式　对于卫生法规要求有特定形式的要式行为，作为卫生监督主体的卫生监督机关在具体实施中必须遵照规定执行，即按法定形式实施其行为才能有效成立。至于何种卫生监督行为应以何种形式为之，在此，尚不能一概而论，须视法规的具体规定而定。如申请化妆品生产许可的，经卫生行政部门审核同意便须制作和颁发“化妆品生产企业卫生许可证”。制作和颁发许可证便是同意申请许可事项的形式要求。对于各种卫生法规所明确规定的形式要求，卫生监督机关和卫生监督人员必须严格遵守。至于那些卫生法规未作特别形式要求的非要式行为，卫生监督机关则可以任选一般卫生法规允许的各种形式，但仍不得违背卫生法规的限制性要求。

5. 行为符合法定程序　此处的程序是指卫生监督行为实施时所要经过的过程和步骤。

程序是保证卫生监督行为正当、合法的必要条件，卫生监督行为必须按照法定程序进行，才能合法成立。任何一项卫生监督行为地做出，都有一定的程序约束，不受程序约束的卫生监督行为，在原则上是不存在的，也是违法的。卫生监督严格按照程序进行，这对保护相对人的合法权益不受侵犯，保障卫生监督行为的可行性和正确性，维护卫生监督主体的整体形象均有重要的实际意义。

（二）卫生监督行为的效力

行为的效力是由行为的性质决定的。卫生监督行为是卫生监督机关代表政府依法实施的具体行政行为，所以，该行为是具有法律效力的行为。一般依据卫生监督行为的内容，可以发生三种效力，即确定力、执行力和拘束力。

1. 确定力（determination）　是指卫生监督行为一经有效成立后，就具有不得再行更改的效力。即已确定的卫生监督行为非依法不得被任何国家机关或行为机关本身所随意变更或撤销；相对人更无权自行变更。超过复议或起诉期限，相对人亦不得对卫生监督行为提起行政复议或进行诉讼。卫生监督行为的确定力是卫生法制稳定的基本因素之一，对于保障相对人对卫生监督行为的信任是非常重要的。同时，确定力也是维护卫生监督机关的权威性和法律的严肃性的重要保障。

2. 执行力（execution）　是指卫生监督机关依法采取一定手段，使卫生监督的内容得以完全实现的效力。卫生监督行为是维护公共卫生秩序、保护公众健康、增进公共利益的重要措施，其行为所涉及的对象，都必须严格执行。在相对人不执行时，卫生监督机关可依法采取一定手段强制执行，如《中华人民共和国传染病防治法》规定隔离治疗的传染病人，拒绝隔离治疗或者隔离期未满擅自脱离治疗的，可以由公安部门协助治疗单位采取强制隔离治疗措施。通常，执行力只能在有关机构依法确定为无效后，才停止执行。在申诉或诉讼期间，原则上卫生监督行为不停止执行，除非法规另有规定。

3. 拘束力（restriction）　是指卫生监督行为实施后，具有约束和限制的效力。有效的卫生监督行为，对卫生监督机关及相对人具有相同的约束力。卫生监督行为成立后，无论是实施行为的机关，还是其上级机关或下级机关，以及其他行政机关或企事业单位，在该行为未被合法撤销或变更之前，都要受其拘束。如卫生监督机关依法吊销了某食品生产企业的卫生许可证，实施这一行为的卫生监督机关或其他机关，就不得以该食品生产企业合法来对待。

总之，确定力、执行力与拘束力是卫生监督行为效力的三种表现形式，三者是相互联系、互为条件的，缺少其中任何一项，就谈不上卫生监督行为的效力。

思考题

1. 为什么要实行卫生法制管理？
2. 我国卫生行政执法监督的依据有哪些？
3. 卫生法的效力范围包括哪些？我国卫生行政执法的主体主要有哪些？
4. 违犯卫生法的法律责任有哪些？
5. 简述卫生监督的分类。

（于　青）

第十六章　卫生信息管理

内容提要

信息的概念与特征。卫生信息管理的概念与性质，电子病历的概念。我国卫生信息化建设的目标、原则与任务。卫生信息资源管理的概念与任务。医院信息管理系统的概念与基本内容。我国公共卫生信息管理系统的概念与基本结构。

第一节　卫生信息管理概述

信息是与物质、能源并列的世界三大资源之一，也是推动人类社会和经济发展的重要因素。卫生信息是卫生事业管理的基本手段和内容，卫生信息化也是近年来我国卫生事业建设的重要组成部分。

一、卫生信息

（一）信息的概念与特征

1. 信息的概念

“信息”一词由来已久，最早在我国西汉时期就已经出现。1948年，美国数学家、信息论的创始人仙农在题为“通讯的数学理论”的论文中指出：“信息是用来消除随机不定性的东西”。同年，美国著名数学家、控制论的创始人维纳在《控制论》一书中，指出：“信息就是信息，既非物质，也非能量”。1988年，我国信息论专家钟义信教授在《信息科学原理》一书中把信息定义为：事物的运动状态和状态变化的方式。并通过引入约束条件推导了信息的概念体系，对信息进行了完整和准确的描述。

在我国国家标准GB489885《情报与文献工作词汇基本术语》中，关于信息的解释是：“信息是物质存在的一种方式、形态或运动状态，也是事物的一种普遍属性，一般指数据、消息中所包含的意义，可以使消息中所描述事件的不定性减少。”

2. 信息的特征

（1）信息的依附性：信息不是物质运动本身，而是物质的运动变化及相互作用、相互联系的一种特定表现形式，是以物质载体为媒介的物质运动状态的再现。世界上没有游离于物质载体之外的信息，而载体也不能决定和影响信息所要表达的内容。

（2）信息的客观性：信息不是物质，只是物质的产物，即先有信息反映的对象，然后才有信息。无论借助于何种载体，信息都不会改变其所反映对象的属性，因此，信息具有客观性。

（3）信息的价值性：信息是一种特殊资源，具有使用价值。收集、加工、传递信息的目的在于提高活动效益。

(4) 信息的时效性：信息的时效性是信息的重要特征，任何有价值的信息，都是在一定的条件下起作用的，如时间、地点、事件等，离开一定的条件，信息将会失去应有的价值。

(5) 信息的可识别性：信息是可以识别的，识别又可分为直接识别和间接识别，直接识别是指通过感官的识别；间接识别是指通过各种测试手段的识别。

(6) 信息的可存储性：信息可以通过各种方法存储，现代的计算机和网络技术为信息的存储提供了良好的条件。

(7) 信息的可传输性：信息的可传输性是信息的本质特性，是指信息可以通过各种载体进行传输。

(8) 信息的可转换性：人们可以对信息进行加工，从而使信息由一种形态转换成另一种形态。

(9) 信息的可再生性：信息作为事物存在方式和运动状态的表征，和事物本身及事物的运动一样是永恒的，信息永远都在产生、更新、演变，是取之不尽、用之不竭的。

(10) 信息的可伪性：信息虽然具有客观性，但是对信息的感知、利用和接受却取决于信息接收者。由于信息接收者的原因导致对源信息的感知、接受和利用出现错误，使信息接收者所拥有的信息已经不是源信息了，这就是信息的可伪性。

(二) 卫生信息的概念

广义的卫生信息是指一切与人民健康相关的信息，包括与卫生工作直接相关的各种社会经济信息、科学技术信息、文化教育信息以及人群健康信息等。狭义的卫生信息是指国家为了保护和增进人群健康，有效地提高劳动者的素质，而收集、传输、处理、存储、分配和利用开发的各种信息，主要包括卫生服务活动信息、卫生资源的配置和利用信息、健康与疾病信息、影响健康的各种因素、疾病诊断、治疗和处置信息等。

传统的卫生信息建立在机构统计的基础上，基本数据来自卫生系统的常规报表，往往只反映了卫生机构利用服务的人群情况。现代卫生信息则以整个人群为基础，包括卫生服务的患病者和健康者、利用者和未利用者各方面的综合情况，即反映人们生育、生长、生活中有关卫生服务的一系列供求信息以及医疗卫生技术当中的信息处理。

二、卫生信息管理

(一) 卫生信息管理的概念

罗爱静主编的《卫生信息管理学》提出，狭义的卫生信息管理是指卫生行业搜集、整理、存储并提供信息服务的工作。广义的卫生信息管理是指对涉及卫生行业领域的信息活动和各种要素进行合理的组织与控制，以实现信息及有关资源的合理配置，从而有效地满足卫生事业信息需求的过程。

卫生信息管理主要包括卫生行政组织的信息管理、卫生服务组织的信息管理和卫生社团组织的信息管理以及其他卫生机构的信息管理等几类。

(二) 卫生信息管理的性质

1. 社会性　在社会系统中，卫生信息管理是一个重要组成部分，因此它必然具有某些社会的属性。

2. 整体性　卫生信息管理的诸多要素相互联系、相互交叉、相互作用，构成一个有机的整体。卫生信息管理的整体性贯穿卫生管理的全过程，是卫生信息管理存在与发展的基础。

3. 综合性　卫生信息管理的综合性具有两方面的含义：一是指管理内容方面各个要素之间相互联系的特性；二是从卫生信息管理方法方面来看，在系统思想的指导下，将各要素及其相互关系的特性加以综合，形成新的综合性信息管理的科学方法。

4. 科学性　无论医疗卫生还是信息管理，都是一门科学，因此在此前提条件下的卫生信息管理必然具有科学性。

5. 服务性　从总体来看，卫生信息管理事业是一个典型的服务型行业。它以搜集整理卫生信息资料为手段，以提供信息服务为宗旨，并在应用服务中创造效益。

（三）卫生信息管理的任务

1. 为卫生管理决策服务　信息是管理的重要工具，也是管理的基本内容，卫生信息是国家和各级地方政府制定卫生计划，发展卫生事业的依据。卫生信息管理有利于及时、全面、准确地了解居民健康水平，掌握卫生活动情况，从而为卫生管理提供决策支持和行动依据。

2. 为医疗、医学教育与科研服务　为医疗、医学教育与科研提供服务是卫生信息管理工作的主体与宗旨。医疗信息服务主要面向战斗在医疗、疾病预防控制与健康保健等第一线的行政管理工作者，因而有临床医疗、疫情防控、妇幼保健等信息资料的搜集、整理与提供等主要的服务内容。

3. 为社区医疗保健服务　随着人们的物质生活水平的不断提高以及社区医疗的兴起，再加上人们的保健意识日益增强，从而使得人们在自我保健方面的信息需求日益增长，因此，卫生信息管理工作有必要为这一特定用户群体提供他们所需的信息服务。

（四）我国的卫生信息化建设

“九五”以来，全国卫生部门根据党中央、国务院国民经济和社会信息化建设的总体要求，结合卫生工作的实际，加强领导，统筹规划，分步实施，突出重点，务求实效，卫生信息化工作由点到面逐步发展，无论是在信息化基础设施，还是卫生行政部门电子政务、医疗卫生各个领域的信息系统建设，都取得了重大进展。

为进一步加快我国卫生信息化建设，在2003年卫生部制定的《全国卫生信息化发展规划纲要（2003—2010年）》中，提出了现阶段我国卫生信息化建设的指导思想、建设目标、基本原则和主要任务，现详细介绍如下：

1. 我国信息化建设的指导思想　根据《国民经济和社会发展“十五”计划和2015远景目标》提出的推进国民经济和社会信息化的战略任务，围绕卫生事业发展的总体目标，立足现实，着眼未来，提出本规划期卫生信息化建设的指导思想是：统筹规划、资源共享、应用主导、面向市场、安全可靠、务求实效。

要把信息化建设纳入卫生事业发展的总体规划，以信息化带动卫生事业发展，统筹规划、分步实施、一网多用、资源共享。确定卫生信息化建设项目，要科学论证，讲究实效，充分利用国家公用数据网络资源，切忌各自为政、盲目投资、重复建设。卫生信息化建设具有公共产品特征，需要政府财政的支持，增加投资力度。在政府引导下，在加强市场准入和监督的同时，开拓思路，发挥市场机制作用，多方筹集建设资金，广泛开发、充分利用卫生信息资源，为各级卫生行政部门、各级医疗卫生机构、社会和大众提供全方位的卫生信息服务。

2. 我国卫生信息化建设的目标　到2010年，我国卫生信息化建设的目标是：建立起功能比较完备、标准统一规范、系统安全可靠，与卫生改革与发展相适应的卫生信息化体系，经济发达地区卫生信息化建设和信息技术应用达到中等发达国家水平，其余地区卫生信息化建设要处于发展中国家的前列。

3. 基本原则　卫生信息化建设的基本原则是：标准统一、保证安全、以法治业、经济实效、因地制宜。

(1) 统一标准：是卫生信息化建设的基础工作，也是进行信息交换与共享的基本前提。在卫生信息化建设中，必须强调“统一规范、统一代码、统一接口”。卫生行政部门要加强指导，组织协调，规范卫生各领域信息化建设的基本功能、业务流程、数据模型和数据编码等信息标准，以满足信息化建设的需要。

(2) 保证安全：信息及信息系统安全是卫生信息化建设的重要保障。卫生信息系统开发和建立，涉及居民健康和生命，必须把信息与系统安全放在首位，保证系统稳定、可靠运行。

(3) 以法治业：加强卫生信息化建设和管理，要以相关法律法规作为依据。要把制订卫生信息化建设的规章制度工作纳入重要的议事日程。政府实施宏观调控，市场进行具体运作，防止因个别人决策和认识上的错误，影响卫生信息化建设发展方向。

(4) 经济实效：卫生信息化建设投入，是国家卫生总费用的有机组成部分，必须坚持经济实效原则，注重投入产出效益，不盲目追赶超前技术，防止大起大落，力图以较少的投入，产出适宜的效果。

(5) 因地制宜：卫生信息化建设工作必须坚持实事求是、因地制宜、分类指导的原则，不搞一刀切。要注重加大西部地区卫生信息化建设投入力度，促进东部发达地区对西部地区的技术援助和对口支持。

4. 主要任务

(1) 进一步加强卫生信息化网络基础设施建设：以国家卫生信息网为基础，重点抓好卫生政务信息网络、公共卫生信息网络、医疗服务信息网络、卫生监督信息网络建设，建立疾病控制信息系统、妇幼保健信息系统，以及医学教育、医学科技信息交流、卫生专业文献检索等应用网络，扩宽网络覆盖面，实现互联互通、资源共享。进一步完善卫生部和各省级卫生行政部门的政府网站，集成优化丰富卫生网站资源，建立卫生部到各级卫生机构之间的统一、权威的对外医疗信息发布网站；

(2) 加强卫生信息化标准体系建设：标准化是卫生信息化建设的重要基础，建立卫生信息化标准体系是卫生信息化建设的重要内容。信息化标准建设中坚持引用和开发相结合的原则，关注国际卫生信息化标准的发展，等同等效应用国际标准，宣传贯彻国家标准，开发和研制行业标准，推广和普及现有各项标准。加紧制定血站、卫生监督、疾病控制、妇幼卫生等一批卫生信息系统建设中急需的卫生信息标准；

(3) 加强电子政务建设：卫生电子政务是卫生信息化深入发展的先导，运用信息技术推进行政部门办公自动化，在行政机关之间、行政与社会之间，政府与其他卫生机构之间建立网络化信息沟通渠道。适应政府机构改革和发展要求，以转变职能、政务公开、提高效率和服务质量为目的，发展卫生电子政务应用；

(4) 加强信息资源开发建设：组织和引导卫生信息资源开发，采取统筹规划、共同参与、分工协作、多元融资、风险分担、资源共享的发展策略，逐步建立卫生信息资源开发与利用框架模型。着重建设一批信息资源数据库群，包括卫生技术标准类数据库群、医疗类数据库群、医学教育类数据库群、医学科技类数据库群、疾病监测防疫类数据库群、妇女儿童类数据库群、食品卫生类数据库群、卫生统计信息类数据库群、卫生政策管理类数据库群、卫生经济类数据库群、卫生机构类数据库群、卫生人员类（含专家库）数据库群等；

（5）进一步推动医院信息系统发展：随着医药卫生体制改革的深入及医院服务模式的改变，医院信息系统已成为现代化医院的基础。医院信息系统要逐步实现从以经济财务为主线的管理信息系统，向以病人为中心的临床信息系统拓展，实现与医保系统的双向交互，利用远程医疗技术，为病人提供多种形式的医疗服务；

（6）大力加强社区卫生服务系统软件及其相关标准的开发和研制：社区卫生服务信息系统建设是当前卫生信息化建设的重点之一。社区卫生服务信息系统要坚持预防为主、以人为本的方针，以居民健康档案为重点，涵盖公民基础健康档案以及预防免疫、就诊记录、健康检查记录、计划生育等方面的健康档案信息，逐步实现“多档合一”，实现健康档案与临床信息的一体化；

（7）推进卫生系统各专业领域信息化建设：进一步完善科技教育、基层卫生与妇幼保健等卫生信息系统建设，为相应领域的管理决策提供可靠的信息支持。在医学科技信息和图书出版工作中加强计算机推广应用，推进电子版医学图书的出版和发行。积极推进各类高科技电子信息产品在卫生领域的应用；

（8）大力加强医药卫生信息学的研究和交流：加强医药卫生信息学的研究和交流，以适应医药信息系统应用的要求，逐步赶超国际医药卫生信息技术。发挥国内医药卫生信息学术团体作用，促进医药信息技术研究水平的提高。

第二节　卫生信息资源管理

一、卫生信息资源管理概述

（一）卫生信息资源管理的相关概念

1. 信息资源管理的相关概念　从广义上讲信息资源是人类社会信息活动中积累起来的信息及其信息生产者和信息技术等信息活动要素的集合。狭义上的信息资源是人类社会经济活动中经过加工处理有序化并大量积累起来的有用信息的集合。

信息资源具有作为生产要素的人类需求性、稀缺性、使用方向的可选择性、共享性和时效性等特征。

信息资源管理是指管理者为达到预定的目标，运用现代化的管理手段和管理方法来研究信息资源在经济活动和其他活动中的利用规律，并依据这些规律对信息资源进行组织、规划、协调、配置和控制的活动。

2. 卫生信息资源管理的相关概念　卫生信息资源是指人类在医疗卫生社会活动中所积累的以与健康相关的信息为核心的各类信息活动要素的集合。

根据信息资源管理的概念，我们可以对卫生信息资源管理的概念进行如下界定：卫生信息资源管理，就是指卫生信息资源管理者为达到预定的目标，运用现代化的管理手段和管理方法来研究卫生信息资源在卫生活动中和其他活动中的利用规律，并依据这些规律对卫生信息资源进行组织、规划、协调和控制，从而实现卫生组织目标的过程。

卫生信息资源的管理过程由一系列的环节组成，主要包括卫生信息资源的采集和卫生信息的组织、传递、利用等过程。

（二）卫生信息资源管理的任务

1. 制定卫生信息资源的开发战略、规划、方针和政策，使卫生信息资源的开发活动在国家统一的指导和管理下有条不紊地进行；

2. 制定卫生信息资源管理的法律、规章和条例，建立卫生信息资源管理的监督和保障体系，使卫生信息资源管理真正有法可依、有章可循，使开发出来的卫生信息资源能得到充分、及时、有效的利用；

3. 综合运用经济、法律和必要的行政手段协调各部门、各区域之间的关系，明确各级卫生信息资源开发利用机构的责、权、利界限，使卫生信息资源的开发利用机构在平等互利的基础上最大限度地实现资源共享；

4. 加强国家卫生信息基础设施和卫生信息资源管理网络的建设，使卫生信息资源的开发利用活动建立在较高的起点和良好的社会基础上；

5. 建立卫生信息资源管理标准，进而保证标准化、规范化地组织好卫生信息，这是开发卫生信息资源的一项重要工作。

二、卫生信息资源的采集

卫生信息资源采集是指根据卫生信息用户的需要，寻找、选择相关卫生信息并加以聚合和集中的过程。

（一）卫生信息资源采集的原则

1. 目的性原则　卫生信息数据庞大，内容繁杂，但用户需求的范围又是一定的。所以，卫生信息资源采集必须有明确的目的性。卫生信息资源采集要根据本单位的方向、任务和服务对象的实际需求，有针对、有重点、有选择地采集利用价值较大并且符合本单位用户需求的信息。

2. 系统性原则　所谓系统性，是指时间上的连续性和空间上的广泛性，尽可能全面地采集符合本单位需求的卫生信息，保证重点需求信息的连续性和完整性。

3. 及时性原则　时效性是信息的一个重要属性。过时的信息不仅其价值会降低或丧失，而且会造成工作上的损失，所以要力争在最短时间内向用户提供最新、最急需的卫生信息。

4. 可靠性原则　卫生信息资源采集必须坚持调查研究，通过比较、鉴别，采集真实、可靠、准确的信息，切忌将个别当作普遍，将局部视为全局，要实事求是，善于去粗取精、去伪存真、由表及里，深入细致地了解各种卫生信息资源的信息含量、实用价值以及可靠程度。

5. 预见性原则　卫生信息资源采集人员要掌握社会、经济、科学技术和卫生事业的发展动态，采集信息时既要着眼于现实需求，又要有一定的超前性。

（二）卫生信息采集的途径

1. 内部途径　内部途径一般是指卫生行政机关、疾病监测中心、医院、教学与科研机构内部形成的各种信息通道。主要的信息采集途径有管理部门、专业部门和内部信息网络等。

2. 外部途径　外部途径是指本单位或部门以外的各种信息来源，主要包括文献部门、外部信息网络、大众传播媒介、社团组织及学术会议、政府部门以及卫生服务的对象等。

（三）卫生信息采集方法

按照信息源和信息采集途径的差异，可以将卫生信息分为静态信息和动态信息。静态信息主要指原始资料经过加工和编辑并用文字符号或代码记录在一定载体上的信息；动态信息则多指在工作过程中随时产生的信息。一般来说，静态信息便于采集，而动态信息虽然难以收集，却有着更高的使用价值。

1. 静态信息的采集方法　静态信息一般可以通过公开渠道如期刊、图书等进行采集。如国际或者国内出版的各种期刊、杂志等。静态信息经过有序集合而形成的数据库是静态信息采集的主要途径之一，如通过近年来发展较快的全文数据库如中国期刊全文数据库，重庆维普期刊全文数据库等可以快速方便的采集到大量的静态信息。另外互联网也是采集静态信息的重要途径。

2. 动态信息的采集方法　动态信息的基础是数据，它通常可以采用常规和非常规两种采集方法获得：

（1）常规数据采集方法：通过与医疗保健对象进行接触由医疗卫生单位负责收集数据，可以在卫生单位内进行或通过巡诊、社区、人口登记等方式实现。这是最常用的一种类型，数据由医疗卫生机构内人员在完成日常卫生医疗保健工作时进行记录。

（2）非常规数据收集方法：为某种特殊的目的采用试验或调查的方法获得数据，它既可以是前瞻性的也可以使回顾性的。调查可以采用普查或随机调查方式。

三、卫生信息资源的组织

（一）卫生信息组织的概念

卫生信息组织是利用一定的规则、方法和技术对卫生信息的外部特征和内容特征进行揭示和描述，并按给定的参数和序列公式排列，使卫生信息从无序集合转换为有序集合，将卫生信息转为卫生信息资源或将潜在的卫生信息资源转为现在卫生信息资源的过程。

卫生信息组织是信息检索、信息资源开发与管理的准备，是卫生信息资源采集之后的首项工作。卫生信息组织有广义和狭义之分。广义的信息组织的基本内容包括信息选择、信息描述与揭示、信息加工、信息序化和信息存储。狭义的信息组织往往指信息序化。

卫生信息组织有多种划分方法，按照信息的加工程度可划分为一次信息组织、二次信息组织、三次信息组织等；按照信息运动状态方式的基本方面可以分为语法信息组织、语义信息组织和语用信息组织等。

（二）卫生信息组织的基本原则

1. 客观性原则　客观性原则是指在描述和揭示信息的外在特征和内容特征时必须客观而准确，要根据信息本身所反映的各种特征科学地加以序化，形成相应的信息组织成果。

2. 系统性原则　系统性原则要求在做信息组织工作时，需要从各个方面全盘考虑，实现整体目标。

3. 目的性原则　信息组织具有鲜明的目的性，必须结合实际工作充分围绕信息需求开展工作。

4. 标准化原则　信息组织的标准化主要体现为信息组织工作的统一性、信息组织方法的规范性、信息组织系统的兼容性和信息组织成果的共享性。

（三）卫生信息组织的内容

1. 信息选择　信息组织是信息活动的必然要求，未经组织的信息往往处于自然无序状态，无法有效利用。信息选择的目的就是从采集到的、处于无序状态的信息中甄别出有用的信息，剔除无用的信息，它是整个信息组织过程的第一步。

2. 信息描述与揭示　信息描述与揭示是指根据信息组织和检索的需要，对信息的主题内容、形式特征、物质形态等进行分析、选择和记录的活动。信息描述与揭示主要分为两种类型：一是著录，主要描述文献信息的形式特征；二是标引，主要揭示文献信息的内容特征。

3. 信息加工　信息加工是指根据信息用户的需求，通过对信息源的选择、分析、揭示、整理、综合，在原始信息的基础上再生新信息的活动。

4. 信息序化　在进行描述揭示和加工之后，形成了零散的相关性较差的新的信息。要实现这些信息的有效利用，还必须对这些信息按照一定的规则和方法加以组织整理，形成序化的信息资源。我们把这个过程叫做信息序化。信息序化的方法很多。比如分类法、主题法、目录、索引等。信息序化是信息组织最核心的内容。

5. 信息存储　信息存储是将经过选择、描述、加工、序化后的信息按照一定的格式与顺序存储在特定的载体中的一种信息活动。信息存储的目的是为了便于信息管理者和信息用户快速准确地识别、定位和检索信息。

（四）卫生信息组织的基本方法

信息是事物运动的状态和方式，而任何事物运动的状态方式都具有形式、内容和效用等三个基本方面。根据这三个方面，信息可以分为语法信息、语义信息和语用信息。对这三种信息进行组织也称为卫生信息组织的基本方法。

1. 语法信息组织方法　语言学中的语法学是研究语言符号之间的结构规则的，主要包括词的构成和变化、词组和句子的组织，研究的语言内容属于形式的范畴。信息组织借用了“语法”二字，是指按照形式特征组织信息。

最常见的语法信息组织方法有字顺组织法、代码法、地序组织法和时序组织法。

2. 语义信息组织方法　语义信息的“语义”取之于语义学，具有研究语言符号与它代表的对象之间的结构关系的意思。语义信息组织法指研究信息的内容特性进而对信息进行描述的某种方法。最常见的语义信息组织法有两种：分类组织法和主题组织法。

3. 语用信息组织方法　语用信息法是借助语用学的特有含义来研究随着环境与使用者的不同而不断变化的信息的方法。常见的语用信息组织有两种：权重值组织法和概率组织法。

四、卫生信息资源的传递

（一）卫生信息资源传递的概念

卫生信息资源传递是卫生信息资源价值得以实现的重要条件，它是指以卫生信息提供者为起点通过传输媒介或者载体，将卫生信息资源传递给卫生信息接收者的过程。

卫生信息资源传递在卫生信息资源管理的整个过程中具有非常重要的地位，离开信息资源的传递，卫生信息资源的使用价值就会丧失殆尽。卫生信息资源传递的意义主要表现在以下两个方面：一是只有经过传递，卫生信息资源才能实现其价值，发挥其作用；二是只有经过传递，卫生信息资源才能成为领导决策的依据、组织指挥的前提以及控制的基础。

（二）卫生信息资源传递的基本原则

1. 快速原则　快速原则要求以最快的速度将卫生信息资源从信源传递到信宿。只有遵守快速原则，才能最大限度地发挥卫生信息资源的使用价值，否则卫生信息资源就会失去其存在的意义。

2. 经济性原则　经济性则要求以最低的费用将卫生信息资源从信源传递到信宿。只有遵守经济性原则，才能保证信息资源使用的普及和推广。

3. 量大原则　量大原则要求卫生信息资源传递的负载量要尽可能地大。只有遵守量大原则，才能加快卫生信息资源传递的速度。

4. 高质量原则　高质量原则要求卫生信息传递的质量要高，不能在传递过程中出现信息失真、畸变等现象。如果在信息传递过程中出现各种不正常情况，则不仅达不到信息使用者的预期目的，而且容易将信息需求者的决策引向歧途。

5. 安全性原则　安全性原则要求卫生信息资源传递要做到保密，信息资源的传递者要根据信息资源内容的秘密程度以及保密的有关规定，选择恰当的传递方式．严格控制传递范围，采取必要的保密措施，以确保卫生信息资源传递的安全。

（三）卫生资源传递的基本程序

1. 完成卫生信息资源采集　卫生信息资源采集是卫生信息资源传递的前提，只有采集到信息资源以后才能够有效地传递信息资源。从某种程度上说，信息资源采集的质量决定着信息资源传递的质量。

2. 选择卫生信息资源传递的工具　卫生信息资源传递的快速性要求卫生信息资源的传递要根据实际需要选样合适的信息资源传递工具，一般要求选择速度快、安全系数高的传递工具。

3. 接收使用卫生信息资源　接收使用卫生信息资源是卫生信息资源传递的最后一环。卫生信息资源的使用者接收到正确的信息资源以后，就可以直接使用这些信息资源了。

4. 卫生信息资源的反馈　卫生信息资源反馈是指卫生信息资源的接收者将卫生信息资源的使用结果传递给信息资源的发送者这一过程。

第三节　卫生信息管理系统

一、信息管理系统与卫生信息管理系统

（一）管理信息系统的概念

管理信息系统是一个以人为主导，利用计算机硬件、软件、网络通信设备以及其他办公设备，进行信息的收集、传输、加工、储存、更新和维护，以组织战略竞优、提高效益和效率为目的，支持组织的高层决策、中层控制、基层运作的集成化的人机系统。

完善的管理信息系统具有以下四个特征：确定的信息需求、信息的可采集与可加工、可以通过程序为管理人员提供信息、可以对信息进行管理。具有统一规划的数据库是管理信息系统成熟的重要标志。

（二）卫生管理信息系统的概念

从宏观角度看，卫生信息管理系统是政府卫生管理部门对各医疗卫生机构进行管理、为辖区内居民提供各类卫生信息服务的信息系统，它能大幅度提高政府机构管理水平及部门间协同工作的能力，提高政府管理能力、工作效能和社会服务能力。从微观角度看，卫生信息管理系统就是各类医疗卫生机构根据自身的工作目标和特点，利用各种信息技术，对各自管理和服务的对象进行综合管理，以提高管理和服务的效率与水平的一套应用系统。

（三）卫生管理信息系统的类型

卫生信息管理系统主要包括医疗服务和公共卫生服务两个部分，其类型可以根据不同的分类标准进行划分：

1. 按照行政级别进行划分，可以分为国家卫生信息管理系统、省市级卫生信息管理系统和县区卫生信息管理系统等。

2. 按照卫生机构的类型进行划分，可以分为医院信息管理系统、卫生监督信息管理系统、妇幼保健信息管理系统、社区卫生信息管理系统、卫生电子政务信息管理系统、公共卫生信息管理系统以及医疗保险信息管理系统等。

3. 按照信息的管理模式划分，可以分为集中式信息管理系统、分布——集中式信息管理系统、分布式信息管理系统。随着组织结构向扁平化和网络化发展，分布式信息管理系统已经成为主流应用类型

二、公共卫生信息管理系统

公共卫生信息管理系统是国家公共卫生建设的重要组成部分。2003 年上半年的一场突如其来的非典型肺炎重大疫情灾害，暴露出我国突发公共卫生事件应急机制不健全，公共卫生发展严重滞后的弱点。为了加强我国的公共卫生体系建设，党中央、国务院要求用 3 年左右的时间，建立健全突发公共卫生事件应急机制、疾病预防控制体系、医疗救治体系和卫生执法监督体系。公共卫生信息系统建设是上述机制和体系建设的重要环节和纽带。

（一）公共卫生信息管理系统的概念

根据公共卫生服务的功能和性质，公共卫生信息管理系统可定义为：为了给公共卫生服务系统的各层次机构提供卫生服务管理决策的信息而建立的一种职能组织机构，即在公共卫生各部门内部，以社区人群为基础收集人群的疾病发生情况和健康状况的资料数据，然后进行归纳和处理，向公共卫生部门的各管理层次提供有关人群疾病和健康状况的历史记录资料，从而成为卫生管理者制定有关公共卫生计划、控制、决策功能的支持系统。

（二）我国公共卫生信息管理系统建设的目标

2003 年非典暴发后，为了加强我国的公共卫生体系建设，党中央、国务院要求用 3 年左右的时间，建立健全我国公共卫生信息管理系统。随后卫生部制定的国家公共卫生信息系统建设方案，方案指出到 2006 年，我国公共卫生信息管理系统建设的总体目标是：依托国家公用数据网，构建覆盖各级卫生行政部门、疾病预防控制中心、卫生监督中心、各级各类医疗卫生机构的高效、快速、通畅的信息网络系统，网络触角延伸到城市社区和农村卫生室；加强法制建设，规范和完善公共卫生信息的收集、整理、分析，提高信息质量；建立中央、省、市三级突发公共卫生事件预警和应急指挥系统平台，提高医疗救治、公共卫生管理、科学决策以及突发公共卫生事件的应急指挥能力。

到目前上述目标已基本完成。在 2009 年《中共中央国务院关于深化医药卫生体制改革的意见》中提出：要完善以疾病控制网络为主体的公共卫生信息系统，提高预测预警和分析报告能力；以建立居民健康档案为重点，构建乡村和社区卫生信息网络平台。

（三）我国公共卫生信息管理系统建设的原则

1. 统一规划、分步实施　充分利用现有基础网络、设备和人员，从整个国家卫生信息化长远发展的需要出发，统筹规划，统一建设规范、标准、管理制度，明确各级卫生行政部门、各级各类医疗卫生机构的信息职能。根据国家投资安排的轻重缓急，分步实施。

2. 突出重点、纵横联网　公共卫生信息系统的建设重点是疫情与突发公共卫生事件监测系统建设，将现有公共卫生信息网络延伸到各级各类医疗卫生机构，触角延伸基层卫生单位；加快医疗卫生机构信息系统及其数据库规范化、标准化建设和突发公共卫生事件应急指挥系统建设。

3. 规范标准、资源共享　资源共享是信息网络应用的目的，统一标准是实现信息资源共享的基本条件，也是实现国家公共卫生信息系统数据交换和信息共享的基本要求

4. 平战结合、预警预报　公共卫生信息系统建设应按照《突发公共卫生事件应急管理条例》和《突发公共卫生事件应急预案》的要求，实现对突发公共卫生事件信息的采集、传输、存储、处理、分析功能，对突发事件识别、危机鉴定、应急预案启动，以及调度、指挥和决策功能。

5. 多方投资、分级负责　充分发挥中央与地方、政府与市场多方面的积极性。

6. 明确职能、分层装备　要明确乡镇、县（区）、地（市）、省和国家五级网络功能和职责，实行分层次装备。

（四）我国公共卫生信息管理系统建设的基本结构

1. 国家公共卫生信息系统网络结构　国家公共卫生信息系统纵向网络建设是形成“五级网络、三级平台”。五级网络就是依托国家公用数据网，综合运用计算机技术、网络技术和通讯技术，建立连接乡镇、县（区）、地（市）、省、国家五级卫生行政部门和医疗卫生机构的双向信息传输网络，形成国家公共卫生信息虚拟专网；三级平台就是在地（市）、省、国家建立三级公共卫生信息网络平台。

国家公共卫生信息系统横向网络建设是形成“区域卫生信息网”。区域卫生信息网就是指按照区域卫生规划要求和属地管理原则，在地（市）建立区域公共卫生信息网络平台的基础上，形成区域内各级卫生行政部门和各级各类医疗卫生机构有效的网络连接。

2. 国家公共卫生信息系统的功能结构

（1）疫情和突发公共卫生事件监测系统：我国法定传染病监测与突发公共卫生事件监测报告信息系统于 2004 年 1 月开通，目前已规范了疫情和突发事件报告卡，开发了疫情和突发事件报告平台，实现法定传染病、突发事件上网实时报告，完成新报告管理制度建设，完成 AIDS、结核病、不明原因肺炎、不明原因死亡等专项疾病的报告系统建设。

（2）医疗救治信息系统：我国医疗救治信息系统建设的目标是通过建设中央、省、市三级医疗救治数据中心和应用系统，实现医疗救治体系之间的信息连接，初步形成覆盖全行业的医疗救治信息网络，逐步掌握医疗救治资源信息与有关病情信息，发挥医疗救治体系整体应急功能，提高应对突发公共卫生事件的快速反应能力和资源利用效率。

（3）卫生监督执法信息系统：卫生部制定了《卫生监督信息系统建设指导意见》，制定全国统一的卫生监督信息报告制度和系统软件，实现网上直报和动态监督管理，还建立卫生监督执法报告个案数据库，开发卫生监督执法过程中科学的现场数据采集方式。

（4）突发公共卫生事件应急指挥与决策系统：我国已完成了指挥中心与决策系统网络平台建设规划，以及国家和省级指挥中心与决策系统软件开发，建立了信息完备的数据仓库，并建立了与相关部门的信息交换机制和协调机制，按照“平战结合”原则，建立和规范了指挥中心业务流程、知识库、模型库。

三、医院信息管理系统

随着信息技术的发展及医院运行机制的转变，医院信息管理系统已成为现代化医院必不可少的重要基础设施与支撑环境，通过加强医院信息管理系统建设，可以实现医药资源共享和远程医疗服务，促进医院管理现代化，提高医院的经济和社会效益。

（一）医院信息管理系统的概念

医院信息系统是指利用计算机软硬件技术、网络通信技术等现代化手段，对医院及其所属各部门人流、物流、财流进行综合管理，对在医疗活动各阶段中产生的数据进行采集、存储、处理、提取、传输、汇总、加工生成各种信息，从而对医院的整体运行提供全面的、自动化的管理及各种服务的信息系统。

医院信息系统是一个综合性的信息系统，功能涉及国家有关部委制定的法律、法规。因此，评价医院信息系统首先必须保证与我国现行的有关法律、法规、规章制度相一致，并能满足各级医疗机构和各级卫生行政部门对信息的要求。

医院信息管理系统的主要目标是支持医院的行政管理与医疗业务事务处理，改善医院工作管理模式，解决医院管理中人工难以处理的问题，减轻管理人员、医生以及其他辅助人员的劳动强度，提高领导决策质量以及医疗服务水平和效率，从而使医院以更少的投入获得更好的经济效益和社会效益。

实用性是评价医院信息系统的主要标准。它应该符合现行医院体系结构、管理模式和运作程序，能满足医院一定时期内对信息的需求。它是现代医院管理工作中不可缺少的重要组成部分，并能对提高医疗服务质量、工作效率、管理水平，为医院带来一定的经济效益和社会效益产生积极的作用。

（二）医院信息管理系统的基本内容

医院自身的目标、任务和性质决定了医院信息系统是各类信息系统中最复杂的系统之一。根据数据流量、流向及处理过程，可以将整个医院信息系统划分为临床诊疗部分、药品管理部分、经济管理部分、综合管理与统计分析部分以及外部接口部分。

1. 临床诊疗部分　临床诊疗部分主要以病人信息为核心，将整个病人诊疗过程作为主线，医院中所有科室将沿此主线展开工作。随着病人在医院中每一步诊疗活动的进行产生并处理与病人诊疗有关的各种诊疗数据与信息。整个诊疗活动主要由各种与诊疗有关的工作站来完成，并将这部分临床信息进行整理、处理、汇总、统计、分析等。此部分包括：门诊医生工作站、住院医生工作站、护士工作站、临床检验系统、输血管理系统、医学影像系统、手术室麻醉系统等。

2. 药品管理部分　药品管理部分主要包括药品的管理与临床使用。在医院中药品从入库到出库直到病人的使用，是一个比较复杂的流程，它贯穿于病人的整个诊疗活动中。这部分主要处理的是与药品有关的所有数据与信息共分为两部分：一部分是基本部分，包括药库、药房及发药管理；另一部分是临床部分，包括合理用药的各种审核及用药咨询与服务。

3. 经济管理部分　经济管理部分属于医院信息系统中的最基本部分，它与医院中所有发生费用的部门有关，处理的是整个医院中各有关部门产生的费用数据，并将这些数据整理、汇总、传输到各自的相关部门，供各级部门分析、使用并为医院的财务与经济收支情况服务，包括门急诊挂号，门急诊划价收费，住院病人入、出、转，住院收费、物资、设备，财务与经济核算等。

4. 综合管理与统计分析部分　综合管理与统计分析部分主要包括病案的统计分析、管理，并将医院中的所有数据汇总、分析、综合处理供领导决策使用，包括病案管理、医疗统计、院长综合查询与分析、病人咨询服务。

5. 外部接口部分　随着社会的发展及各项改革的进行，医院信息系统已不是一个独立存在的系统，它必须考虑与社会上相关系统互联问题。因此，这部分提供了医院信息系统与医疗保险系统、社区医疗系统、远程医疗咨询系统等接口。

（三）医院信息管理系统的特点

1. 信息采集点分散，但信息处理与共享高度集中。由于医院信息管理系统涉及医院几乎所有科室，门诊与住院、临床诊疗与业务管理、临床与物资供应、财务核算等都需要信息的提供与共享，因此在网络建设上要充分考虑整个网络的体系结构，建立先进的计算机网络和医疗信息资源数据库，采用信息标准化、规范化管理，最终实现信息资源共享。

2. 医院信息含有大量的图像资料，要考虑网络主干、信息采集存储设备以及相应软件。

3. 医院信息系统的安全性与稳定性要求更高。

（四）医院信息管理系统的建设程序

1. 成立医院信息系统建设的相关组织　建立医院信息系统是医院现代化建设的基础。因此，在系统建设中，必须有相应的组织落实与保证，其中院长重视并亲自领导是系统建设的关键，重视培养自己的技术骨干队伍，调动各级、各类医护人员使用信息的积极性是系统实施的先决条件。

2. 规范流程并树立正确的管理意识　在建设医院信息系统前，医院必须首先规范自身的管理制度及运行模式。建立医院信息系统的过程，应是医院自身规范管理模式和管理流程、提高工作效率、不断完善机制的过程。

3. 在需求分析的基础上制订方案　建立医院信息系统，必须根据各级、各类医院的具体情况，做好需求分析，制定出系统建设的总体技术方案，有计划、有步骤、分期分批实施，防止盲目建设，造成人财物浪费。

4. 逐步实施方案　建立医院信息系统，必须根据各级、各类医院的具体要求，充分作好需求分析，制定出系统建设的总体技术方案的基础上，有计划、有步骤、分期分批实施，最终实现医院信息系统建设的总体目标。

（五）电子病历

1. 电子病历的概念　电子病历也叫计算机化的病案系统或称基于计算机的病人记录。它是用电子设备（计算机、健康卡等）保存、管理、传输和重现的数字化的病人的医疗记录，取代手写纸张病历，内容包括纸张病历的所有信息。美国国立医学研究所将电子病历定义为：电子病历是基于一个特定系统的电子化病人记录，该系统提供用户访问完整准确的数据、警示、提示和临床决策支持系统的能力。

电子病历是随着医院计算机管理网络化、信息存储介质——光盘和 IC 卡等的应用及 Internet 的全球化而产生的。电子病历是信息技术和网络技术在医疗领域的必然产物，是医院病历现代化管理的必然趋势，其在临床的初步应用，极大地提高了医院的工作效率和医疗质量，但这还仅仅是电子病历应用的起步。

2. 电子病历的特点

（1）传送速度快：医务人员通过计算机网络可以远程存取病人病历，在几分钟甚至几秒钟内就能把数据传往需要的地方。在急诊时，电子病历中的资料可以及时地查出并显示在医师的面前。

（2）共享性好：现在使用的常规病历有很大的封闭性。医院诊治病人的记录只保存在本医院，如果病人到其他医院就诊则需要重新进行检查，这不仅浪费了宝贵的医疗资源也使病人增加了不必要的痛苦。而采用电子病历后，则能够克服这些不足。病人在各个医院的诊治结果可以通过医院之间的计算机网络或病人随身携带的健康卡（光卡和IC卡）来传输。病历的共享将给医疗带来极大的方便。

（3）存储容量大：由于计算机存储技术尤其是光盘技术的进步，电子病历系统数据库的存储容量可以是相当巨大的，而且病人随身携带的健康卡（光卡或IC卡），其容量也是可观的。

（4）使用方便：医务人员使用电子病历系统可以方便地存贮、检索和浏览病历，复制也很方便，可以方便、迅速、准确地开展各种科学研究和统计分析工作，大大减少人工收集和录入数据的工作量，极大地提高临床科研水平。

（5）成本低：电子病历系统一次性投资建成后，使用中可以减低病人的费用和医院的开支。

四、城乡居民健康档案信息管理

2009年12月《卫生部关于规范城乡居民健康档案管理的指导意见》为了深化医药卫生体制改革总体要求，将建立、使用和管理居民健康档案作为建立健全基本医疗卫生制度的重要举措，其主要内容是：

（一）指导思想、工作目标和基本原则

1. 指导思想　以科学发展观为指导，按照深化医药卫生体制改革总体要求，将建立、使用和管理居民健康档案作为建立健全基本医疗卫生制度的重要举措，创新基层医疗卫生机构服务模式，完善服务功能，逐步实现人人享有基本医疗卫生服务的目标。

2. 工作目标　到2009年底，按照国家统一建立居民健康档案的要求，农村居民健康档案试点建档率达到5%，城市地区居民健康档案建档率达到30%；到2011年，农村达到30%，城市达到50%；到2020年，初步建立起覆盖城乡居民的，符合基层实际的，统一、科学、规范的健康档案建立、使用和管理制度。以健康档案为载体，更好地为城乡居民提供连续、综合、适宜、经济的公共卫生服务和基本医疗服务。

3. 基本原则

（1）政策引导、居民自愿：加强政策宣传，积极引导城乡居民自愿参与建立健康档案工作。

（2）突出重点、循序渐进：优先为老年人、慢性病患者、孕产妇、0～3岁儿童等建立健康档案，逐步扩展到全人群。

（3）规范建档、有效使用：规范健康档案的建立、使用和管理，保证信息的连续性、完整性和有效使用。

（4）资源整合、信息共享：以基层医疗卫生机构为基础，充分利用辖区相关资源，共建、共享居民健康档案信息，逐步实现电子信息化。

（二）积极稳妥推进建立城乡居民健康档案工作

1. 逐步建立健康档案　建立城乡居民健康档案工作应当在县（市、区）卫生行政部门的统一领导下由社区卫生服务中心、社区卫生服务站和乡镇卫生院、村卫生室等城乡基层医疗卫生机构具体负责。通过开展国家基本公共卫生服务、日常门诊、健康体检、医务人员入户服务等多种方式为居民建立健康档案，并根据服务提供情况做相应记录。健康档案信息应当齐全完整、真实准确。其他医疗卫生机构应当配合做好健康档案的补充和完善工作。居民健康档案内容主要由个人基本信息、健康体检记录、重点人群健康管理及其他卫生服务记录组成。具体内容和方法执行《国家基本公共卫生服务规范（2009 年版）》有关要求。

2. 有效使用健康档案　健康档案应当统一存放于城乡基层医疗卫生机构。根据有关法律法规的规定，城乡基层医疗卫生机构提供医疗卫生服务时，应当调取并查阅居民健康档案，及时记录、补充和完善健康档案。要做好健康档案的数据和相关资料的汇总、整理和分析等信息统计工作，了解和掌握辖区内居民的健康动态变化情况，并采取相应的适宜技术和措施，对发现的卫生问题有针对性地开展健康教育、预防、保健、医疗和康复等服务。以居民健康档案为平台，促进基层医疗卫生机构转变服务模式，实现对城乡居民的健康管理。

3. 规范管理健康档案　城乡基层医疗卫生人员在为居民建立及使用健康档案时，要符合《执业医师法》、《乡村医生从业管理条例》等有关法律法规规定。基层医疗卫生机构应当建立居民健康档案的调取、查阅、记录、存放等制度，明确居民健康档案管理相关责任人，保证居民健康档案的方便使用和保管保存。各县级卫生行政部门要落实好建立健康档案的机构、人员、经费和设施等保障措施并加强对建立健康档案工作的监督管理。

居民健康档案一经建立，要为居民终身保存。要遵守档案安全制度，不得造成健康档案的损毁、丢失，不得擅自泄露健康档案中的居民个人信息以及涉及居民健康的隐私信息。除法律规定必须出示或出于保护居民健康目的，居民健康档案不得转让、出卖给其他人员或机构，更不能用于商业目的。

城乡基层医疗卫生机构因故发生变更时，应当将所建立的居民健康档案完整移交给县级卫生行政部门或承接延续其职能的机构管理。

4. 逐步建立电子健康档案信息系统　各地要积极创造条件，根据卫生部《健康档案基本架构与数据标准（试行）》（卫办发〔2009〕46 号）、《基于健康档案的区域卫生信息平台建设指南（试行）》和相关服务规范的要求，逐步推进建立标准化电子健康档案。鼓励以省或地级市为单位研究开发相关信息系统。电子健康档案信息系统要逐步与新型农村合作医疗、城镇职工和居民基本医疗保险信息系统以及传染病报告、免疫接种、妇幼保健和医院电子病例等信息系统互联互通，实现信息资源共享，建立起以居民健康档案为基础的区域卫生信息平台。

（三）保障措施

1. 加强领导，落实责任　地方各级卫生行政部门要充分认识建立城乡居民健康档案工作的必要性和重要性，加强领导，把建立统一居民健康档案工作作为基本医疗卫生服务制度建设、实现基本公共卫生服务均等化的重要内容纳入议事日程。要明确各级卫生行政部门的职责分工，县级卫生行政部门是建立城乡居民健康档案工作的责任主体。要层层落实工作任务，结合本地实际制定工作目标、实施计划和方案，确保建立居民健康档案工作取得实效。

2. 加强宣传，动员居民广泛参与　各地区要充分发挥广播、电视、报刊、网络等媒体的作用，积极宣传建立统一城乡居民健康档案的重要意义，提高居民健康意识。县级卫生行政部门和基层医疗卫生机构要加强与乡镇政府、街道办事处、村（居）委会等基层管理组织和辖区单位的协调与沟通，争取支持，引导居民自觉自愿参与建档工作。

3. 完善经费保障措施　地方各级卫生行政部门要积极协调有关部门，按照有关要求，将建立健康档案工作纳入国家基本公共卫生服务项目并落实相关经费。健康档案的保管保存、日常运行维护、人员培训以及信息系统建设等费用应当纳入财政预算，保障相关经费投入。经费的拨付应当与健康档案建立的数量和质量等考核结果挂钩。

4. 加强健康档案管理能力建设　地方各级卫生行政部门应当广泛开展针对基层医疗卫生人员和管理人员的培训，重点强化居民健康档案相关政策、知识和技能等，使其充分了解工作要求和工作内容，掌握健康档案建立、使用和管理的基本技术和方法。采取多种方式提高相关人员收集、管理和应用信息的能力。

5. 加强监督检查　地方各级卫生行政部门要把建立、使用和管理城乡居民健康档案工作作为卫生行政部门和基层医疗卫生机构绩效考核的重要内容。要会同有关部门，加强对建立居民健康档案工作的检查评估，及时向同级政府及上级卫生行政部门反映检查中发现的问题，调整相关政策措施。卫生部将不定期对城乡居民健康档案的建立、使用和管理等工作进行检查评估。

思考题

1. 简述卫生信息的性质。
2. 简述卫生信息资源管理的任务。
3. 简述我国公共卫生信息管理系统建设的基本结构。
4. 试述医院信息管理系统的基本内容。

（郭洪伟）

第十七章　外国卫生事业管理

内容提要

医疗卫生制度一般由医疗保障制度、卫生服务制度以及卫生管理制度所组成。一个国家的医疗卫生制度的形成和发展，受到该国的经济发展水平、政治意愿和社会价值取向等因素的影响。因此，世界各国的医疗卫生制度形态各异、各具特色。英国、美国、德国、泰国、新加坡以及其他发展中国家的医疗卫生制度。

第一节　外国卫生事业管理概述

一、发达国家的医疗卫生制度基本模式

发达国家的医疗卫生制度因受其国情、历史、文化背景、社会经济状况及政治制度等影响，在其形成、发展和完善的过程中，都有一个不断变化、发展的渐进的改革过程。目前大体上可分为国家保障型以英国、加拿大为代表；社会保险型以德国为代表；商业保险型以美国为代表及储蓄医疗保险型以新加坡为代表四种模式（详见第四章）。每一种医疗卫生保健类型的医疗服务体系均有不同的特点。

二、发展中国家的医疗卫生制度

发展中国家经济相对落后，国家财力有限，造成在卫生事业上的投入不足。20 世纪 90 年代，发展中国家的卫生支出占 GDP 的平均水平是 4.2%，其中 1/7 的低收入国家卫生支出低于 GDP 的 1%，而发达国家的卫生支出占 GDP 的平均值是 9.4%，差距十分明显。在这种情况下，如何充分挖掘本国的卫生资源，广开卫生经费的来源，多渠道多形式的筹措卫生资金，成为卫生事业发展的关键。在印度尼西亚，卫生保健筹资包括政府税收、家庭支付、雇主为雇员提供卫生保健的支付、外债和转让费、政府为其公务员提供的保险金，较小的商业药物或私人保健设备的投入。此外，建立诸如增加医院和卫生服务中心收费的选择性筹资系统，通过社区卫生服务建立由家庭定期交费或自愿捐助组成的社区卫生基金等。加纳政府出台“医院费用管理法”，通过立法限定药品收费全额回收。同时广泛吸纳社会各方面力量，如利用慈善机构收留有病的穷人，提供基本的医疗看护和食物，传统的开业医生对贫穷的患者实行少收费或免费，接受国际援助等。泰国的卫生保健经费近 2/3 直接来自家庭或其他私人企业资助，1/3 是税收，大约 1%～20%来自国际资助、工人赔偿基金、国家企事业单位和私人保险公司。

大多数发展中国家保险制度起步晚、体制不完善、覆盖率低。据统计，在低收入国家只

有不到15%的人参加健康保险。随着医疗保险在社会经济发展中作为一种卫生费用筹集的补偿形式的重要性日益体现，越来越多的发展中国家开展医疗保险，并不断增加医疗保险项目以满足国民日益提高的卫生服务需求。在菲律宾，20世纪90年代初调整和补充了《健康保健法》，扩大了国家医疗保险计划中针对穷人的保险项目，规定工薪人员工资的2.5%用于医疗保险，在全国卫生费用的分析中，医疗保险占7.4%。泰国针对不同对象实行三类医疗保险：社会福利型医疗保险主要面向政府工作人员、国有企业职工、低收入家庭、65岁以上老人、小学生及僧人等，实行免费医疗；强制型医疗保险包括工伤事故保险、交通保险及私营企业职工保险，每人每年保险费700铢；自愿型医疗保险的对象为高收入者和农民。越南政府在1992年起在全国普遍实行《健康保险制度》，它是以工资为基础的强制性健康保险制度。对有营企业按工资的3%征收保险费，小企业和农业工人自愿参加，每人交5美元。巴西宪法规定人人享有医疗保险的权力（包括长住巴西的外国人），目前其医疗保险已覆盖城乡全体公民，并对印第安人、城市贫民、城镇农村低收入者实行免费医疗。

早在1990年，全世界用于医疗卫生的总支出已达到1.7万亿美元，约占全世界收入的8%，但这么多的支出并没有完全解决好人民的健康问题，仍约有十亿多人忍受着贫穷与病痛。这是个卫生资源配置的公平性问题，在发展中国家尤为突出：卫生资源的使用重城市、轻农村。为扭转卫生资源使用的不公平性，许多发展中国家进行了卫生保健体制的改革，在低服务水平的农村地区建立卫生机构，重视农村及落后地区的卫生事业发展，印度尼西亚在1992年建立了以提高农村人口素质为主要目标的社区健康服务网（JPKM）。在政府引导下，充分发挥社区组织和农民家庭的作用，为农民健康提供比较可靠的保障。现在印尼有30%的社区建立了健康服务网，在试点较早的SLEMAN社区（人口7714万）成效非常明显，计划免疫覆盖达到80%以上，婴儿死亡率在10‰以下，整个健康水平接近发达国家。泰国农村推行健康卡保险，凡农村居民均可参加，保证了农民的基本医疗需求，该方法被国际卫生组织称为“市场经济条件下实现人人享有卫生保健的革新思路”。哥伦比亚在1993年进行了医疗保健体制的改革，通过引进市场竞争和加强政府宏观调控，使医疗保险在农村居民的覆盖率从20%上升到60%。在扎伊尔农村，平均10万人建立1个卫生健康圈，每个圈包括1个具有住院治疗设施的中心医院，加上15～20个附属卫生健康站，并有村医务人员和传统接生员作为补充，以保障农民的基本医疗需求。

发展中国家由于历史和客观的原因，社会经济落后，医学教育水平低、规模小、造成医疗卫生技术和管理人力资源的匮乏，特别是农村及偏远地区的缺医现象特别明显。据20世纪90年代初的统计，发展中国家平均每10万人拥有医生76人，其中巴西134人，印度48人，索马里15人，而发达国家平均每10万人拥有医生287人。此外，专业卫生管理人才的缺乏，使卫生管理成为突出的薄弱环节。因此，在非洲，卢旺达政府积极发展本国医学教育，建立了第1所医学院和2个护士学校，并与国际卫生机构合作，派留学生进修深造；贝宁政府建立公共卫生学院，每年为中非各国培养大批卫生管理人才，成为中非地区重要的卫生人员培养基地；索马里政府也在近10年的发展规划中，强调发展卫生事业，培养卫生管理人才，大力提高卫生事业的管理水平。发展中国家想要彻底改变卫生事业落后的状况，提高本国人民的健康水平，最根本的出路是发展本民族的经济，提高综合国力，为卫生事业的健康发展提供良好的物质基础。

第二节 英 国

英国由英格兰、苏格兰、爱尔兰和北爱尔兰四个地区组成，总面积42.42万平方公里，总人口6051万，其中城市人口占总人口的89%以上，是发达的现代化工业国家。国民医疗服务体系（National Health Service）是英国福利体系的标志。1948年由当时的工党政府创立，并一直延续至今，为全民提供免费医疗服务。由于初级健康保健实施良好，英国人民的总体健康状况较好。据世界卫生组织资料显示，2006年英国5岁以下婴儿死亡率为6%，出生期望寿命（Life expectancy at birth）男性为77岁、女性为81岁，出生健康期望寿命（Healthy life expectancy at birth）男性为69岁、女性为72岁，人均卫生总支出2784美元。卫生费用总支出占国家国内生产总值（GDP）的比重是8.4%。

一、英国医疗服务体系和医疗保障体系概况

英国是世界上最早实行全民免费医疗制度的国家。1948年开始实施的英国国家卫生服务制度（National Health Service，NHS）是英国社会保障制度的重要支柱，该制度的核心思想是根据病人的需要而不是支付能力向每个英国居民提供免费的医疗服务，由政府卫生行政部门和政府举办的公共医疗卫生机构负责组织医疗卫生服务的分配和提供，社会公平是英国国家卫生服务制度的重要原则。英国医疗卫生服务的资金主要来源于四个方面。①政府财政拨款。这是NHS最主要的资金来源，占卫生总费用的80%左右；②英国社会医疗保险，约占卫生总费用的10%左右；③患者个人自付部分。近年来，为了控制医疗卫生费用的上涨，英国政府提高了个人自付部分的比例，1999年个人自付部分由19%年占卫生总费用的2.7%上升到11.1%；④私立医疗保险，约占英国医疗卫生经费来源的3.5%，主要用来支付少量患者在私立医院治疗的费用。直至今天，英格兰卫生部的网站上仍明确表示NHS遵循的原则不变，强调卫生服务要尽力满足每个人的需求而不是依据其支付能力；提供的医疗服务应该属于可支付的范围或甚至免费，同时表示这将是NHS永恒不变的宗旨。经过几次改革后，英国国家卫生制度形成以病人和公众为核心，注重质量、安全和信息，通过全科医生、牙医、眼科医生、药剂师、便捷中心、NHS热线提供初级卫生保健，通过急诊中心、救护托管中心、NHS托管局、精神卫生托管局、社会救助托管局等提供二级卫生保健，形成了卫生部、卫生战略署和基层卫生保健托管局的三层管理职级。该制度保障了英国全体公民平等就医的权利，并且用相对较低的支出水平取得了与其他发达国家类似或者甚至更好的健康效果，受到了英国国民的广泛认可（伦敦时报2000年调查）。NHS已经成为英国政府在20世纪最重要的成就之一。

（一）医疗卫生管理体制

英国医疗行政管理方式主要实行统一管理的三个层次组织结构模式。首相任命和委派领导国家卫生和社会保障部的国务大臣，下设地区卫生局和地段卫生局，共三级。其职能大致如下：

1. 国家卫生和社会保障部是该国医疗卫生行政管理最高权力机构，它负责该国卫生工作的总体规划、决策，控制资源分配。国家卫生和社会保障部设有政策委员会，由卫生国务大臣兼任主席，该委员会为国家医疗卫生服务的运行及卫生服务制度的拟定、形成和实施制定有关发展战略。

2. 地区卫生局的主要职能是执行国家卫生和社会保障部的决策，制定地区医疗卫生服务计划；承担地区大型医疗机构的建设项目；向下一级卫生局分配资源；负责地区内医疗卫生科研项目；管理负责本地区卫技人员的培训等。

3. 地段卫生局是各地段负责提供医疗保健服务的执行机构。主要任务是管理、协调和保证本地段医疗机构的正常运行；为本地段居民购买医疗服务；管理本地段初级卫生服务；评估本地段居民身体健康状况，收集本地段有关死亡、疾病及卫生服务需求等有关信息等。

（二）卫生服务提供情况

英国的医疗保健服务主要由两个方面提供：一方面是 1948 年以后划归国有的各级公立医疗机构，另一方面是各地提供初级卫生保健服务的全科开业医生。英国的公立医疗机构所占比重极高，绝大部分医院（95%）归国家所有。普通医院和专科医院的职能是向病人提供床位并给予治疗。医疗服务包括急诊、门诊、短期住院和长期住院。在公立医院中，自费病人支付的金额必须转入 NHS 的总预算，不能由医院或医生私分。自 1965 年起，英国政府为了增加医疗供给，以满足不断增长的医疗需求，又重新实行了允许和鼓励私人开业、鼓励发展私立医疗机构发展的方针。在政府的支持和鼓励下，私立医疗机构在英国迅速发展。从刚开始仅限于伦敦及附近地区，逐步扩大到全国各地。目前私立医院多由大公司、团体、个人开办，有非营利性医院，也有营利医院。私立医疗机构的发展，一方面满足了该国居民日益增长的医疗需求，另一方面缓解了该国因医疗供需矛盾所造成的病人看病需排长队、医院服务效率滑坡及医疗卫生工作人员积极性差等问题和现象。

英国初级卫生保健服务主要由开业医师包括全科医生、牙科医生、眼科医生和药剂师等和开业护士提供。开业医生与 NHS 的家庭医生协会签订合同，家庭医生协会监督开业医生的服务，并规定其费用补偿标准。此外，还负责按登记的注册人数，向他们支付酬金。

在英国，全科开业医生承担了绝大部分的初级卫生保健工作，每个英国居民都必须预先在一名通科医生处登记注册，然后在其一旦发病时，就去找这些医生看病，或者由这位医生介绍去专科医院门诊治疗或住院治疗。在英国，约有 97%的居民都有自己指定就诊的全科开业医生。每个通科开业医生的服务顾客都有 2000 多人。英国公共卫生服务依据其内容，分别由中央政府机构、地方公共卫生机构及一些私营卫生机构来承担。绝大部分的卫生服务，如疾病预防、筛检、精神卫生、老年卫生服务、家庭卫生保健、残疾人健康保健及增进健康的其他一些内容，多由各地区及地段公共卫生机构组织实施，职业卫生服务则由企业与地方卫生部门联合进行。

二、社会保障体系

（一）英国社会保障体系包括社会保险、社会救助、社会津贴三大部分

社会保险制度是英国社会保障制度的主体，该社会保险计划是强制性的适用于 16 岁以上社会成员的计划，其支出占整个社会保障开支的 70%左右。社会保险的种类齐全包括养老、失业、疾病、工伤、生育以及家庭收入补助等。养老保险是社会保险的主体，占社会保险收支最大份额。养老保险是一个多层次的体系。第一支柱为：基本养老保险，由国家主办并承担主要责任，又分为国民养老金和就业关联养老金，前者与就业无关，参保者人人有份，待遇水平相同，后者与缴费年限挂钩，且与职业年金有替代关系。第二支柱为职业年金计划，企业或单位为主承办，国家负责规范和监督。第三支柱为个人购买的养老基金及商业性养老保险计划。在商业性保险中值得一提的是英国保险市场上的重大疾病保险，它包括两

种形式：一种是所谓的“基本重大疾病保险，”只承保癌症等 6～10 种常见的重大疾病，另一种就是“综合型重大疾病保险”，可承保 30 多种重大疾病。这两种都包含上述 6 种疾病以及完全永久性失能这些基本责任，但后者目前比较流行。

英国的社会救济被包括在社会保障范畴以内，它是以 l948 年国民救济法（社会救济根据 l976 年补充津贴法进行了完善，现称为补充津贴）为基础建立起来的。享受社会救济的人包括：①16 岁以上的英国居民，其收入来源不足以满足最低生活需要者；②已充分就业的低收入者，如需牙科治疗、配制眼镜、外科手术等无力支付处方费的，可以申请救济；③领取社会津贴期满，又没有取得新工作的人；④处于社会保险覆盖范围以外的穷人，如独身又有小孩需抚养的母亲、被监禁者的妻子儿女、无权领取退休年金的 70 岁以上的老人和 40 岁以上的盲人。

对于申请社会救济的人要进行生活状况调查，救济标准是官方规定的贫困线。领取社会救济并不是无条件的，参加劳资纠纷的工人本人不得享受社会救济，只能领取家属的社会救济。实际上，名目繁多、百般挑剔和伤害申请者尊严的所谓“生活状况调查”使许多救济申请人深感厌恶，许多穷人被拒之于社会救济之外。此外，如果接受社会救济的家庭设法取得一些补助收入，救济金就要相应降低。领取失业津贴期满的失业者凡申请社会救济，必须以登记就业、接受当局提供的任何工作为前提条件，否则取消或降低其社会救济金。

社会津贴制度是针对特殊人群的特殊需要建立的补贴制度。津贴的种类繁多，区分细致，既有针对特殊人群的生活津贴，也有覆盖人群范围较广泛的教育、住房津贴。具体包括残疾人津贴、疾病照顾津贴、工伤津贴、法定产妇津贴、法定疾病津贴、住房津贴、儿童津贴、无劳动能力者生活津贴等，涵盖了各类人群的各类特殊需要。

（二）英国社会保障制度的特点和不足

英国能够建立起福利国家制度，首先得益于其长期保持的政治稳定。稳定的政治环境使得政府可以潜心发展经济，而经济的长期平稳发展又为社会保障事业的不断完善提供了有力保证。其次是英国的社会保障工作及其立法起步较早。历经 400 多年的陆续发展而逐渐完善，最终形成了现在较为健全的社会保障体系。

英国的社会保障体系优缺点都较为明显，优点为以下两方面：第一，保障覆盖面宽广。英国家庭得到社会保障各种支付利益的比例已达 3/4 以上，社会保障近乎覆盖了全体居民，加以平摊，则全国人均每年大约可得到 2000 英镑的各种津贴。第二，分类合理，功能各异。就社会保障三大主要项目的不同功效而言，各有所司。社会保险与社会成员的就业联系在一起，其受益同缴费情况结合，未缴费者不能享受，缴费多者多享受，体现权利义务相一致原则；社会救助属社会的无条件帮助，直接与受益人的收入水平挂钩，而同保险缴费无关，显示了人权保障的具体内容；专项津贴则属于社会关爱范畴，是国民对于特殊群体的优待，反映了社会的道德要求。在看到优点的同时，这样庞大的支出也带来沉重的负担，包括以下几方面：①政府承担、控制绝大部分医疗费用，不仅造成公立医疗机构缺乏活力，设备、人手配置不足，医疗、医护人员效率低下等问题，而且可能降低医疗机构采用新技术、购买新设备的积极性。②长期高福利支出．使财政不堪重负据统计，1951—1982 年，英国社会福利支付增长 2.7 倍。而国内生产总值只增长 1 倍。同期社会福利支付占国内生产总值的比重从 14.4％跃升为 29.4％。社会福利支出已成为导致经常性财政赤字的最重要因素。③高福利和高税收影响经济发展：高福利需要高税收支撑，而英国主要实行社会保障制度。雇主社会保障负担的加重导致企业成本上升，从而在国际市场上的竞争力下降。同时，高税收会抑制人们工作的积极性和创新精神。④人口老龄化对养老保险提出严峻挑战。人口老龄化给英国社会带来沉重的负担，尤其是高龄老人在老龄人口中所占份额越来越大，养老、医疗费用的上升也就在所难免，以支定收的现收现付制养老保险制度面临极大危机。

（三）英国医疗保险体制的改革

为了解决国民健康服务体系整体供应能力不足、医疗机构的效率不尽如人意、医护人员的工作积极性有待提高等问题，英国从20世纪90年代起即持续不断地进行医疗保险体制改革。英国针对上述情况的主要改革措施包括：

1. 由于政府下达卫生经费是根据地区或地段的总人口数定额分配的，医院的经营状况与经济利益无直接关系，医院提高工作效率和床位使用率反而导致预算经费超支。因此，必须重建医疗市场的运行机制：①改善经费投放方式，允许地方政府向效益好的私人医院拨款，鼓励国立医院与私立医院竞争。②改变住院治疗经费拨款，允许集体开业医生提供住院服务，鼓励集体开业医生之间、集体开业医生与医院之间竞争。③政府确认具有一定条件与管理水平的地段医院为合同医院，使其拥有更多的自主权，如经济使用、人事调配等，鼓励医院之间竞争。④允许居民自由选择家庭医生，形成家庭医生之间的竞争。

2. 建立医疗质量评价制度，完善初级医疗服务制度：①中央管理改为地方卫生局管理。②提高家庭医生收入，将家庭医生注册居民人头费所占比例从40%提高到60%。③建立标准药品预算制度，超过预算受经济惩罚，节余经费用于改善医疗条件。

3. 其他措施：①提高政府医疗机构的门诊处方费。②提高患者的药费和牙科治疗中的个人负担的费用等。

第三节 美 国

美国位于北美洲中部，领土还包括北美洲西北部的阿拉斯加和太平洋中部的夏威夷群岛。北与加拿大接壤，南靠墨西哥和墨西哥湾，西临太平洋，东濒大西洋。面积962.9万平方公里（其中陆地面积915.8960万平方公里），总人口3.04亿。美国是全球最大的移民国家，每年均有超过100万人移民美国。根据2000年美国人口普查的数据，目前美国每10个人中就有一个人出生在外国，共有2840万人，占美国人口的11%，此外还有1480万人的父母双方出生在外国，1270万人有一方父母是出生在外国，三者加起来共有5600万人具有“外国血统”，占美国总人口的20%，而30年前这个数字是3400万，创了历史最高。2008年数据显示，美国全国人口平均年龄为36.7岁，其中男性35.4岁，女性38.1岁。全国人口平均寿命78.14岁，其中男性为75.29岁，女性为81.13岁。美国社会安全福利制度创立于1935年。由美国联邦政府卫生教育福利部主持。50多年来，这一制度已为美国人广泛接受，并成为人们生活中的一个重要组成部分。美国的社会福利分为社会保险和非社会保险两种。属于社会保险福利项目的有：老残保险、失业保险和其他就业保险；属于非社会保险福利项目的有：对抚养儿童困难家庭的补助、社会保障收入、食品券、医疗补助、住房补助和能源补助。该制度自创立以来，历经多次改革，内容得到不断补充和更新。这制度草创之初，仅限于保障部分工商界蓝领工人及其家属的利益，1939年增加规定，劳动者如死亡，其遗属可以领取社会安全金；劳动者退休后，依靠其抚养的家属也可以领取社会安全金。目前，每个月从政府福利单位领取福利金的人约有3400余万人。它的保障范围较广，包括医疗服务、残废保险、退休及残疾人子女教育补助金、社会安全福利金、失业救济金以及对低收入家庭子女的津贴、对失业者的工作训练补助以及学童营养补助等。2003年美国医疗卫生支出占其国内生产总值的比率为15%，人均支出为5635美元。

一、医疗服务体系概况

美国的医院从社会角度划分，可分为公立医院和私立医院两类。从数量上看，私立医院占大多数。由政府办的公立医院仅占医院总数的27%左右，其余为私立医院。从结构上看，美国的医院可分为政府医院、非政府非盈利性医院和盈利性医院。政府办的医院有联邦政府医院、州及地方政府医院，如退伍军人医院、伤残医院、精神病医院、印第安人医院等。非政府非盈利性医院有医学院附属医院、教学医院、教会医院等私立医院和一些社区医院。营利性医院则以综合性医院为主，其举办的目的是为了获取利润。按医院的经营性质划分，又可将美国的医院体系分为非营利性医院和营利性医院，公立医院均属于非盈利性医院，私立医院中85%左右是非盈利性医院，所以在所有医院中，非营利性医院占主导地位。美国的医院的性质并不是一成不变的，而是可以相互转换。

二、医疗卫生管理体制

美国医疗卫生管理机构分为联邦、州市及县三级，联邦职能较弱，而地方部门权力较大。1977年10月起医疗卫生由联邦卫生和人类服务部主管。该部主要职责是分配卫生经费给地方卫生机构、协调与提供特定人群的医疗（CDC)、食品药品管理局（FDA)、卫生资源处（HRA)、卫生服务处（HSA)、国立卫生研究院（NIH)、滥用酒精、药物和精神卫生管理局（ADAMHA)。医疗卫生管理的主要权力集中在州，各州都有卫生立法权、政策制定权、机构审批权和具体工作管理权。各州与联邦卫生和人类服务部是协作关系，负责本州居民的基本卫生、安全和福利事务。其基本职责是控制流行病、管理环境卫生、妇幼卫生、卫生教育、公共卫生和人口统计及疾病报告。州以下大多数按行政区设立相应的卫生行政机构。

三、医疗卫生服务提供及经费来源

美国直属联邦政府的医院主要是军人医院和退伍军人医院，是国防部为海陆空官兵及退伍军人设立的。另外还有印第安人医院，为印第安人及少数民族提供免费的医疗服务，海员医院为海员提供服务，犯人医院为犯人提供服务。经费全部来自于联邦政府，医护人员也全部是国家雇佣的，不需要外界任何的人、财、物支援。美国公立医院包括州立、市立医院，隶属州政府及地方政府机构，行政管理由所属政府机构严格控制。绝大多数公立医院是以治疗急性病为主的综合医院，约占全国医院总数的27%，占住院治疗人数的18%和门诊治疗人数的23%。美国公立医院通常建在卫生服务资源缺乏的地方，几乎90%的老年人和贫穷者是由公立医院提供服务的。所有的公立医院是非营利性、免税的，只按服务水平收费，收入用于医院的生存和发展。但医院的主要经费是来源于州政府和地方政府。随着服务要求的不断增加，而政府又不可能相应增加卫生经费，并有可能缩减，使得大多数公立医院都面临着设备陈旧和过时，装备、人员和经费短缺等问题。难以吸引高水平的医生，主要依靠住院医生、实习医生和外籍医生，导致服务水平的下降。美国的医疗服务以私有制为主，因此私立医院相当发达。近年来，私立医院的比例在继续上升，一是股份制医院发展壮大并跨国经营，二是收购和兼并一些非营利性医院。私立医院服务对象主要是有固定工作、有保险的中等以上收入家庭及其成员。私立医院的设备、仪器以及人力资源都是一流的，并提供高效率、高质量的服务。私立医院的经费主要来自于私人医疗保险和患者自费。美国有不少教会开办的医院，甚至形成全国性的医院系统，属于慈善性质、非营利性质医院，其财产和收入无需赋税，经费来源于慈善机构和教徒捐献。社区医院也是属于慈善性质的，是由社区投资兴办的中、小型综合医院和专科医院，它的主要任务是为急性病和外转患者提供短期的住院治疗，经费全靠市民资助捐献。美国十分重视和发展社区医疗，目前社区医院占医院总数的80％。美国作为作为商业保险型医疗保险模式的典型，主要通过市场来筹资和提供服务。医疗服务的供给、医疗服务的价格等主要通过市场竞争和市场调节来决定。政府基本不干预或很少加以干预。

四、医疗保险

美国医疗保险制度的重要特点是多元化，私人医疗保险占很大比例。美国政府的公立医疗保险主要包括医疗照顾制度、医疗补助制度、军人医疗计划、少数民族免费医疗和工伤补偿保险。医疗照顾制度（Medicare），是全国相对统一的医疗保险制度，保证老弱残疾者的基本医疗需求，该制度受益人群占美国人口的17％，政府在该医疗照顾项目中承担了主要责任。医疗补助制度（Medicaid），是美国联邦政府和州政府对低收入人群、失业人群、残疾人群等弱势群体所提供的医疗救助计划。由联邦政府支付55％，州政府支付45％共同资助低收入人群及其家庭实行部分免费医疗。服务的项目主要有门诊、住院、家庭保健等。全国每年约有3000万人受益。美国的私营医疗保险公司在美国医疗保险中占很大比例。政府医疗保险计划的很多工作是由私营医疗保险公司执行的，这些公司主要分为两类。一是非盈利性医疗保险，主要由医生组织发起的蓝十字（Blue Cross）组织和医院联合会发起的蓝盾（Blue Shield）组织。它们不以盈利为目的，为投保者提供门诊和住院服务保险。它们在全国形成了一个松散的网络，参保者约为6700多万人。二是营利性医疗保险，美国开展医疗保险的商业保险公司有1000多家，1996年全国有7540万人参加了此类医疗保险。此外美国还有一种由保险公司直接参与医疗保险整个运行过程管理的，与医疗服务提供者联合提供服务的医疗保险组织，如健康维持组织（HMO）、优先服务提供者组织（PPO）等。这一类管理式医疗保险组织在节省医疗费用支出和提高医疗质量方面都取得了一些成效，现已成为美国占主导地位的医疗保险形式。此类医疗保险组织的覆盖人群已达5000万人之多。

五、医疗服务体系存在的问题及改革

（一）卫生服务的不充分和不公平

美国以自由医疗保险为主，私人医疗保险往往人为追求高额利润拒绝接受身体状况较差、收入较低的贫民人保。而且非营利性医疗保险组织收取的保险费并不低于私人医疗保险组织，患病时得到的补偿也有限。目前，在美国约有占全国10％的人口没有任何医疗保障，还有2000万人口的医疗保障的程度很低。因此，美国医疗卫生服务的可及性和公平性都有待改善。但是，美国通过大力发展政府公立医院，来弥补卫生服务的不公平性和不充分性。美国举办公立医院的目的不是为那些已经享受基本医疗的职工服务，而是为全国15％的不享受或享受程度比较低的非在职人员服务。这就是美国努力完善的美国国家安全网医院，国家安全网医院负责对低收入的、没有参加医疗保险的以及弱势人口提供医疗保健服务。国家安全网医院和其他医院的区别不取决于它的所有制，既可以是公立医院，也可以是民间医院。目前美国国家安全网医院有的是公共所有、并且是地方和州政府举办的医院，也有的是民间的非营利医院。是否属于国家安全网医院，主要取决于是否承担了对那些由于经济原因或医疗保险原因或健康原因不能就医的居民提供医疗保健。

（二）卫生费用上涨过快

1993 年，美国卫生费用高达 9000 亿美元，占全国国民生产总值的 14%，人均医疗卫生费用为 3500 美元，是全球费用最高的国家，近年来仍居高不下。每年管理费用就要花去总费用的 15%，而其他发达国家则只占 5%或更少。此外，医疗机构和部分医生为追求高新医疗技术，也造成超前消费和资源浪费。美国前总统克林顿也不得不承认，美国的医疗制度是"全世界最昂贵、最浪费的制度"。

针对美国医疗制度存在的问题，美国政府对医疗卫生进行了改革。美国国会、政府及医疗保险组织颁布和采取了一系列法令和措施，以减缓医疗费用的增长。主要措施有：①改变医疗服务的提供方式，鼓励和支持健康维持组织与优先合同医疗保险组织的发展，鼓励保险公司与医疗服务提供者联合，鼓励竞争，以促使优质服务的医疗机构取代低质价高的医疗服务机构。②改革医疗费用支付办法，美国于 1983 年 10 月起对老年医疗保险制度实行按疾病诊断分类定额支付制度（DRG），由实报实销改为定额补偿。DRG 实施以来，基本控制了住院服务需求的上升，老人保险基金也避免了赤字。③增强费用意识、遏制费用增长，在医疗服务中尽可能选择效率较高而费用较低的诊疗技术。为防止医院过度发展医疗设备和服务，实施需求证明书（CON）审批制度，以控制医院成本。改革支付医生报酬的方式，实行按资源收入为基准的相对价值费用计算法（RBRVS）。该办法对临床各科人员的培训成本、工作强度及相对服务成本进行计算，从而制定出在全国通用的有限制条件的标准费用规定。实施证明，RBRVS 标准明显低于现行的其他方式付费价格，有利于合理收费，限制了医疗费用的进一步增长。虽然美国在上述方面做了很大的改进，但是其卫生费用还是增长过快，于是 2009 年 10 月美国总统奥巴马提出了美国的新医改方案，其主要内容包括：今后 10 年医疗保健政策改革计划的支出为 9000 亿美元；扩大医保覆盖范围，把公共保险引入医保市场竞争，遏制全国医疗费用不断上涨的势头；由政府和私营保险机构一起提供医疗保险服务，为民众提供更多的选择；费用主要通过减少现有医疗保健体系资金浪费来实现。

第四节　德　国

德国位于欧洲中部，东邻波兰、捷克，南接奥地利、瑞士，西接荷兰、比利时、卢森堡、法国，北接丹麦，濒临北海和波罗的海，是欧洲邻国最多的国家。面积为 35.7 万平方公里。人口 8206 万（2008 年年底），主要是德意志人，有少数丹麦人、索布族人、弗里斯兰人和吉普赛人。有 725.6 万外籍人，占人口总数的 8.8%。统计显示，2008 年德国人口出生率为 8.2‰，而 2007 年德国人口出生率为 8.3‰。欧盟范围内，平均人口出生率为 10.9‰。爱尔兰的人口出生率最高，为 16.9‰。由于人口出生率在西方国家中最低，德国人口已连续多年负增长，按照现在的人口负增长速度，预计在未来的 40 年里，德国人口将减少到 7 千万或是更低。持续的人口下降，给德国的社会经济、劳动市场、公共财政及社会基础设施都带来较大的负面影响．德国是高度发达的工业国家，经济实力居欧洲首位。2003 年德国医疗卫生支出占其国内生产总值的比率为 11.1%，人均支出为 2996 美元。

一、德国的公共卫生制度

德国是社会健康保险的发源地，1883 年德国俾斯麦对工人实施世界最早的公共保险制度，提倡工人与雇主各出一半费用的疾病保险基金。而德国的卫生保健制度是其社会保障制度的一部分。

德国联邦卫生部设办公厅和 4 个司，其中第三司负责疾病预防与控制，包括传染病、非传染病、麻醉品和毒品治理、吸毒与药物依靠预防、公众健康教育等。联邦卫生部下属若干专业技术和研究机构，如联邦传染病与非传染病研究所、联邦消费者与兽医研究所等。这些与公共卫生监督有关的专业技术机构主要负责向联邦卫生部提供技术咨询、受卫生部的委托提出卫生法规、标准草案、承担联邦疾病监测、实施联邦食品和日用品抽检计划及开展有关的研究工作。

德国公共健康保险的一大特点就是：自我管理，即在制度中没有任何政府机构，为卫生保健机构制定准则，然后将卫生保险服务交给非政府机构进行经营管理。广义地说，政府起到了一个独立的法定的和半法定卫生机构管理者的作用。各州政府也设有公共卫生部门，但州政府并不直接执法，而是将执法主体下放到地方政府。地方政府的卫生部门具有行政执法和公共卫生服务双重职能，主要任务是：①传染病防治，传染病的登记与报告，调查传染源、病源的认定，并向政府提出传染病的控制措施与对策等。②饮用水和污水排放监督。③医务监督，医生开业登记备案，医疗机构质量监督。④预防接种、健康教育与健康促进。⑤医学鉴定。联邦各大州都有公共实验室，负责日常公共卫生监督中的大量抽检化验工作。

为适应社会发展的需要，德国联邦政府的公共卫生立法范围不断扩大，联邦卫生部的执法权限也日趋扩大，促使各州公共卫生监督体系也渐趋统一。随着欧盟一体化步伐的加快，德国的公共卫生的立法和执法正逐步与欧盟接轨。

二、德国的公共卫生服务情况

德国的卫生服务系统是以私人开业为主体的家庭医生组织、医院、公共卫生服务机构为三大支柱。在社区卫生服务方面，公共卫生机构负责公共卫生、环境保护、传染病预防和管理，以及一些公共卫生服务的协调工作；家庭医生诊所负责常见病的门诊服务；医院负责接纳社区卫生机构转诊病人；而计划生育服务、家庭保健、孕妇指导、新生儿检查和婴幼儿卫生等由私人医师、医院和独立的医师协会共同负责。

过去，德国卫生保健制度中主要存在三个问题。第一，卫生服务的费用主要由第三方支付，因而病人和医生都缺乏费用意识；第二，卫生服务市场上医生的供给能力与病人的需求能力不相适应，供大于求导致医生诱导病人增加需求，造成卫生费用进一步增加；第三，卫生保健制度中资源配置效率不高，对患病就医者的补偿有利于医疗服务项目，而不利于个人保健、预防和康复的发展，而且医院床位过剩，平均住院日过长。

德国居民利用卫生服务的费用主要由第三方支付，病人和医生都缺乏费用意识，而且几乎没有任何使医生减少病人需求的经济手段，医疗机构之间的竞争主要表现在服务质量和数量的竞争，而不是减少费用。但卫生保健在供需双方费用制约不强的情况下，卫生费用增长却并不是很快。一般认为，这与卫生服务的层次分明有重要关系。既健康保险制度限定常见病患者必须在社区卫生服务机构就诊，避免了不必要的使用医院服务，从而节约卫生费用。同时，德国还是医生密度较高的国家，医生过剩的现象很普遍，由于医疗卫生服务具有一定的特殊性，需求者对其所应接受的卫生服务的种类、数量、价格等缺乏信息，医患双方信息不对称，极易出现诱导需求等问题。

在德国，医院根据其经营性质不同可以分为三种类型，即：①公立医院：由市政府或州政府经营；②私人非盈利性医院或半公立医院：由教会或非盈利组织（如德国红十字会）经营；③私人医院：主要由医生经营。虽然德国的医院数、床位数在近几年中有所下降，但仍属人均拥有床位数较多的国家之一。

为了解决社区卫生的这些问题，近年来联邦政府采取了一系列的改革措施：制定药品参考价；控制药品使用（对家庭医生的控制，对社区医生的控制）；限制社区开业医院的数量；改革对社区卫生服务机构的支付制度和补偿制度；自我管理权限的改革；加强门诊和住院服务之间的联系；增加社区居民的权利和责任。其中，1989 年德国出台卫生保健改革法，其主要作用是制定了药品参考价格；1993 年卫生保健改革法，其主要作用是对全部卫生保健都已实行全面预算封顶，包括总预算封顶、限制开业、减少自我管理权限；1996 及 1997 年卫生保健改革的主要成果是：稳定保险金的收费率、加强个人责任、加强季后的自我管理。

三、德国的社区公共卫生事业

自 20 世纪 60 年代以来，德国的社区卫生事业得到较快的发展。德国社区卫生服务机构主要有社区医疗服务、社区护理、急救医疗服务、劳动卫生服务。1992 年，德国已有 1 万家护士站，4500 个家政服务中心，约有一半护士从事社区护理工作。在社区护理服务中主要有家政人员（从事家政事务），护理员（协助护士做好生活护理），护士（主要从事护理专业工作）。无论是护士还是护理员，均要求有 5 年以上的医院工作经验，其服务对象主要是社区老年人、儿童、术后恢复期的病人、慢性病人残疾人等，服务内容为慢性病的预防，自我保健康复和护理工作。每个护士站每周碰头 2～3 次，所有护士一起讨论护理计划和对病人护理过程中出现的问题，护士站的每名护士均配有 BP 机，遇事随时联络，每 7 个护理站由一个总部管理。同时，各州护理技术监测协会定期对各护士站进行考核和验收。

德国 95％以上的居民享受社会健康保险，健康保险制度规定居民就诊必须先找社区家庭医生，但社区卫生服务的医患关系并非固定不变，病人可以自由选择医生。医院一般不开设门诊，只提供住院服务。全科医生主要以自行开业的形式行医，与医院建立有转诊和其他业务合同关系。健康保险制度对卫生层次的界定，有利于发展社区卫生服务的作用和合理使用社区卫生资源。这种层次分明，相辅相成的公共卫生体系和良好的服务使得德国成为世界上公共卫生事业较发达的国家。另外，相对完善的法制体系和公民从小养成的自觉注重公共卫生的习惯让德国的公共卫生事业发展的更加迅速而健康。

第五节　泰　国

泰国位于东南亚大陆的中心，国土面积为 51.4 万平方千米，2006 年人口为 6344 万，有 30 多个民族，农民占 73％，是典型的农业国。佛教是泰国的国教。1997 年 9 月通过的《宪法》规定泰国实行以国王为元首的民主政治制。

据 2006 年 WHO 统计，人均国民总收入 7440 美元，人均卫生总支出：346 美元，卫生总支出占国内生产总值的 3.5％。男/女出生期望寿命分别为 69/75 岁，5 岁以下儿童死亡率 8/1000 活产儿，15 岁至 60 岁男/女死亡率分别为 264/1000 人和 155/1000 人。

泰国自20世纪70年代以来，进行了医疗卫生的改革，取得了很大成绩，泰国的社区卫生服务被世界卫生组织称为“市场经济条件下实现人人享有卫生保健改革的新思路”。泰国在世界卫生组织2000年关于各成员国医疗卫生体制绩效排名中，在“医疗费用支出的公平性”上名列第128～130位，在“总体表现”上名列第47位，而中国在这两项上则分别名列第188位和第144位。

一、泰国的卫生服务体系

（一）卫生机构

泰国的行政区划分为五个大地区；中央设13个部，部下设司和处；地方有76个省或府(相当于我国的县)，省下设区、乡、村。相应的，泰国的卫生机构设置为公共卫生部、地区总医院（床位500～1000张）、省综合性医院、社区医院（床位10～90张）、乡社区卫生服务中心、村卫生站等。

（二）卫生服务体系

泰国的卫生服务被称为三级服务体系：以社区卫生中心为主的初级卫生保健、以社区医院为主的二级医疗服务、以综合医院为主的三级医疗服务。泰国建立了社区首诊和双向转诊制度。

初级卫生保健主要通过社区卫生中心实施。基层（社区）医疗保险政策都有病人必须先到社区卫生机构就诊的规定。社区卫生中心属于最基层的卫生服务单位，每个卫生中心的服务人口在3000～5000之间，中心的工作人员一般为3～5个，通常没有医生，只有助产士、专业或技术护士以及志愿工作者，负责提供基本治疗、预防保健工作。社区护士在初级卫生保健中起着举足轻重的作用，他们根据病人的具体情况进行处理或转诊给社区医院。村一级主要是村卫生志愿者（VHV），提供初级卫生保健服务和承担部分卫生动员工作，一般一个志愿者为十多家农户服务。

二级医疗服务主要由社区医院提供。社区医院位于区（县）一级，每个社区医院的服务人口在5万～10万之间，床位在10～120张不等。医护人员除了做好医院内的医疗工作外，还要上门服务、主动服务，重点指导人们以自我保健为主，而不是直接提供治疗。社区医疗机构和大医院已建立有效的双向转诊机制。病人住院不受床位限制，如果需要甚至可将病床借回家，墙上装有活动床位，随时可供治疗使用。社区医院仅有少数医生，主要是全科医生，绝大多数是护士。医生虽在医院工作，仍可开设私人诊所或在多家医院兼职，医院内的工作主要由护士完成。由于社区医院的存在，使医院床位周转率提高，平均住院日下降，医疗费用降低。

三级医疗服务主要由省级及以上大型综合医院提供。省级综合医院病床一般在200～500之间，地区医院床位一般在500张以上。主要包括卫生部的直属综合性医院和专科医院、大学附属医院、省级综合医院以及大型的私立医院。省综合医院负责区域内的住院医疗服务，同时也承担本地区居民的初级卫生保健、公共卫生和预防保健服务。

二、泰国的医疗保障体系

近20年来，泰国卫生总费用年均增长8.3%，快于GDP年均5.81%的增长水平。泰国卫生支出主要由中央政府承担，卫生部门预算支出占财政支出的比重由1984年的4.5%上升到2004年的7.6%。

表 17-1 1980—2003 年泰国卫生筹资状况

主要指标	1980	1985	1997	2001	2003
卫生总费用/GDP（%）	3.82	5.61	5.7	6.26	6.12
人均卫生费用（美元）	21.8	45.87	186.55	206.94	213.44
公共卫生支出/卫生总费用（%）	29.9	26.18	37.8	56.3	61.6
家庭现金卫生支出/卫生总费用（%）	67.74	72.13	65.4	33.08	28.72

数据来源：《2001—2004 Thailand health profile》

泰国社会保障体系的建立经历了近半个世纪的时间。1953 年，泰国通过了第一部社会保障法案。1975 年，泰国政府就设立了“低收入者免费医疗项目”。1992 年，泰国政府又建立了一项医疗救助计划，为 60 岁及以上的贫困老年人以及贫困的小学和初中学生提供免费医疗服务，费用完全由政府负担。2002 年 11 月，国家制定《国民健康保障法案》来保证计划的实施，体现了较好的公平性和可及性。

泰国作为一个发展中的农业国家，实行的主要健康保障计划有：

（一）国家公务员医疗保障制度（Civil Servant Medical Benefit，CSMB）

保障对象是政府雇员及其家属。筹资来源于税收。在公立医院就诊，按项目收费，先付费，后报销；在私立医院就诊，门诊费自付。

（二）社会保障计划（Social Security Scheme，SSS）

主要覆盖私营企业职工。筹资来源于雇主、雇员和政府三方，筹资比例均为工资的 1.5%。可在公私立医疗机构获得门诊和住院服务。

（三）医疗救助计划（Medical Welfare Scheme，MWS）

1992 年开始实行，筹资来源于税收。主要覆盖低收入家庭、12 岁以下儿童、60 岁以上老年人以及僧侣和退伍军人，实行免费医疗。

（四）健康卡制度（Voluntary Health Card，VHC）

自 1983 年起在农村地区推出的“健康卡制度”是一项自愿性的、政府补贴的公共医疗保险制度，主要覆盖收入水平一般的农民，类似于我国的新型合作医疗，是为解决 2000 年人人享有初级卫生保健而设立的。如果想获得范围更广的医疗保障，可加购私人医疗保险，即补充医疗保险。健康卡制度是以家庭为单位的，对于贫困户，政府提供免费医疗卡，有限额，超过部分自理。

（五）“30 铢计划”

2001 年，在已推行的健康卡制度基础上开展全民健康保险计划，又称“30 铢计划”，最终实现了医疗保障覆盖达 95%以上人口的目标。“30 铢计划”，是指参与该计划的国民到定点医疗机构就诊，无论是门诊还是住院，每次诊疗只需支付 30 铢挂号费（约合六元人民币）即可得到下列基本的卫生医疗服务：预防保健，包括体检、计划免疫、妇幼保健及艾滋病预防等；门诊和住院服务；两次以下的分娩服务；正常住院食宿；口腔疾病治疗等。患者在定点医疗机构主要采用门诊“按人头付费”和住院“按病种付费”相结合的方式，各省在具体操作中可有一定的选择。“30 铢计划”的基金主要是通过调整国家卫生支出结构实现的。国家将过去用于卫生的财政拨款，扣除基础设施建设、大型医疗设备购置、教学科研以及艾滋病等疾病防治的专项经费后，全部用于“30 铢计划”。2005 年泰国政府计划从卷烟、啤酒和烈性酒产品征收的税金中提取 70%用于“30 铢计划”。

“30 泰铢方案”只是泰国政府的一个过渡性政策，它的最终目的还是要把所有泰国公民强制纳入到保险制度和医疗福利制度中。“30 铢计划”实施以来，基本解决了“看病贵”的问题，但是“看病难”的问题却更加突出，病人就诊等待时间长，部分手术要排队数月，可能出现由于医院经营资金短缺而难以正常运行的局面等。

第六节 新加坡

新加坡是一个城市国家，受印度文化影响较深。它的国土面积近 700 平方公里，2008 年人口为 484 万人，其中华人占 76.7%。马来语为新加坡国语，英语为行政用语。主要宗教为佛教、道教、伊斯兰教、基督教和印度教。1824 年新加坡沦为英国殖民地，1965 年 8 月 9 日，成立新加坡共和国。新加坡地理位置重要，是世界上著名的航运、金融和炼油中心，成为亚洲经济“四小龙”之一。

据 2006 年 WHO 统计，人均国民总收入 43300 美元，人均卫生总支出：1228 美元，卫生总支出占国内生产总值的 3.4%。男/女出生期望寿命分别为 78/83 岁，5 岁以下儿童死亡率 3/1000 活产儿，15 岁至 60 岁男/女死亡率分别为 83/1000 人和 50/1000 人。

20 世纪 60 年代初期，即新加坡独立之前，实行的是英国模式的医疗服务制度。近 20 余年来，新加坡政府对医疗制度进行了一系列重大改革，形成了具有自身特色的公有制和私有制相结合，较能体现公平性和效益性双重目的的医疗卫生制度，被称为“新加坡医疗模式”。新加坡政府通过大幅度津贴加上保健储蓄、健保双全、保健基金等计划，致力于维持国人负担得起的医药服务以及协助贫困病人支付住院费用。

一、新加坡的医疗卫生体系

（一）卫生服务机构

新加坡卫生服务管理工作分别由三个部门共同承担。卫生部负责制定国家卫生政策及卫生标准。环境部主要负责环境卫生服务。人力资源部则主要负责工业卫生及职业卫生。

新加坡政府关于医疗保健政策的基本原则是：推广健康生活，增强国民体质；提倡个人负责，避免过分依赖国家福利或医药保险；为国民提供良好的和负担得起的基本医疗服务；必要时，政府直接干预卫生市场，以控制医药消费和成本的上涨；协调公共与私营卫生机构的发展；以竞争来改善服务和提高效率。

（二）私人医生首诊制及医院预约制度的公私双轨医疗制度

初级卫生保健服务的 80%由私人开业医生提供，20%由政府公立医院的综合门诊提供；而住院医疗服务的 80%由政府医院提供，20%由私人医院提供。公民就医是先到私立医院就诊，若病情复杂或需特殊检查及手术等情况时，由私立医院的医师与公立医院联系，为病人预约就诊时间或住院时间。为此公立医院的主要任务是承担相对复杂、疑难病例的诊治，普通门诊就医则主要依据预约时间前来看病，形成了公立医院井然有序的门诊就医预约制度。公民若突发急症或意外伤害，可直接到综合公立医院的急症部就诊（无需提前预约），但急诊费用通常是普通门诊费用的 10 多倍。

（三）医院管理

1. 医院重组　政府从 1985 年起，针对医院工作效率低，员工缺乏积极性，医疗服务质量差，病人、医院和政府都不满意等情况，对医院和医疗体制进行了改革。重组后的医院，政府只是医院的股东，对医院只拥有产权，管理权下放给医院，一些敏感问题如调整医疗服务价格等仍要提请政府批准，这就使医院在享有经营自主权的同时保证它们不丧失社会公益性。

1999 年，公立卫生保健系统重组成“国家卫生保健集团”（National Healthcare Group，NHG）和“新加坡卫生服务集团”（Singapore Health Services，SHS）两大集团。NHG 集团下设一家高级医院（国立新加坡大学医院），一家专科医院（板桥医院），两家区域性的分片医院（亚历山大医院、陈笃生医院），两家国家专科中心（皮肤中心、脑神经中心）以及位于西部地区的若干家公立综合诊所。SHS 集团下设一家中央医院（新加坡中央医院），一家专科医院（妇女与儿童医院），一家区域性的分片医院（樟宜医院），四家国家专科中心（眼科中心、心脏中心、癌症中心、牙科中心）以及位于东部地区的若干家公立综合诊所。

2. 社区首诊和双向转诊制度　新加坡强调国家卫生服务体系建设应以社区卫生服务为基础，制定了社区首诊、社区与医院的双向转诊制度，形成了“手术在大院，康复在社区”的模式，既提高了医疗质量，又降低了医疗费用。为鼓励人们到社区首诊，对于那些经社区首诊转入大医院者给予 10%～20%的优惠，而对于直接到大医院首诊者则额外加价。

3. 医德医风—高薪养廉　新加坡采用严格的法律和制度规范、高薪养廉、中华文化特别是儒家和道家的思想进行自我规范等有一系列提高医德医风。

（四）中医药管理

新加坡大多是华人，新加坡中医学是随着华裔的南来而流传于民间。2000 年，新加坡通过了《中医师法案》，从而确立了中医药在新加坡法定地位。1946 年成立的新加坡中医师公会在新加坡中医药发展史上扮演着重要的角色，为新加坡中医药事业奠定了稳步发展的基础，建立了医疗、教学和科研的完整体系。新加坡 2005 年有 3213 名中医和针灸医师，1000 多个中医针灸诊所，向中医药求诊的人数约占总人口的 45%左右。

二、新加坡的医疗保障体系

新加坡推行“政府津贴、个人储蓄、健保双全、健保基金”四位一体的医疗保障体系。新加坡是世界上第一个使用强制性医疗保健储蓄的国家，目的是让消费者为将来储蓄，同时承担部分财政支出。

（一）政府补贴

1. 医疗费用采用“PG 两方分担模式”　由个人（Private）和政府（Government）两方负担，强调政府的作用。在其实施过程中始终强调三条理念：一是普遍性，即“明确个人付费标准和政府津贴，使居民普遍能够负担医疗保健费用”；二是有偿性，即“享受政府补贴的同时也要支付一定费用，并不是完全免费”；三是质量与价格对等，即“如果需要更高质量的医疗服务，就须支付更高的费用”。

政府负担比重按住院病人和门诊医疗分别制定补贴标准，据统计，新加坡的全国保健支出，政府津贴约占 25%左右。

2. 奉行“医药同源”的传统　医院技术劳务收入占总收入 60%～70%，药品收入占总收入 9%左右。新加坡不存在“医药分开”问题，因为政府补足了医院“政策性亏损”的差额及从源头上抓了制药及药品流通企业的生产。

（二）储蓄保险

医疗保险建立了以“3M 模式”，即保健储蓄（Medisave）、健保双全计划（Medishield）、保健基金（Medifund）的“三保”体系为主体的多层次的医疗保障体系，扩大医保覆盖面，保证卫生服务的公平性、可及性。

1. 保健储蓄（Medisave） 设立于 1984 年，新加坡是第一个实施 Medisave 的国家。它是一项全国性的强制性的医疗储蓄计划，相当于我国的城镇在职职工基本医疗保险基金，将员工每月的部分收入按不同比例储存起来，用来支付户主或其直系亲属的一般性医疗费用（详见第四章）。

2. 健保双全计划（Medishield） 又称重病保险，设于 1990 年，目的是确保投保人在患重病或长期疾病时能应付庞大的开销。

3. 保健基金（Medifund） 相当于医疗救助金，设于 1993 年，是一项由政府出资设立的保健信托基金，实质是通过政府“买单”为贫困病人提供医疗救助。

除了“三保”以外，针对残疾人和老年人等弱势群体的 IDAPE（老年伤残援助计划）、PCPS（初级护理伙伴）等计划，将进一步补充完善其医疗保障体系，扩大覆盖面和作用范围。

（三）合理筹资和报销

1. 保健储蓄 将员工每月收入按 6%～8%的比例储存起来，对个体劳动者，只有年收入达 6000 新元以上的人才为该账户储蓄，减轻了低收入人群的负担。

2. 健保双全计划 不同的年龄段支付不同保费，有效防止了医疗资源的滥用，避免保险基金过度消耗。主要帮助投保人支付在 B2 或 C 级医院中部分大额医疗费用（＄5000 以上），对其他等级医院则没有完全覆盖。

3. 保健基金 由政府出资设立的保健信托基金，主要用利息收入协助贫病者支付医疗费用，确保每个人都能获得基本医疗服务。

思考题

1. 比较当代四大医疗保障制度模式。

2. 英国、美国、德国、新加坡的医疗卫生体制及医疗保险体制对中国的医疗卫生体制重建有何启示？

3. 举例说明发展中国家发展卫生事业的主要措施。

（姜润生）

主要参考文献

1. 胡浩波. 卫生事业管理. 北京：北京医科大学出版社，2000.
2. 梁万年. 卫生事业管理. 北京：人民卫生出版社，2003.
3. 郭岩. 卫生事业管理. 北京：北京大学医学出版社，2002.
4. 梁万年. 卫生事业管理. 北京：人民卫生出版社，2007.
5. 程晓明. 卫生经济学. 北京：人民卫生出版社，2006.
6. 胡善联. 卫生经济学. 上海：复旦大学出版社，2003.
7. 李鲁，郭岩. 卫生事业管理. 北京：中国人民大学出版社，2006.
8. 陈家应，金鑫. 卫生事业管理学. 北京：科学出版社，2006.
9. 方小衡，李正直. 卫生事业管理学. 北京：科学出版社，2008.
10. 樊立华. 卫生监督学. 北京：人民卫生出版社，2005.
11. 赵同刚. 卫生法. 北京：人民卫生出版社，2001.
12. 达庆东，戴金增. 卫生监督. 上海：复旦大学出版社，2007.
13. 菲根鲍姆（A. V. Feigenbaum）. 全面质量管理. 北京：机械工业出版社，1991.
14. 张公绪. 现代质量管理学. 北京：中国财政经济出版社，1999.
15. 梁雅俊. 统计技术在质量管理中的作用，河北企业，2006，12：11-12.
16. 张亮，王明旭. 管理学基础. 北京：人民卫生出版社，2006.
17. 刘广北. 质量管理学. 北京：清华大学出版社，1996.
18. 王明旭，刘家全，毛瑛. 突发公共卫生事件应急管理。北京：军事医学科学出版社，2004.
19. 胡蓓. 人力资源开发与管理. 武汉：华中科技大学出版社，2006.
20. 卫生部人事司，卫生部统计信息中心. 2006 中国卫生人力报告. 北京：中国协和医科大学出版社，2007.
21. 罗文静. 卫生事业管理学. 北京：人民卫生出版社，2007.
22. 金新政. 卫生信息管理系统. 北京：人民卫生出版社，2009.
23. 杨善林. 信息管理学. 北京：高等教育出版社，2003.
24. 符福恒. 信息资源学. 北京：海洋出版社，2002.
25. 苏博，刘鉴汶. 高等医学教育学. 北京：人民军医出版社，2004.
26. 田翠华，陈炜明. 医学论文写作与发展. 北京：人民军医出版社，2007.
27. 孟庆仁. 实用医学论文写作. 北京：人民军医出版社，2008.
28. 黄建始，陈君石. 健康管理师. 北京：中国协和医科大学出版社，2008.
29. 杨廷忠. 健康教育理论与方法. 杭州：浙江大学出版社，2004.
30. 胡志. 卫生管理学教程. 合肥：安徽科技出版社，2003.
31. 郭清. 卫生管理学. 北京：科学出版社，2005.
32. 饶克勤，刘新明. 国际医疗卫生体制改革与中国. 北京：中国协和医科大学出版社，2007.
33. 郝模. 医药卫生体制改革相关政策问题研究. 北京，科学出版社，2009.
34. 景琳. 卫生管理学. 北京：中国中医药出版社，2005.